Hospice and Palliative Care Music Therapy:

A Guide to Program Development and Clinical Care

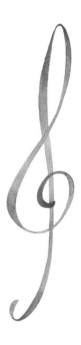

프로그램 개발과 임상 돌봄을 위한 지침서

호스피스 완화의료 음악치료

-2nd Edition-

지은이 RUSSELL E. HILLIARD / 옮긴이 김은정

호스피스 완화의료
음악치료

| 인 쇄 | | 2019년 6월 21일 |
| 발 행 | | 2019년 6월 27일 |

| 저 자 | | RUSSELL E. HILLAIARD |
| 역 자 | | 김은정 |

발 행 인 장주연

출 판 기 획 박호경

편 집 디 자 인 신지원

표 지 디 자 인 김재욱

제 작 담 당 신상현

발 행 처 군자출판사
등록 제 4-139호(1991. 6. 24)
본사 (10881) 파주출판단지 경기도 파주시 회동길 338(서패동 474-1)
전화 (031) 943-1888 팩스 (031) 955-9545
홈페이지 | www.koonja.co.kr

This edition is a translation of Hospice and Palliative Care Music Therapy Second edition and published by arrangement with Jeffrey Books.
Copyright ⓒ Hospice and Palliative Care Music Therapy 2018.
Koonja Publishing, Inc. is responsible for the accuracy of the translation.

ISBN   979-11-5955-459-9

정가: 35,000원

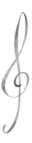

호스피스 완화의료
음악치료

Contents

,

Contents

역자 서문

호스피스·완화의료에 대해 건강보험이 적용되면서 음악치료가 일당정액
수가의 대상에 포함 된지도 벌써 4년이 되어갑니다. 제가 석사를 마치고
본격적으로 호스피스 병동에서 음악치료사로 활동하기 시작했던 2008년 8
월 즈음에는 호스피스 음악치료라는 단어가 왠지 낯설고 어색한 조합이었
던 것으로 기억합니다. 당시 호스피스 병동에서 주로 이루어진 음악의 사
용은 자원봉사자가 환자에게 찬송가/복음성가 등을 불러주는 것이 대부분
이었고, 이를 음악치료라고 오해하시는 분들이 많았습니다. 그러나 미국에
서는 이 보다 훨씬 앞선 1990년대부터 호스피스 기관에서 공인 음악치료
사들에 의한 전문적인 음악치료가 이루어지고 있었습니다. 본 책의 저자인
Hilliard 박사는 1994년 미국 최초로 호스피스 기관에 전임으로 고용된 음
악치료사였기도 합니다. Hilliard 박사는 음악치료가 호스피스 환자에게 미
치는 긍정적 효과를 임상현장에서의 다양한 양적 연구를 통해 증명했습니
다. 2005년에는 The Center for Music Therapy in End of Life Care 라는
교육 기관을 설립하여 매년 100명 이상의 공인 음악치료사들에게 자신의
경험과 연구를 나누며 호스피스 전문 음악치료사로 양성하고 있기도 합니
다. 또한 현재 미국 2위 규모의 호스피스 기관인 Seasons Hospice의 Senior
Vice President를 역임하며 수많은 컨퍼런스와 다양한 미디어 채널을 통해

호스피스 음악치료의 필요성과 가치를 적극적으로 알려오고 있습니다.

우리나라의 호스피스는 점차 그 대상과 유형이 확대되어 가고 있습니다. 말기암환자와 가족들로 제한되어 있던 호스피스 대상 질환은 '호스피스·완화의료 및 임종과정에 있는 환자의 연명의료결정에 관한 법률'의 제정으로 후천성면역결핍증, 만성 폐쇄성 호흡기질환, 만성 간경화 등으로 확대되었습니다. 또한 서비스의 유형도 과거에는 입원형 중심이었던 반면, 현재는 가정형, 자문형 호스피스 서비스도 제공되고 있습니다. 보건복지부 지정 호스피스 기관의 수도 5년 전에 비해 2배 이상 증가하여 현재는 100여개에 이르고 있습니다. 이와 함께 호스피스 음악치료에 대한 관심도 점차 높아지고 있는 추세입니다. 호스피스를 대상으로 하는 음악치료의 효과에 관한 연구가 국내에서도 조금씩 이루어지고 있으며, 최근 한 연구에서는 향후 음악치료에서 가장 큰 성장이 예상되는 분야가 호스피스라는 결과가 나오기도 했습니다. 실제로 제가 여러 지역의 다양한 호스피스 기관에서 강의와 멘토링을 하다보면, 음악치료에 큰 관심을 갖고 도입을 고려하고 계시는 담당자 분들을 많이 만나 뵙게 됩니다. 호스피스 음악치료에 대한 인식이 점차 높아지고 있다는 점은 분명 매우 고무적인 일입니다. 하지만, 아쉽게도 호스피스에 대한 이해와 음악치료의 역량을 모두 갖추고 있는 '호스피스 음악치료사'를 찾는데 어려움을 겪고 있다는 이야기 또한 함께 듣게 됩니다.

지난 수 년 동안 호스피스·완화의료는 꾸준히 성장해오고 있으며, 음악치료 역시 우리나라에 처음 도입된 20여 년 전과는 비교할 수 없을 정도로 성숙해 졌다고 생각합니다. 그러나 호스피스 음악치료에 관해서는 국내에 아직까지 이렇다 할 만한 교육 과정이나 양성 교육 프로그램은 물론 관련 서적도 찾기 어려운 실정입니다. 상황이 이렇다 보니 호스피스 병동의 음악치료사들은 임상현장에서 요구되는 전문적인 지식과 역량을 스스로의 노력만으로 쌓아야 한다는 어려움을 호소하고 있으며, 호스피스 환자와 가족들은 총체적 고통 속에서 끊임없이 발생하는 필요와 욕구를 충족시켜주고 해결해 줄 수 있는 양질의 음악치료를 충분히 제공받지 못하는 안타까운 현실이 계속되고 있습니다.

본 책은 Hilliard 박사의 오랜 임상 경험과 연구, 그리고 수많은 음악치료 학생들과 공인 음악치료사들을 대상으로 해온 강의 내용들이 집대성된 호스피스 전문 음악치료 서적입니다. 저자는 호스피스 · 완화의료 개론을 시작으로 말기 환자 및 가족의 욕구에 대한 이해의 필요성을 설명하며, 음악치료를 통해 이러한 욕구를 어떻게 충족시킬 수 있는지 이론적 근거와 풍부한 사례를 함께 기술하였습니다. 또한 호스피스 음악치료 임상의 개념적, 기술적 설명에 그치지 않고, 음악치료사들도 호스피스 음악치료의 사업적 측면과 마케팅에 대해 고민할 것을 주문하며, 그 구체적인 방안들을 저자의 성공사례와 함께 제시하였습니다.

아직은 여러 가지로 어려운 환경에서 고군분투하며, 더 나은 음악치료를 환자와 가족에게 적용하기 위해 항상 고민하고 계실 호스피스 음악치료사들께 Hilliard 박사의 지식과 경험이 이 책을 통해 잘 전달되었으면 합니다. 이 책을 통해 얻은 지식과 통찰이 말기암환자와 가족에게 보다 효과적인 음악치료를 적용하는 데 조금이나마 도움이 될 수 있기를 소망합니다.

끝으로 저의 마지막 순간까지 좋은 자리를 내어주고 싶은 한 사람! 호흡까지도 고르기를 기도하며 뿌리를 내리기에 조금도 망설임이 없는 든든한 반석이자 언제나 내 편인 쭌! 남편에게 감사함을 전합니다. 또한, 이 책이

완성될 수 있도록 잘 자고 잘 먹고 잘 자라며 엄마가 힘들고 지칠 때마다
큰 웃음을 준 6개월 된 예쁜 딸! '별'에게도 감사한 마음을 전합니다.

항상 주님의 평안이 함께 하시기를 기원합니다.

꽃

- 현덕 작사/작곡 -

당신이 가신 길 그 길가에 꽃들이 피어 하늘을 바라고
저 하늘은 햇살 가득 따스한 품을 열어 주네

저 하늘을 자유롭게 나는 새들과 그 노랫소리가
나의 맘을 밝혀주네 먼 길에 지친 나의 맘을

외롭고 힘든 그 길에서 나를 찾고 당신을 찾아
한 송이 꽃이 되어 따스한 햇살 품으로

바람이 불어 꽃씨 날리면 이 세상 온 마음 가득히
향기 가득하네

김은정

2019년 6월

호스피스 음악치료의 발전에 도움을 주었을 뿐만 아니라
그 과정에서 우리의 삶을 깨우쳐 준 모든 환자와 그 가족들의
사랑스런 기억 속에서.
그들은 우리의 가장 훌륭한 선생님이다.

감사의 글

이 책에 공헌해 주신 많은 분들과, 제가 호스피스 완화의료 음악치료사가 될 수 있도록 도와주신 많은 분들께 감사드립니다.

이 책에 설명된 첫 번째 음악치료 프로그램들을 승인해 주신 호스피스 관리자들 – Marcarsia Norman, Deborah Daily, Elaine Bartelt, Barbara Hiney, Donald Beddie, Maryann Boccolini, Todd Stern, 멘토로서 저에게 큰 영향을 주신 Marcia Norman과 Barbara Hiney – 에게 깊은 감사를 표합니다. 그들은 모든 환자들이 말기 경험의 과정에서 소망과 필요를 충족시킬 수 있도록 임상 돌봄과 리더십에서 탁월한 성취를 이룰 수 있는 방법을 가르쳐주었습니다.

저와 이 일을 지지해준 친구들과 동료들에게도 많은 감사를 표합니다. 격려해주신 Dena Register, Michael McGuire, Jayne Standley, Clifford Madsen, Cheryl Dileo, Catherine O'Callaghan, 그리고 Terry Glusko에게 특히 감사드립니다.

이 책은 음악치료 인턴십과 실습 프로그램들이 잘 운영되고 있는 호스피스 기관들에서 이루어졌습니다. 이 학생들의 성실한 노력이 없었다면 사실상 불가능했을 것입니다. 그들에게 진심으로 감사함을 전합니다.

Center for Music Therapy in End of Life Care는 2005년부터 전문 음악 치료사들에게 지속적인 음악치료 교육을 실시하고 있으며, 코스 시리즈를 마친 사람들에게는 Hospice and Palliative Care Music Therapy Certificate 를 수여하고 있습니다. Taryn Thomas, Stephanie Riggs, Yelena Zatulovsky 의 공헌은 문화적 전문성을 통해 우리의 가르침과 이 책의 질을 높였으며, 그 결과로 우리 모두 많은 것을 배울 수 있었습니다. Center의 업무 조정과 교육을 담당하며 호스피스 음악치료와 저의 일에 헌신해 주고 있는 Karen Leggett에게도 감사함을 전합니다.

Seasons Hospice & Palliative Care는 미국 최대의 음악치료사 고용 기관 이며, 이 팀은 매우 다양한 전문가들로 구성되어 있습니다. 그들은 다양한 대학 교육 프로그램과 철학적 기반 출신이며, 음악치료 실행에 관한 여러 가지 이론들을 받아들이고 있습니다. 이들 모두는 환자와 가족에게 놀라운 결과를 만들어 내고 있습니다. 그들 가운데 많은 이들이 이 책에 기여했고, 우리 모두가 배우고 성장할 수 있도록 자신들의 일을 공유해 주었습니다. 저는 이 책에 대한 공헌뿐만 아니라, 언제나 완벽한 삶의 마지막 경험을 만들어가는 데 도움을 주신 그들의 하루하루에 감사할 따름입니다.

무엇보다도 자신의 인생에서 가장 소중한 순간에 음악치료를 제공할 수 있도록 저를 자신들의 집으로 따뜻하게 맞이해 준 모든 호스피스 완화의료 환자들과 그 가족들에게 감사드립니다. 이 용감하고 은혜로운 사람들로부 터 저는 제가 상상했던 것보다 더 많은 삶에 대해 배울 수 있었습니다.

REH

2018년 2월

Hilliard 박사의 저서는 2005년 출간된 이 책의 초판과 함께 호스피스 음악 치료의 핵심 개념을 이해하는 데 중요한 지침과, 음악치료 프로그램 수립의 비즈니스와 경제성을 위한 중요한 이정표를 제공했습니다. 본 개정판에서는 업데이트된 사례 연구와 실용적인 자료들로 그들만의 여정을 시작할 새로운 세대의 음악치료사들에게, 근거 기반의 전문성 성장과 변화하는 의료 시스템의 요구에 대응하는 지속적인 지원을 제공합니다. 음악치료사가되는 성찰의 본질은 호스피스 돌봄에서 성공적으로 자리를 잡고 일하는 것과 밀접한 관련이 있습니다. 이 업데이트에 반영되었듯이 우리는 환자와 그 가족에게 "좋은" 죽음의 경험을 제공하는 역할이 무엇을 의미하는지를 명확히 정의하면서 진화하고 있습니다. 다른 분야에 비해 높은 성장 궤도를 그리고 있는 호스피스에서 공인 음악치료사들이 이러한 증거를 보고 있습니다.

저는 2001년에 Florida의 Tallahassee에 있는 Big Bend Hospice에서 Hilliard 박사와 함께 일하는 기쁨을 누렸습니다. Florida북부의 환자와 가족들에게 음악치료를 제공할 수 있도록 부서를 설립하려는 그의 비전은 분명하고 체계적이었습니다. 또한 그 프로그램을 성장시키는 과정에서 관리

부서를 부드럽게, 그러나 단호하게 밀고 나가는 그의 능력은 훌륭했습니다. 더욱 주목할 만한 것은 음악치료사들에게도 도움이 되는 환자 담당 건수에 관한 모범 사례에 대한 그의 비전입니다. MT-BC와 인턴의 담당 건수 모두 20-25명 범위를 유지하여 부서의 성장을 앞당겼습니다. 호스피스 환자들을 대상으로 하는 음악치료사의 수가 믿을 수 없을 정도로 증가하는 시기를 즐기고 있는 동안, 우리는 또한 전문가들에 대한 지나친 업무 확장과 환자와 가족에 대한 서비스 저하의 위기를 맞고 있습니다. 200명 이상의 환자가 있는 호스피스에서 단 한 명의 음악치료사를 고용하면, 그 전문가 한 명이 그렇게 많은 환자와 가족들의 요구를 적절하게 충족시키는 것은 불가능합니다. 우리는 분명히 환자와 가족들이 어느 정도의 음악치료를 받기 원하지만, 한 달에 한두 번 음악치료 세션을 제공하는 것은 적절하지 않습니다. 또한 죽음에 임박하기 전까지 어떠한 호스피스 지원도 받지 못한 많은 환자와 가족들에 대한 서비스도 할 수 없게 됩니다. 이 책은 모든 환자의 요구에 적절하게 부응하면서, 음악치료사의 과도한 업무 확장은 줄일 수 있는 서비스의 확대를 위해 통찰력과 지원을 제공하는 비즈니스 사례의 예시를 보여주고 있습니다.

이 업데이트 작업은 광범위한 경험에 걸친 학생들과 전문가들에게 귀중한 자원입니다. 개정 초안은 학부생들이 표준 직무기술서와 직책, 서비스 제공 개념, 프로그램 개발, 그리고 다른 대상자들에게 적용하고 전달하는 것에 국한되지 않는 사고를 할 수 있도록 돕기 위해 West Virginia University의 한 과정으로 시범 운영되었습니다. 언뜻 보기에 이 책은 호스피스에서 일하는 것에 관심이 있는 사람들에게만 적용된다고 생각할 수 있습니다. 그러나 더 자세히 살펴보면 장기요양시설과 병원 내에 있는 노인들을 대상으로 하는 호스피스 완화의료 및 수명 전반에 걸친 슬픔과 상실의 요구에 적용 가능한 예시와 원칙을 명확히 보여줍니다. 여기에 설명된 프레임워크는 계속적으로 작동하는 프로그램을 개념화하고 확립하기 위한 반복 가능한 모델을 제공합니다. Center for Music Therapy in End of Life Care의 Hospice Palliative Care Music Therapy 인증 프로그램의 일부 과정으로 보완된 이 지침서는 많은 음악치료사들이 경력의 여러 시점에서 의미 있는 지속적 교육 자원으로 이용할 수 있습니다.

우리는 호스피스에서 음악치료의 미래로 나아가면서 표준적인 북미 시스템 밖에서 이러한 개념과 아이디어의 적용에 대해 탐구하기 시작했습니다. 태국이나 중국과 같은 다른 문화의 나라로 호스피스 돌봄을 확장하는 것은 미국의 입장에서 새로운 차원의 일이 될 것입니다. 또한 죽음과 임종에 대한 보편적인 경험, 그리고 이 시기에 음악이 환자와 가족을 모두 지원하는 많은 방법에 관한 대화를 열 것입니다. 저는 이 자료가 당신이 하는 일에 정보와 영감을 주고, 우리 삶의 모든 연령과 단계에서의 음악의 역할에 관한 대화에서 당신이 그 일부가 되게 해줄 것이라고 믿습니다.

Dena Register, PhD, MT‑BC

Associate Professor of Music Therapy

West Virginia University

Regulatory Affairs Advisor, Certification Board for Music Therapists

저자 소개

Russell Hilliard, PhD, LCSW, LCAT, MT‑BC, CHRC, CHC는 Seasons Hospice and Palliative Care의 전무이자 Center for Music Therapy in End of Life Care 설립자이다. 그는 25년간의 호스피스 경력 동안 혁신적인 말기 돌봄 프로그램을 만들었고, 탄탄한 문서화 절차, 환자와 가족 돌봄 지원을 위한 최적의 프로세스를 고안했다. 그는 1994년 미국 죄조의 유급 선임 호스피스 음악치료사가 되면서 호스피스 음악치료 분야를 개척했다. 그의 연구, 지지, 자문은 미국 전역의 호스피스들에서 최초의 음악치료 프로그램 개발과 그로 인한 많은 새로운 음악치료 일자리를 만들어 내는 결과로 이어졌다. 그의 연구는 다양한 학술지에 발표되었으며, 여러 책들에서 완화의료 음악치료와 아이들의 사별 음악치료에 관한 챕터를 저술했다. Hilliard 박사는 여러 의료 컨퍼런스에서 기조연설을 했으며 전 세계 전문가 컨퍼런스에서 자주 발표한다. Florida 출신인 그는 Florida의 Lauderdale by the Sea에 있는 집에서 시간을 보내고 일과 즐거움을 위해 널리 여행하는 것을 즐긴다.

한국의 독자들에게

저는 말기 돌봄 현장의 음악치료사들이 완화의료의 연장선상에서 환자를 돌보기 위해 필요한 기술을 쌓고, 지속 가능한 호스피스 음악치료 프로그램의 자금을 만들고 유지할 수 있도록 사업적 측면의 이해를 돕기 위해 2005년에 이 책을 썼습니다. 이 책은 김은정박사 덕분에 한국어로 번역되어 호스피스 완화의료에서 환자와 그 가족들을 위해 일하는 한국의 음악치료사들에게 더 많은 영감을 줄 수 있게 되었습니다.

죽는 것은 보편적인 현상이지만 슬프게도 "잘 죽는 것"이나 "좋은 죽음"은 보편적이지 못합니다. 전 세계에는 환자의 소망을 존중하고, 통증과 고통을 관리하여 환자가 그 과정에서 편안함을 유지할 수 있게 함으로써 좋은 죽음을 보장하는 아주 우수한 완화 돌봄 프로그램들이 있습니다. 이러한 프로그램들에서는 그 과정에서 가족과 사랑하는 사람들이 예견된 지도와 지지를 받고, 전인적 관점의 돌봄이 제공됩니다. 이 프로그램들은 지지를 위한 다양한 형태의 음악이 포함되며, 일부는 음악의 힘을 치유의 매개로 인식하고 있습니다. 더욱 고무적인 것은 일각에서는 말기 질환을 겪고 있는 사람들의 다양한 욕구를 해결함에 있어, 전문적으로 훈련된 음악치료사들이 큰 도움이 된다는 점을 인식하고 있다는 것입니다. 안타깝게도 양질의 호스피스 완화의료가 이 세상의 모든 지역에서 충분하게 주어지는 것은 아니지만, 그 확장은 전망이 밝습니다.

한국은 양질의 완화의료 프로그램을 계속 확대하고 있기 때문에, 한국의 음악치료사들이 호스피스의 움직임 속에서 자신들의 자리를 찾는 것이 중요합니다. 음악치료사들은 말기 환자와 그들의 가족을 돌보는데 핵심적인 역할을 합니다. 이 책은 통증, 숨가쁨, 불안, 정서적/영적 고통, 복잡한 애도와 같은 긴급한 돌봄 계획 욕구를 해결하는데 음악치료사들이 얼마나 중요한지를 보여주는 일련의 증거를 제시합니다. 환자들이 음악치료를 처음 접하게 되면 단순히 음악치료를 받고 싶어하는 것뿐만 아니라, 자신들이 음악치료를 얼마나 필요로 하는지를 빠르게 깨닫습니다. 이렇듯 이 책의 본문에 있는 다양한 사례들을 통해 음악치료사들이 어떻게 환자와 가족들의 욕구를 해결하고 긍정적인 결과를 만들어 내며, 좋은 죽음 혹은 잘 죽는 경험을 만들어 내는지를 볼 수 있을 것입니다.

그러나 만약 우리가 말기 돌봄 음악치료를 지원할 자금을 확보하지 못한다면 완화의료 음악치료의 임상적 측면을 이해하는 것 만으로는 부족합니다. 우리는 호스피스 프로그램을 이끄는 재정과 사업적인 측면을 확실히 이해하여 음악치료에 어떻게 자금을 조달할 수 있는지를 파악해야 합니다. 음악치료의 임상적 가치와 자금 확보 모두를 호스피스 완화의료 기관에게 의지하는 것은 충분하지 않습니다. 오히려 우리는 그들에게 음악치료가 임상적으로 필수적일 뿐만 아니라 재정적으로도 자생력이 있다는 것을 보여주어야 합니다.

이 책은 미국의 호스피스 프로그램 자금에 대한 배경과 최신 정보를 제공하고 있기는 하지만, 한국의 독자들도 마찬가지로 동일한 비판적 사고의 과정을 통해 한국에서는 어떻게 자금을 창출할 수 있을지 고민해보아야 합니다. 여러분이 답을 찾아야 하는 질문들은 다음과 같습니다.

- 현재 한국의 호스피스 완화의료 프로그램은 어떻게 자금을 마련하고 있는가?
- 돌봄 제공과 직원 채용의 자격 요건은 무엇인가?
- 호스피스 완화의료 프로그램 자금 지원에 어려움이 있는가?
- 호스피스 프로그램은 서로 경쟁하는가, 아니면 지역사회 내에서 단일 제공하는 프로그램인가?
- 음악치료 자금을 확보할 때 기부자를 고려해야 할 정도로 호스피스 돌봄에 자선적 참여가 있는가?
- 호스피스 완화의료는 음악치료 프로그램을 시작함으로써(임상 뿐만 아니라) 비즈니스 관점에서 어떻게 이익을 얻을 것인가?
- 음악치료 프로그램의 투자대비 수익률은 얼마인가?
- 어떻게 하면 음악치료가 스스로 비용을 마련하도록 할 수 있는가?

이러한 질문에 대한 해답은 여러분이 사업 제안을 추진하고 호스피스 완화의료의 음악치료 서비스 자금 지원을 옹호하는데 도움이 될 것입니다. 일단 음악치료가 시작되면 환자와 가족들, 그리고 호스피스 종사자들의 압도적인 반응이 그 이후의 자금을 확보하고 프로그램을 확장할 수 있을 것입니다. 이를 위해서는 지속적인 지지가 필수적인데, 음악치료사가 환자의 이야기와 사례를 공유하는 것이 가장 효과적일 수 있습니다. 직원들이나 관리자들을 환자와 가족들과 함께 음악치료 세션에 참가시키거나 참관하게 해주면 음악치료 세션에 대한 경험이 기억으로 남아 자금 지원 의사결정을 할 때 도움이 되며, 이는 프로그램이 기관에 잘 뿌리내리도록 하는 데 보탬이 될 것입니다. 말기 돌봄 음악치료에 대한 정부 차원의 지지 역시 필수적입니다. 보건 분야의 의사결정을 내리는 사람들이 돌봄의 표준을 정하거나 보상 모델을 만들 때 음악치료를 포함하는 쪽으로 기울 수 있기 때문입니다.

저는 1994년 미국에서 최초의 전임 호스피스 음악치료사가 되었고, 그 때부터 말기 환자와 그 가족들에게 봉사할 수 있는 특권을 누렸습니다. 저는 기회가 있을 때마다 호스피스 돌봄에서 음악치료의 이점에 대해 다른 사람들에게 알렸으며, 전문 음악치료사들이 호스피스 돌봄에 열정을 갖고 양질의 임상 중재를 배울 수 있도록 지속적인 음악치료 교육을 제공하는 Center for Music Therapy in End of Life Care를 만들었습니다. 환자들의 이야기를 하고, 음악치료사들을 교육하고, 말기 돌봄의 음악치료를 지지할 수 있는 모든 기회를 붙잡음으로써, 오늘날 미국의 호스피스들은 음악치료를 표준 중재로 보고 있으며, 그들 중 압도적으로 많은 사람들이 음악치료 프로그램을 후원하고 있습니다. 음악치료사들은 호스피스 음악치료에 대한 지속적인 지원을 보장하기 위해 다양한 활동을 하고 있습니다. 이들은 소속기관과 지역사회 내에서 환자의 이야기를 공유하고, 말기 돌봄 및 일반 의료 컨퍼런스에서 연설을 하며, 동료들에게 음악치료의 이점에 대해 교육하고, 말기 돌봄에서의 음악치료에 관해 연구하고 논문을 쓰고 있습니다.

저는 이 책을 번역한 김은정 박사(Kimi)의 리더십과 말기 돌봄에서 음악치료에 대한 지지를 통해 한국에서 이 같은 파급효과가 일어나기를 희망합니다. 한국의 모든 완화의료 프로그램들도 음악치료를 수용해야 합니다. 모든 환자들은 말기 돌봄의 여정에서 환자와 그 가족들을 지지하기 위해 음악치료사가 전하는 특별한 중재의 혜택을 받아야 합니다.

어려움에 처한 이들을 섬기며 나아가는 그대의 열정이 불타오르기를….

REH

2019년 6월

CHAPTER 1

,

호스피스 완화의료 개론

호스피스 완화의료의 역사

,

호스피스 돌봄은 말기질환 환자를 돌보는 비교적 새로운 방식으로 현대 사회에 자리 잡았으나, 죽어가는 사람들에 대한 돌봄은 유사 이래 계속 있어 왔다. Oxford 사전에 따르면 "hospice"라는 용어는 "여행자나 불우한 사람들을 위한 숙소"를 의미한다. 라틴어 hospes는 "hospital", "hospitality", "hospice", "hostel", "host"의 어원이며, 이 단어들은 돌봄, 친절, 이방인이나 억압받는 사람들을 위한 쉼터와 동의어이다(Cohen, 1979). Cicero(106–43 B.C.)는 Hospes를 이방인이나 방랑자들을 따뜻하게 맞이하는 집주인이라고 하였다(Manning, 1984).

호스피스 돌봄의 개념은 수 세기 동안 있어왔다. 기원 전 1134년의 고대 그리스 문서들에는 전염병 희생자들을 위한 격리 수용소를 짓고 전문 치료사가 말기 돌봄을 제공하는 형태의 호스피스가 나타나 있다. 기원 전 225년 인도의 황제 Asoka는 죽어가는 순례자들을 위한 별도의 시설을 지었으며, 죽은 이들의 유골은 갠지스 강에 뿌려졌다(Davidson, 1978). 서기 325년

니케아 평의회는 대성당이 있는 모든 도시에 호스피스가 있어야 한다고 공표하였다(Siebold, 1992). 호스피스는 죽어가는 사람들뿐만 아니라 지친 여행자들과 종교적 순례 여행자들에게도 제공되었으며, 영국, 터키, 아일랜드, 이탈리아 등을 포함한 많은 나라들의 주교와 황제들은 피로에 지친 손님들의 휴식 장소로 제공하기 위해 호스피스를 만들었다(Stoddard, 1992).

영국에서는 십자군 전쟁 기간 동안 호스피스 수가 증가하여 전국적으로 700여개의 호스피스가 존재했다(Siebold, 1992). 초기 호스피스는 주로 종교적 간병인에 의해 제공되며 교회 지도자들의 지원을 받으나, 종교개혁이 진행되면서 의료돌봄은 의사들에게 넘어갔다. 이 의사들이 돌봄에 치료적 접근을 도입하면서 삶의 질 보다는 양이 강조되었다. 결과적으로 호스피스는 점차 줄어들었으며, 치료를 목적으로 하는 병원이 출현하게 되었다.

종교개혁은 생리학, 연구, 과학을 강조하였다. 그 결과 죽어가는 사람들에 대한 돌봄은 일반인들의 관심에서 멀어졌다. 이후 수백 년간 만성질환, 말기질환을 가진 이들은 병원에서 환영받지 못하게 되었다. 대신, 빈민구호소와 구빈원이 죽어가는 환자들을 수용하도록 발전해갔다. 이 시기에는 의사들이 진단하고 치료하는 과정에서 환자를 대상화하도록 교육 받았다. 따라서 인간애는 의술에서 더욱 멀어지게 되었다.

비록 종교개혁의 시기에 호스피스 돌봄이 진전을 이루지는 못했으나, 몇몇 호스피스는 계속 운영되었다. 프랑스의 Vincent de Paul 호스피스를 모델로 한 아일랜드 애덕의 수녀회(Irish Sisters of Charity)가 19세기 후반 더블린에서 시작되었다(Stoddard, 1992). 같은 시기 미국에서는 Rose Lathrop이 자신의 집에서 말기암환자들을 돌보기 시작했다. 그녀는 돌봄의 대가로 어떠한 비용도 받지 않았으며, 말년에는 삶의 마지막에 있는 가난한 사람들을 돌보기 위한 집을 따로 지었다(Corless, 1983). 또한 1906년 영국에서는 영국 애덕의 수녀회에서 St. Joseph 호스피스를 열었다.

Cicely Saunders가 1950년대와 1960년대에 말기 돌봄의 교육을 받은 곳이 바로 St. Joseph 호스피스였다(Seplowin & Seravalli, 1983). Saunders가 처음 받은 교육은 간호였으나 나중에는 의사이자 사회복지사가 되었다. 그녀는 St. Joseph에서 의사로 일하는 동안 말기암환자들의 통증 관리와 총체적(holistic) 돌봄에 관심을 갖게 되었다(Munley, 1983). 여기에서 Saunders는 고대의 호스피스 개념을 현대 의학 기술의 증상관리 및 완화 돌봄과 연결하기 시작한 것이다.

Saunders는 London의 외과 병동에서 의료사회복지사로 일하는 동안 암으로 죽어가는 40세의 남성을 방문한 일이 있었다. 그는 Warsaw Ghetto(역자 주: 바르샤바 게토-유대인 강제 거주 구역)에서 탈출했으며 아주 외로운 사람이었다. 두 사람은 종종 죽어 가는 사람들이 자신들이 필요로 하는 안락한 돌봄을 받을 수 있는 장소에 대해 이야기하곤 했다. 이 남자에게 있어서 분주한 외과 병동에서의 죽음은 안락한 것이 아니었으며, 그의 바람이 존중받고 위안을 얻을 수 있는 평화로운 환경을 원하고 있었다. 그는 Saunders로부터 신체적인 안락뿐만 아니라 정서적이고 영적인 위안을 받기를 원했다. 1948년 그가 죽으면서 Saunders에게 '당신 집의 창문이 되었으면 좋겠다'라며 500파운드를 기증하였다. 그는 그녀가 죽어가는 사람들이 위안을 받을 수 있는 가정적인 분위기의 의료시설을 짓기를 원했다. 많은 기부자와 동료들의 지원으로 Saunders는 1967년 런던 근교에 St. Christopher 호스피스를 열게 되었다(Saunders, 1977). 그리하여 이 시설의 시작과 함께 현대의 호스피스 운동이 형성되었다.

1963년 Saunders는 Connecticut에 있는 Yale-New Haven Medical Center의 의료진들과 학생, 신학자들에게 그녀가 생각하는 호스피스 돌봄의 철학을 발표하였다. 이 발표는 참석자들에게 깊은 인상을 주었으며, 후에 그들이 미국에서 호스피스를 형성하는데 관심을 촉발하는 계기가 되었다(Koff, 1980). Yale 간호학교 학장이었던 Florence Wald는 1965년 봄 학기에 Saunders에게 객원교수 자리를 주었다. Wald는 임종 돌봄에 대한 관심이 높아짐에 따라 Saunders 지휘 하에 St. Christopher에서 근무하기 위해 1968년 Yale에 안식년 휴가를 냈다(National Hospice Palliative Care Organization (NHPCO), n.d.). St. Christopher에서의 재직기간이 끝난 뒤, Wald는 미국으로 돌아와 여러 사람들과 함께 미국 호스피스 설립 준비를 시작하였다.

한 무리의 의료진들이 지역 내 호스피스 창립을 위해 New Haven에 모였다. Wald를 포함한 몇몇 사람들은 St. Christopher에서 교육을 받은 사람들이었다(Lack, 1978). 1974년 코네티컷 New Haven에서 시작된 Hospice, Inc.은 미국의 첫 번째 호스피스가 되었다. 지역 내 일정지연과 문제 등으로 인해 Hospice, Inc.는 St. Christopher와 같은 입원 시설이 아닌 환자의 집에서 의료진들의 완화 돌봄을 받는 가정형 호스피스 프로그램이 되었다. 비록 입원 시설은 아니었으나, Hospice, Inc.에서 제공하는 서비스는 완화의료와 안락을 중시하는 St. Christopher를 본떠서 만들어졌다(DuBois, 1980).

Chicago의 Elisabeth Kubler-Ross 박사는 1960년대 중반 죽음과 임종 대한 환자와 의료진들의 생각, 태도, 지식에 관해 인터뷰를 시작하였다(Torrens, 1985). 이 연구 결과에 근거하여 죽음을 "여러 측면에서 끔찍한, 다시 말해 무척 외로우면서, 기계적이고 비인간적이며, 때로는 사망 시점을 기술적으로 판단하는 것도 어렵다"라고 묘사하였다(Kubler-Ross, 1969, p.8).

1969년 그녀가 저술한 On Death and Dying이 출간되었으며, 이로 인해 미국 전역에 죽음에 대한 생각과 논의가 활발히 일어났다. Kubler‒Ross의 연구로 의학계에서는 죽음의 과정에서 경험하는 심리적 단계에 따라 환자들을 돌보는 방식으로 변화하게 되었다. 기술의 발전이 때로는 말기 환자에게 해로울 수 있다는 인식으로 Kubler‒Ross는 의료진들이 증상을 다스리고 편안한 임종을 제공하기를 촉구하였다. 그녀는 의료진들이 보다 접근하기 쉽고 예측 가능한 방법으로 죽음을 바라볼 수 있도록 인지행동적 접근을 도입하였다(Chaban, 2000). Kubler‒Ross는 임종 과정에서 경험한 인간애에 대해 이렇게 썼다. "말을 뛰어 넘는 침묵 속에서 임종 환자의 곁에 앉아 있을 만큼 강인함과 사랑을 지닌 사람들이라면, 그 순간이 두렵고 고통스러운 것이 아니라 신체의 기능이 평화롭게 멈추어 갈 뿐이라는 것을 알 것이다"(Kubler-Ross, 1969, p.276). On Death and Dying은 전문가들과 일반인 모두에게 성공적이었으며, 독자들이 죽음을 금기 시 해야 할 경험이 아니라 자연스러운 과정으로 인식하는데 도움을 주었다.

Kubler‒Ross는 미국 전역에 걸쳐 호스피스 돌봄이 발전하는데 영향을 주었다. 1970년대 중반 Kubler‒Ross는 정신과 의사인 William Lamers가 그녀에게 자문을 구했던 grief center 대신 California에서 호스피스를 열도록 설득 하였다. 1976년 자원봉사 간호사들과 사회복지사들로 구성된 Hospice of Marin이 가정형 호스피스 서비스를 제공하기 시작했다(Siebold, 1992). 곧 이어, 1977년에는 첫 번째 입원형 독립 호스피스 기관인 Hillhaven이 Arizona의 Tucson에서 문을 열었다. New York시에서는 전문적으로 훈련된 완화의료팀이 있는 완화의료 병동 St. Luke's Hospital이 개설되었다(Torrens, 1985).

Kubler‑Ross는 미국 내 호스피스 돌봄의 성장을 이끌었을 뿐만 아니라, 캐나다 호스피스 운동의 시작을 촉진하기도 하였다. Kubler‑Ross는 1973년 Montreal에서 죽음과 임종에 관한 패널 토의에서 연설을 하였다. 그녀의 연설은 참석자들이 캐나다에서 임종하는 사람들을 위해 더 많은 일을 하도록 자극을 주었다. McGill University는 호스피스 돌봄의 발전에 힘쓰는 위원회에 연구 보조금을 지급하였다. 전문가들은 St. Christopher에서 교육을 받았으며, 귀국 후에는 지속적으로 노력하여 1975년 Royal Victoria Palliative Care Service가 설립되었다. Royal Victoria Palliative Care Service는 Montreal Hospital 내에 있는 12개의 침상을 갖춘 호스피스 병동으로 St. Christopher를 본떠 만들어졌다(Wilson, Ajemian, & Mount, 1978). 표1은 각 국가의 현대 호스피스 운동 연대기이다.

표1. 각 국가별 현대 호스피스 운동 연대기

영국	미국	캐나다
1906: 영국 애덕의 수녀회가 St. Joseph 호스피스를 설립함.	*1963*: Saunders가 connecticut의 Yale‑New Haven Medical Center에서 자신의 호스피스 돌봄 철학을 발표함.	*1973*: Kubler‑Ross가 Motreal Quebec의 패널 토의에서 죽음과 임종에 대해 이야기함.
1948: Cicely Saunders는 사망한 환자로부터 죽어가는 사람들에게 위해 보다 평화로운 장소를 제공해 달라며 전한 기부금을 받음.	*1965*: Saunders는 Yale School of Nursing에서 봄학기 초빙교수가 됨.	*1974*: McGill University는 호스피스 돌봄의 구성을 위해 작업 중인 위원회에 연구 보조금을 지급함.

*1950*년대: Saunders가 St. Joseph 호스피스에서 임종 돌봄 훈련을 받음.	*1968*: Frances Wald는 St. Christopher 호스피스에서 훈련을 받음.	*1975*: Montreal에서 병원 기반의 완화의료 병동인 The Royal Victoria Palliative Care Service가 설립됨.
1967: Saunders가 London 교외에 St. Christopher 호스피스를 설립함. 독립형 입원 시설이었음.	*1969*: Elisabeth Kubler-Ross의 책 On Death and Dying이 미국인들의 죽음을 부정하는 태도에 대해 문제를 제기함.	
	1974: 미국 최초 호스피스 프로그램인 Hospice, Inc.가 시작되어 가정형 호스피스 서비스를 제공함.	
	1976: Kubler-Ross가 다른 사람들을 도와 California에 Hospice of Marin을 설립함.	
	1977: Arizona Tucson에 미국 최초의 독립형 입원 호스피스 시설 Hillhaven Hospice가 설립됨.	

National Hospice Organization (NHO)는 1970년대 초에 호스피스들의 소규모 그룹에 의해 설립되었으며, 후에 National Hospice and Palliative Care Organization (NHPCO)로 개칭되었다. NHO는 미국에서 호스피스 업무를 지원하고 지지하는 국가 기관으로 활동했다. 멤버 수는 1978년까지 63개로 성장했고, 1980년에는 135개로, 다시 2년 뒤에는 355개로 증가했다. 1980년 W.K.Kellogg 재단에서는 호스피스 현황을 조사하기 위해

지금은 Joint Commission on Accreditation of Healthcare Organizations (JCAHO)로 이름이 변경된 Joint Commission on the Accreditation of Hospitals에 보조금을 수여했다. 모든 호스피스들이 NHO의 회원은 아니었으며, JCAHO는 사후 설문조사에서 전국적으로 프로그램 개발의 다양한 단계에 있는 호스피스들이 800개 이상 있었다고 보고했다(Torrens, 1985). JCAHO에 수여된 Kellogg 재단의 보조금은 호스피스 인증 표준을 개발하기 위한 기금도 제공했다(NHPCO, n.d.). 1983년 이전에 호스피스들은 주로 자선 기부금과 보조금을 통해 재원을 조달했었다. 호스피스에 특정된 보험 코드는 아직 유효하지 않았으나, 일부 호스피스는 Medicare, Medicaid 및 개인 보험을 통해 제공된 서비스에 대한 보상을 받았다(Munley, 1983). 오늘날 호스피스는 JCAHO, 또는 Community Healthcare Accreditation Program (CHAP) 등의 다른 인증기관에서 인가를 받는다.

Healthcare Finance Administration은 가입자들의 생전 마지막 30일간 발생한 비용이 가장 크기 때문에 호스피스 돌봄이 죽어가는 사람들을 돌보는 비용효율적인 방법이 될 것이라고 했다(Munley, 1983). 1970년대 후반과 1980년대 초의 몇몇 연구는 말기 환자들을 위한 기존 병원 서비스와 비교하여 호스피스 서비스의 비용 효율성을 평가하였다. 한 연구는 말기 환자의 살아있는 마지막 2주 동안의 병원비용과 가정에서의 비용을 비교했다. 집에서 생활하다 사망한 환자의 진료비는 병원에 입원한 환자보다 훨씬 적은 것으로 나타났다. 이 연구는 환자를 위한 병원 치료비용이 가정 환자들에 대한 진료비용의 10배가 넘는 것을 입증했다(Bloom & Kissick, 1980).

1979년 Chicago와 Florida의 호스피스 기관들은 죽어가는 사람들을 위한 가정 호스피스 진료비용과 병원진료비를 비교했다. Florida에서 병원 침상의 비용은 하루에 $325였지만 호스피스 돌봄은 하루에 $16.40였다. 또한 Chicago의 병원 진료비는 하루에 $240이었으나 호스피스 돌봄은 하루에 $22였다(Munley, 1983). 호스피스 돌봄이 주목할 만한 비용 절감이 되었음에도 불구하고, 호스피스 환자들은 질 좋은 서비스를 받았다. 호스피스 돌봄은 24시간 제공되었으며, 환자의 의료 욕구는 환자의 집에서 편안하게 충족되었다(Baker, Hannon, & Russell, 1994). 입원 호스피스 돌봄 또한 암 진단을 받은 사람들의 마지막 2달 동안의 기존 병원 치료보다 비용 효율이 높은 것으로 밝혀졌다. 입원 호스피스 돌봄은 기존 병원 치료보다 비용이 17% 적게 들었다(Walter, 1979). 삶의 마지막 28일 동안의 병원비용과 입원 호스피스 돌봄 비용을 비교한 또 다른 연구에서 연구자들은 호스피스 돌봄 비용이 병원비용보다 22% 감소했다고 보고했다(Cummings, 1985).

미국 사망자의 약 70%는 Medicare 프로그램에 등록된 사람들 가운데 발생하는 것으로 보고되었다. Birnbaum과 Kidder가 보고한 바와 같이 호스피스 돌봄으로 Medicare 비용 절감이 축적될 수 있다(1992). 그들의 연구는 호스피스 돌봄에 사용되는 $1.00 마다 Medicare에서는 기존 진료로 $2.26의 비용이 들것이라는 것을 입증했다. 죽어가는 사람들을 돌보는 이러한 변화는 $1 당 $1.26의 Medicare 비용이 절감될 것이다. 최근의 연구들은 호스피스의 비용 효율성을 꾸준히 뒷받침하고 있으며 전통적인 치료 형태의 돌봄 대비 호스피스 돌봄의 비용 절감을 입증하고 있다(Pyenson, Connor, Fitch, & Kinzbunner, 2004). 호스피스 돌봄 이용의 증가에 따른 Medicare 비용 절감은 거의 10년 뒤에 이루어진 연구에서 더욱 입증되었는데, 연구자들은 "만약 1,000명의 추가 수혜자가 사망하기 15일에서 30일 전에 호스피스에 등록한다면, Medicare 는 640만 달러 이상을 절감할 수 있을 것"이라고 결론지었다(Kelley, 2013).

호스피스 돌봄의 비용 효율을 뒷받침하는 연구가 증가하고, 말기 질병을 가진 사람들을 돌보는 더 나은 방법을 옹호하는 연구가 증가함에 따라, 미국 의회는 Medicare 하에서 제공되는 서비스의 범위에 호스피스를 포함하도록 압력을 받았다. 1982년, 하원 세입위원회는 호스피스 돌봄에 대한 의료보험 Part A의 청구를 허용하는 법안을 승인했다(Munley, 1983). 이 법률의 결과로 65세 이상의 말기 질병을 가진 사람은 6개월 이하의 예후를 가진 경우 Medicare 하에서 호스피스 서비스를 받을 자격이 주어진다(Cummings, 1985). 주에서 제공되는 Medicaid는 현재 Medicare 조항과 유사한 등록자에 대한 호스피스 보상을 포함한다. 민간 보험회사들도 미국 정부와 마찬가지로 호스피스 돌봄의 보상에 가담했는데, 이것이 말기 환자들을 돌보는 비용 효율적인 방법이라고 여겨졌기 때문이다. 정치적 변화나 국가적 재정 압박이 있는 시기에는, 일부 사람들이 호스피스 Medicare 보조금을 줄일 것을 제안하지만, 호스피스 돌봄이 재입원을 줄이고 더 나은 결과로 생애 마지막 6개월 동안의 전반적인 관리 비용을 감소시킨다는 많은 연구들이 호스피스의 Medicare 비용 절감을 견고히 뒷받침 하고 있다(Brooks, 2014; Cherlin, 2016; Want, 2016; Juckerman, 2016).

보험, Medicare, Medicaid가 호스피스 서비스에 대한 지불을 제공하기 때문에, 호스피스 서비스는 미국 전역에서 크게 증가했고, 그들은 더 이상 자선 기부와 보조금에 의존하지 않아도 되었다. 2001년에는, 30만 명 이상의 말기 질병을 가진 사람들이 전국의 600개 이상의 호스피스 안에서 호스피스 서비스를 이용했다. 이 숫자는 2014년까지 6,100개의 호스피스 기관의 1,656,353명으로 급증했다(NHPCO, 2015). 비영리적 호스피스에서는 환자를 돌보는 비용을 차감하기 위해 기금을 계속 모금하고 있으며, 호스피스의 실제 비용을 부담하는데 보험 보상이 항상 적절한 것은 아니라는 것을 인식하고 있다. 또한, 호스피스는 종종 빈곤하고 Medicare나 Medicaid를 받을 자격이 없는 사람들에게 서비스를 제공한다. 비록 호스피스들이 전적으로 자선 기부에 의존하지는 않지만, 이러한 기부금은 호스피스들이 그들의 지불 능력에 상관없이 사람들을 계속해서 돌볼 수 있게 해준다. 많은 영리 호스피스들 또한 계획된 자선 돌봄 프로그램을 통해 돈을 지불할 수 없거나 보험에 가입되어 있지 않은 사람들을 돌본다.

현대 호스피스 철학과 프로그램 가이드라인

,

대부분의 초기 호스피스들은 환자의 가정환경 내에서 완화의료를 제공하는 비영리 단체, 지역사회 또는 민간 기관이었다. 그 외에는 병원 내 완화의료 병동이거나 무료 입원 병동이었다. 오늘날 호스피스의 사업 형태와 조세 현황에는 다양성이 남아 있지만, 그들의 서비스 제공은 유사하다. 병원 기반 호스피스 병동, 단독 호스피스 병동, 또는 환자의 집에 있는 호스피스 병동이든지 간에, 호스피스는 완화의료를 제공한다. Koff(1980)는 치료적 돌봄과 완화의료 돌봄을 구분하였다: "치료적이라는 의미는 건강을 회복시키는 것이며 완화의료는 증상을 경감 또는 완화하는 것으로 정의할 수 있다"(p.14). Munley(1983)는 호스피스 환자와의 인터뷰에서 환자가 자신의 병원과 호스피스 경험의 차이에 대해 설명한 내용을 기술하였는데, 은퇴한 간호사인 73세의 환자는 이렇게 말했다.

"두 종류의 장소에 모두 와 본 사람에게 있어서, 이곳의 가장 좋은 점은 평화다. 그들은 나에게 바늘을 꽂고, 테스트를 하고, 내가 이미 알고 있는 결과를 나에게 가져오지 않는다. 여기서는 의료 절차로 인해 항상 방해를 받는 일 없이 평화롭게 누워 신과 대화를 나눌 수 있다."(p.81).

Last Acts Task Force (1998)는 완화의료 목표를 "개인적, 문화적, 종교적 신념, 가치 및 관례를 세심히 유지하면서 환자의 신체적, 심리적, 사회적, 영적, 실존적 기대와 요구를 충족시킴으로써 최상의 삶의 질을 달성하는 것"이라고 밝혔다(p.27). 완화의학에서는 치료보다는 돌봄에 중점을 두고 있다. 게다가 이 치료는 환자와 가족의 삶의 질을 향상시키고 환자의 존엄성을 유지하도록 고안되었다. 호스피스 돌봄에서는 죽음을 앞당기거나 지연시키지 않으며, 자연사가 발생할 때까지 삶을 확인하려는 노력이 있다(Manning, 1984). 호스피스는 완화의료를 제공하므로, 이 본문 내에서 '호스피스 돌봄'과 '완화의료'라는 용어가 상호 교환적으로 사용된다.

호스피스 돌봄 세팅 내에서 삶을 확인하는 과정은 다차원적이다. 죽음이 임박하면 신체적, 정서적, 영적 영역에 걸친 욕구가 발생할 수 있기 때문에 말기 환자를 다루기 위해서는 총체적 접근이 사용된다. 호스피스 전문가들은 정신과 육체 그리고 영적인 틀 안에서 전인적으로 인식한다. 말기 질환을 앓고 있는 사람들은 다양한 욕구를 경험하기 때문에 호스피스에서는 환자의 욕구를 충족시킬 수 있는 다학제간 팀을 구성하는 것이 중요하다. 1983년에 호스피스 Medicare 수당이 도입되었을 때 전문 호스피스 팀 구성을 위한 지침이 제정되었다(Sendor, 1997).

팀은 의사의 방침에 따라 간호사, 사회복지사/상담사, 성직자, 가정 의료 보조원, 약사, 자원봉사자 및 보조 치료사(물리, 직업, 언어, 음악, 미술, 마사지 등)로 구성된다(Hayslip & Leon, 1992; National Hospice Organization, 1994). 팀원 개개인이 환자와 가족을 돌보는 데 있어 각자의 역할이 있지만, 전문적 역할이 중복되는 경우가 많다(Beresford). 예를 들어, 환자는 병이 진행됨에 따라 우울증을 경험하고 있을 수 있다. 사회복지사는 심리사회적 사정 과정에서 문제를 확인하고 환자를 돕기 위해 상담 기법을 사용하기 시작한다. 사회복지사가 환자의 우울증을 전문 팀과 상의하면, 의사는 간호사에게 환자의 항우울제 복용 적합성 평가 및 투약 정책을 따르도록 요청한다. 환자가 과거에 자신의 문제를 영적 신념을 통해 해결했기 때문에 대처 기술로 성서 읽기를 적용하기 위해 성직자에게 의뢰하게 된다. 방문 중에 가성 의료 보조원은 환자가 음악을 좋아한다는 것을 인지하고 환자의 우울증을 완화하는데 도움이 되는 추가 지원을 음악치료사에게 의뢰한다. 호스피스 팀은 구성원들 상호 간에, 그리고 환자와 가족과 소통하고, 각자가 고유의 재능으로 환자와 가족의 불편함을 완화시키려는 노력을 기울일 때 가장 성공적이 된다(Koff, 1980).

NHPCO에 따르면 2003년 미국에서 운영되는 호스피스는 3300여 개로 추산됐다. 이 호스피스들은 약 95만 명의 환자에게 서비스했는데, 이 중 49%가 암 진단을 받았다. 호스피스에서의 다른 사망원인으로는 말기 심장질환(11%), 치매(9.6%), 폐질환(6.8%), 말기 신장질환(2.8%), 말기 간질환(1.6%) 등이 있다. 2014년 호스피스의 수는 거의 두 배 가까이 증가한 6,100개로 1,656,353명의 환자와 가족에게 서비스 했다. 암이 2003년 49%에서

2014년 37%로 감소하면서 환자의 진단 비율이 다소 변화했다. 치매 환자는 9.6%에서 15.2%로 늘었다. 2014년의 다른 사망원인으로는 말기 심장질환(14.7%), 폐질환(9.3%), 뇌졸중이나 코마(6.4%), 말기 신장질환(3.0%), 말기 간질환(2.3%) 등이 꼽혔다(NHPCO, 2015).

미국 평균 수명은 2003년 77.6세에서 2014년 78.9세로 증가했지만(Centers for Disease Control, 2016) 호스피스 돌봄 사용율도 증가한 것으로 나타났다. 호스피스 돌봄에 대한 혜택과 필요성에 대한 교육이 전국적으로 더 많이 제공되었고, 미국 문화는 점차 죽음을 거부하는 사회에서 보다 현실적이고 선택을 요구하는 사회로 전환되었으며, 의료 종사자들은 중증 및 말기 환자를 위한 실행 가능한 의료적 선택으로서 호스피스 돌봄을 더 많이 권고했다. 2013년 호스피스 환자의 진단 비율은 비암성 진단이 63.5%, 암 진단이 36.5%로 바뀌었다(NHPCO, 2015). 암 치료의 진보는 많은 환자들의 수명을 연장시켜, 호스피스 돌봄 대상에서 제외되었다(Mentzer & Katgrabbe, 2007).

베이비부머들이 인생의 후반기에 접어들면서 치매 호스피스 환자가 증가하였다. 또한 미국인들의 기대수명이 계속해서 증가함에 따라 호스피스 돌봄이 필요한 치매 진단자 수가 계속해서 증가할 것으로 생각된다(Klein, 2014). 노인과 말기 돌봄에 들어가는 베이비부머의 수는 의료 시스템에 상당한 압박을 초래하고 양질의 말기 돌봄 서비스에 대한 수요를 증가시킬 것으로 예상된다. 1990년부터 2010년까지 65세 이상의 미국인은 3600만 명에서 4000만 명으로 늘었다. 2010년부터 2020년까지 불과 10년 만에 4000만 명에서 5700만 명으로 늘어나고 2050년에는 1억 명 가까이 될 것으로 예상된다(US Census Bureau, 2016).

임종 장소는 죽어가는 환자에게 중요한 선택으로 여겨져 왔으며, 말기 질환 진단을 받은 많은 사람들이 집에서 임종하길 원한다고 보고하고 있다. 2002년 Last Acts가 의뢰한 전국적인 조사에 따르면, 10명 중 7명 이상이 친구들과 사랑하는 사람들에게 둘러싸여 집에서 죽는 것을 선호한다고 말했지만, 10명 중 7명 이상이 병원에서 사망한 것으로 나타났다. 2003년 사망한 전체 미국인의 약 25%는 가정에서, 또 다른 약 25%는 요양시설, 그리고 나머지 약 50%가 병원에서 사망하였다(Kastenbaum, 2004). 같은 해 호스피스 돌봄을 받았던 사람들의 경우, 50%가 집에서 사망했고, 요양시설에서 23%, 병원의 호스피스 병동에서 7%, 병원에서 9%, 단독 입원 호스피스 병동에서 7%, 가정돌봄 환경에서 4%가 사망한 것으로 밝혀졌다(NHPCO, nd). 2003년부터 시작된 임종 장소의 변화로 2013년에는 더 적은 사람들이 개인 거주지에서 임종했으며(41.7%), 훨씬 더 많은 사람들이 입원 호스피스 병동에서 임종했다(26.4%). 2013년 요양시설 사망자는 17.9%, 주거시설 사망자는 7.0%, 급성요양병원 사망자는 7.0%를 차지했다. 입원 호스피스 병동에서 사망하는 사람들의 수가 증가한 것은 입원 돌봄을 선택사항으로 제공하는 호스피스 수가 증가했기 때문이다. 호스피스 기관 3개 중 1개 기관 정도가 입원 자격을 갖춘 환자를 위한 입원 돌봄 시설을 제공한다(NHPCO, 2015).

현대식 호스피스 완화의료 조직들은 말기 환자들에게 여러 가지의 다른 사업 구조와 돌봄 환경을 제공하고 있다. 미국의 호스피스 돌봄에서 꾸준하게 가장 인기 있는 세팅은 주거지 가정돌봄을 제공하는 독립형 호스피스다. 2003년에는 이 같은 호스피스가 1,222개 존재했다. 같은 해, 653개의 가정 의료 기관 기반, 562개의 병원 기반, 19개의 숙련된 간호 시설 기반 호스피스 프로그램이 있었다. 이들 호스피스 중 1,384개는 비영리 단체였고 883개는 영리 단체였으며 189개는 정부 기관이었다(Neigh, 2004). 2013년까지 이 숫자는 6100개 호스피스 기관으로 급격히 증가했다. 이 중 58.3%가 단독/독립 호스피스 기관이었고, 19.8%는 병원 시스템의 일부, 16.7%는 가정 보건 기관의 일부, 5.1%는 요양원의 일부였다. 2003년부터 2013년까지 10년간 호스피스 기관의 조세 현황이 바뀌었으며 2013년에는 영리 기관들이 전체 호스피스 중 68%를 차지했다(NHPCO, 2015).

대부분의 경우 호스피스란 장소나 시설보다는 돌봄의 개념이다. 오늘날 대부분의 호스피스는 그들의 행정실과 팀 회의를 위한 사업 장소를 가지고 있지만, 실제적인 돌봄은 환자의 집에서 제공된다. 호스피스 근로자들은 환자가 거주하는 곳이라면 어디든 서비스를 제공하며 여기에는 개인 주택, 단체 생활 주택, 생활 보조 시설, 노인 생활 시설, 요양원, 병원 및 교도소 등이 포함된다. 가정돌봄 호스피스 프로그램은 병원 기반 호스피스 시설이 없는 경우에도 종종 지역 병원과 계약을 맺고 필요할 때 입원 호스피스 서비스를 제공한다.

일부 호스피스는 병원 시스템의 일부분으로 입원 호스피스 병동을 통한 병원기반 서비스와 지역사회의 가정돌봄 서비스를 모두 제공한다. 가정돌봄 호스피스에도 병원 기반의 호스피스 병동이 있을 수 있다. 어느 경우든, 이 병동들은 보통 일반적인 병원 환경과 상당히 다르다. 병원에 기반을 둔 입원 호스피스 병동은 가정과 유사한 환경을 모방하도록 설계되었다. 카펫이 깔려 있거나 나무 바닥, 부드러운 벽 색깔과 장식, 이불 같은 침대 덮개와 평화로운 분위기로 병원이라기보다는 호텔이나 콘도미니엄처럼 보이는 경우가 많다. 이러한 병동은 일반적으로 호스피스 크기와 서비스 대상 인원수에 따라 6-24개의 침상을 가지고 있다. 그뿐만 아니라, 그 방들은 거의 대부분 가족들이 하룻밤을 묵을 수 있는 사적인 공간이다. 이러한 병동들은 가족들이 때때로 장기간에 걸쳐 임종 간호에 참석하기 때문에 흔히 거주지, 주방, 어린이 놀이공간이 포함된다.

다른 호스피스로는 단독 호스피스나 주거형이 있다. 병원에 기반을 둔 입원 병동과 마찬가지로, 이 시설들은 가정과 유사한 환경으로 설계되었다. 그러나 병원 병동과는 달리 병원 내에 부속되거나 위치하지 않는다. 이러한 단독 시설들은 병원과 같은 입원 서비스를 제공하며, 어떤 시설은 요양원과 유사한 주거형 돌봄을 제공하기도 한다. 호스피스의 가정돌봄 행정실은 같은 건물이나 단독 병동 근처의 건물에 위치하는 경우도 있다. 모든 단독 병동 호스피스들은 그들이 봉사하는 지역사회를 반영하도록 시설을 디자인 한다. 예를 들어, Florida 남부에서는 병동들이 파스텔 색상의 바다를 테마로 한 예술작품으로 장식되어 있다. Tennessee 주 시골에 있는 병동들은 나무 바닥과 판넬 그리고 시골을 주제로 한 예술품으로 장식되어 있다. 근본적인 원리는 증상 조절 문제나 심리사회적 문제로 인해 집에서 임종을 맞을 수는 없다고 하더라도 병원과는 매우 다른 집과 비슷한 환경에서 생을 마감할 수 있는 기회를 갖게 된다는 것이다.

완화의료는 호스피스 프로그램에 의해 제공되지만, 다른 방법을 통해서도 제공될 수 있다. Center for Medicare Services는 호스피스 돌봄을 위해 6개월 이하의 예후를 요구하기 때문에, 호스피스 서비스를 통해 혜택을 받는 일부 환자들은 자격이 없을 수 있다. 완화의료는 환자가 호스피스 의뢰로 이어지는 예후를 갖기 전에 제공될 수 있다. 이러한 경우, 환자는 삶의 질을 떨어뜨리는 증상을 완화하기 위한 돌봄을 선택하는 것이다. 일부 호스피스에서는 사전 호스피스 프로그램을 통해 완화의료 서비스를 제공한다. 수요가 증가함에 따라 병원은 완화의료 서비스 제공도 늘리고 있다. 일부 병원은 지역 호스피스 프로그램에 가입하지 않고 자체 완화의료 병동을 개설하기도 한다. 호스피스 돌봄과 달리, 병원의 완화의료 서비스는 각 진료 별 기준으로 보상된다. 호스피스 돌봄 서비스는 일당(일당 요금)으로 보상된다. 이러한 청구 차이 때문에 병원들은 완화의료 프로그램이 재정적으로 유익하다는 사실을 알게 되었다.

호스피스 및 완화의료 조직들은 돌봄에 대한 임상적 접근방식이 약간 다르다. Medicare 인증 호스피스는 다학제간 팀의 돌봄을 제공해야 하며 인증을 유지하기 위해 돌봄에 있어 호스피스 표준을 준수해야 한다. 완화의료는 각 진료 별로 환급되기 때문에, 돌봄의 표준이 같은 방식으로 규정되지 않는다. 이러한 청구 방식의 차이는 돌봄 제공에 차이를 만들 수 있다. 예를 들어, 어떤 상황에서는 사회복지사가 제공하는 서비스가 완화의료 모델과 같이 각 진료 별 청구 메뉴를 통해 보상되지 않을 수 있다. 그러나 호스피스 보상의 일당 모델 내에서, Medicare는 사회복지사나 상담사가 매달 적어도 한 번은 모든 환자에게 서비스를 제공할 것을 요구한다. 여기서의 개념은 호스피스 완화의료 조직들이 흔히 완화의학을 통해 죽어가는 이들을 돌보는 반면(예: 증상 조절), 제공되는 치료의 종류뿐만 아니라 클라이언트 유형에 차이가 있을 수 있다는 것이다.

National Consensus Project for Palliative Care(2004)에 따르면:

완화의료의 목표는 질병의 단계나 다른 치료의 필요성에 상관없이 환자와 그 가족들을 위해 고통을 방지하고 완화하며 가능한 최상의 삶의 질을 지원하는 것이다. 완화의료는 돌봄의 철학이며 돌봄의 전달을 위한 체계적이고 고도로 구조화된 시스템이다. 완화의료는 전통적인 질병 모델에 대한 의료 처치를 환자 및 가족의 삶의 질 향상, 기능 최적화, 의사 결정 지원 및 개인 성장을 위한 기회를 제공하는 목표를 포함하도록 확장한다. 이와 같이, 완화의료는 생명연장 돌봄과 동시에, 또는 돌봄의 주요 목표로 제공될 수 있다. (p.3)

완화의료는 환자가 Medicare 호스피스 혜택을 받기 전에 제공될 수 있다. 호스피스 프로그램은 분명히 환자와 가족에게 완화의학을 제공하며, 6개월 이상의 예후를 가진 환자에 대해 완화의료기관, 병원 또는 사전 호스피스 프로그램을 통해 이용 가능하도록 할 수 있다.

말기 돌봄을 제공하는 기관 유형에 관계없이, Institute of Medicine (IOM)은 2014년 연구인 Dying in America에서 개선의 기회를 확인했다. 구체적으로 5가지 권고가 이루어졌다.

1. **개인 중심, 가족 지향적 돌봄의 전달.** 돌봄은 환자의 희망과 욕구에 초점을 맞춰 의료적 및 심리사회적−영적 임상가를 포함한 다학제간 그룹에 의해 완화의료 최고 품질로 끊어짐 없이 최소한의 변화로 제공되어야 한다.
2. **임상가−환자 커뮤니케이션 및 사전 돌봄 계획.** 25%의 미국인은 삶의 마지막 단계에서 사전 돌봄 계획에 대한 바람을 생각해 두지 않았지만, 대부분이 삶의 마지막 단계에서 인지적으로 결정을 내릴 수 없을 것이다. IOM은 전문적인 사회가 평생 동안 사전 돌봄을 계획하는 대화가 가능하도록 임상가를 지원할 것을 권고하고 정책 입안자들에게 그러한 상담에 시간을 할애할 수 있는 보상을 만들 것을 요청했다.
3. **전문적인 교육 및 개발.** 전문 자격증으로 전문 교육이 향상되었지만 의

대와 간호학교의 완화의료 커리큘럼에는 여전히 부족함이 있다. 교육 간 단절이 다학제간 팀 구성을 방해하며, 말기 돌봄 선택에 관한 커뮤니케이션의 촉진에 초점을 맞추지 못하고 있다.

4. **정책 및 지불 시스템.** 의료급여 개혁에는 재입원 감소, 기관 간 돌봄의 협업 그리고 의사결정을 공유하는 완화의료에 대해 의료 및 사회지원 서비스를 제공하는 재정적 인센티브가 포함되어야 한다.

5. **공공교육과 참여.** 전문가 그룹과 일반인 그룹은 가치 중심의 말기 돌봄 선택을 구체화할 수 있는 사실과 실증적 증거에 기반을 둔 의미 있는 대화에 그 구성원들을 참여시켜야 한다.

호스피스 완화의료 기관들이 최근 몇 년 동안 광범위한 성장을 증명했지만, 개선의 기회가 남아있다는 것은 IOM 연구에서 분명하며, 돌봄의 총체적 측면에 지속적으로 초점을 맞추고 있다는 것은 고무적이다. 분명 음악 치료사들은 신체적, 사회적, 정서적, 심리적, 영적 등 여러 영역에서 무수한 돌봄 계획 욕구를 해결하기 위한 다학제간 팀의 필수 구성원이 되어 삶의 마지막에 있는 환자와 가족의 돌봄을 강화할 수 있는 좋은 위치에 있다. 호스피스 완화의료팀이 돌봄을 위한 총체적 접근의 구성원으로 전문 음악 치료사를 고용하는 것은 타당하다.

음악치료사의 고용과 필요 기술

,

음악치료사들은 북미, 호주, 유럽, 아시아의 호스피스 완화의료 시설에 고용되어왔다. American Music Therapy Association (AMTA) 자료집(2000)에 따르면 2000년까지 3540명의 AMTA 회원이 있었다. 회원을 대상으로 한 설문조사의 응답자 747명 중 33명(4%)이 호스피스 또는 사별 돌봄 환경에서 근무하고 있다고 보고했다. 2004년에는 3,589명의 AMTA 회원이 있었고, 조사 대상 859명 중 58명(7%)이 호스피스 또는 사별 돌봄 환경에서 근무하고 있으며, 110명(13%)이 말기 환자들을 대상으로 일했다고 보고했다(AMTA, 2004). 대상자(13%)와 업무 환경(7%)의 불일치는 많은 음악치료사들이 개인적으로 활동하고 있거나 호스피스 진료 이외의 다른 환경(즉, 병원과 요양원)을 통해 말기 환자에 대한 서비스를 제공한다는 사실을 반영한 것일 수 있다. 2015년 3,841명의 회원 중에서 1,494명이 응답한 설문조사에서는 7%가 말기 환자를 대상으로 일했으며, 8%는 호스피스 기관에서 근무했다(AMTA, 2015). 말기 돌봄에서 일하는 MT‒BC의 수가 일정하게 유지되고 있는 것으로 보이지만, 이러한 통계는 전체를 나타내는 것이 아닐 수도 있다. MT‒BC는 6,000명이 넘지만 AMTA의 회원은 이 중 64%뿐이며, 2015년 연간 조사에 응답한 회원은 39%에 불과했다. Certification Board for Music Therapists (CBMT)에 따르면 2004년에는 9명의 MT‒BC가 호스피스 돌봄에서 근무하고 있다고 보고했다. 이 숫자는 2014년에 345명으로 늘어났다. 더 많은 음악치료사들이 이러한 데이터에 포함되지 않을 수도 있는 개인 계약을 통해 호스피스 돌봄 서비스를 제공할 가능성이 있다. 호스피스 돌봄에 종사하는 음악치료사의 실제 숫자를 반영하는 데이터는 오늘날 신뢰할 만하지 않다. 몇몇 전국 호스피스 기관들은 여러 주에 음악치료사를 고용한다. Seasons Hospice & Palliative Care는 1997년부터 음악치료사를 다학제간 팀의 필수 구성원으로 고용했다. 현재 Seasons Hospice & Palliative Care는 전 세계 MT – BC의 최대 고용주다(CBMT, 2016). 의심할 여지없이 이 전국 호스피스 기관은 환자와 가족들이 유능한 음악치료 서비스를 받을 수 있도록 다른 기관들이 자신들이 종사하는 지역에서 따라야 하는 높은 기준을 설정했다.

O'Callahan(1989)은 호주의 32개 호스피스 기관을 대상으로 설문조사를 실시했는데, 응답한 24개 기관 중 한 곳에서 음악치료사를 고용한 것으로 보고했다. 23개 기관은 말기환자 대상 음악치료에 대해 들어봤고, 21개 기관은 음악치료사를 고용할 의향이 있다고 했으며, 2개 기관은 음악치료사를 고용할 의사가 없다고 했다. 19개 기관에서 음악치료사를 고용하지 않은 주된 이유로 자금이 부족하다고 보고한 반면 3개 기관은 고용 가능한 음악치료사가 없다고 보고했다. 완화의료에서의 음악치료에 관한 더 많은 정보를 원하느냐는 질문에 19개 기관이 긍정적으로 답했다. O'Callahan은 호주에서 완화의료 음악치료의 사용을 더욱 촉진하기 위해서는 음악치료사가 완화의료 음악치료의 이론, 철학, 임상에 대해 잘 훈련될 필요가 있으며, 호스피스 담당자들에 대한 음악치료사들의 교육이 필요하다고 결론지었다.

1995년 미국 전역의 호스피스 관리자 225명을 대상으로 한 조사에서, 14명이 당시 음악치료사를 고용하고 있다고 보고했다. 응답자 중 119명은 음악치료사를 고용하고 싶다고 보고했고 125명은 불확실한 상태였으며 3명은 음악치료사를 원하지 않았다. 음악치료사가 왜 고용되지 않았느냐는 질문에 90명이 자금이 부족하다고 답했고, 38명은 고용 가능한 음악치료사가 없다고 보고했다. 87명은 호스피스/완화의료에서 음악치료와 관련된 더 많은 정보를 요구했으며 65명은 보험금을 받을 수 있는 출처를 알지 못했다. 6년 후(2001)의 후속 조사에서 22명이 음악치료사를 고용했다고 보고했다. 이것은 조사 사이의 6년 동안 호스피스 환경에서 음악치료 고용의 4% 성장을 나타낸다. 응답자 중 111명은 음악치료사를 고용하고 싶다고 보고했고, 134명은 불확실한 상태였으며 5명은 음악치료사를 원하지 않았다. 2001년, 왜 음악치료사가 고용되지 않았느냐는 질문에 165명이 자금이 부족하다고 답했고, 43명은 고용 가능한 음악치료사가 없다고 보고했으며, 66명은 음악치료와 관련된 더 많은 정보를 요구했고, 57명은 보험금을 받을 수 있는 출처를 알지 못했다. 연구자는 호스피스 관리자가 말기 돌봄에서 음악치료의 임상적 사용에 대해 상당히 잘 알고 있지만, 호스피스 환자를 위한 음악치료의 이점, 음악치료사를 찾는 방법 및 음악치료 프로그램을 지원하기 위한 가능한 자금 출처 등에 대해 교육을 받을 필요가 있다고 결론지었다. 그는 음악치료사들이 완화의료에서 음악치료의 사용을 뒷받침하기 위해 연구를 수행하고 그 결과를 관리자들에게 제시할 것을 촉구했다(Hilliard, 2004).

완화 음악치료 서비스를 적절히 제공하기 위해 Bright(1989)는 음악치료사에게 필요한 기술의 개요를 제시했다. 이 기술들은 상담/치료 기술과 음악적 기술이라는 두 가지 범주로 제시되었다. 치료 기술의 맥락 안에서 Bright는 치료사들이 죽음과 죽는 것에 대한 그들의 태도와 감정을 받아들이는 것이 중요하다고 주장했다. 고통을 겪고 있는 개인들과 함께 일하려면 특별한 종류의 공감이 필요하며, 치료사들이 도움이 되기 위해서는 그들 자신의 불멸에 대한 그들의 감정과 대면해야 한다. 통증의 총체적 개념에 대한 지식 또한 이해하고 있어야 한다. 고통은 영적 고통, 신체적 고통, 사회적 고통, 재정적 고통 등 여러 가지 영역에서 경험될 수 있다. 따라서 치료사들은 환자들이 자신의 병에 대하여 말기적인 측면에 대처하는 독특한 방법을 인식해야 한다. 어떤 이들은 꽤 직설적일 수 있는 반면, 다른 이들은 은유를 사용하여 의사소통을 할 수 있다. Bright는 음악치료사들이 언어 치료 기술을 향상시키고 공감을 발전시키기 위한 방법으로 상담 과정 내에서 역할극을 사용할 것을 제안했다. 치료사들은 또한 완화의료에서 나타나는 다양한 질병에 대한 기술적 지식이 필요하다. 질병 과정의 개요는 환자의 생리적 욕구 안에서 어떻게 일해야 하는지를 이해하는 데 있어 기본이다.

Bright에 따르면 음악적 기술은 능숙한 완화의료 음악치료의 두 번째 필수 요소라고 한다. 즉흥, 녹음 음악, 이미지는 완화의료에서 통증관리와 이완의 형식으로 받아들여지고 있다. 음악치료사들은 이러한 기법들의 이점과 한계를 인식할 필요가 있다. 악기 연주, 노래 부르기, 녹음 듣기와 같이 음악을 활용한 레크리에이션 활동은 모두 환자의 삶의 질을 향상시킬 수 있기 때문에 중요하다. 음악은 감정적인 반응을 이끌어내기 때문에 상담에서의 음악은 완화의료에서 중요한 요소다. 상담과 관련된 음악 기술은 레크리에이션 활동에서의 음악 기술과 비슷하지만, 상담에서 후속으로 언어요법(verbal therapy)이 음악 내에서 제공된다. 사용되는 기술은 개인의 치료적 성격과 환자의 욕구에 따라 달라진다. 그럼에도 불구하고, 음악치료사들은 완화의료 환경에서 제시된 다양한 욕구를 바탕으로 광범위한 음악적,

치료적 기술을 능숙하게 구사할 필요가 있다.

2005년, 다양하고 지속적인 음악치료 교육 과정을 개설하여 호스피스 완화의료 음악치료에 대한 전문 교육을 제공하기 위해 Center for Music Therapy in End of Life Care가 설립되었다. 센터에서 제공하는 강좌를 수강하면 Hospice and Palliative Care Music Therapy (HPMT) 자격증을 취득하고 100포인트 이상의 CMTE (Continuing Music Therapy Education)를 받을 수 있다. 2016년까지 130명 이상의 MT‒BC가 HPMT 자격증을 취득했고 수백 명 이상이 개설된 강좌를 수강했다. 업데이트된 과정 정보는 www.hospicemusictherapy.org.에서 확인할 수 있다. 교육은 '임종 전 호스피스 환자와 가족을 위한 돌봄', '사별 과정 전반에 걸친 가족 지원' 그리고 '음악 보조 상담 중재'의 세 가지 주요 분야에 집중되어 있다. 센터의 모든 과정은 더 많은 MT‒BC들이 참석할 수 있도록 매년 전국적으로 지역을 번갈아가며 교육이 이뤄진다. 음악치료사들은 전문교육을 받음으로써 삶의 마지막에 있는 사람들과 유족들에게 최상의 돌봄을 제공하고자하는 그들의 의지를 보여준다.

비(非)음악치료사들의
호스피스 음악치료에서 음악의 사용

,

호스피스 완화의료에서의 음악치료를 지지할 때, 음악치료사들은 완화의료 환경에서 음악의 사용을 마찬가지로 지지하는 비음악치료사들에 대해 알 필요가 있다. 대부분의 문헌에서는 전문적으로 훈련된 음악치료사들이 말기환자들에게 음악치료를 제공하는 것을 보여주지만, 비음악치료사들 또한 이 지식 체계에 기여했다. Kubler‐Ross(1974)는 자신의 저서 Questions and Answers on Death and Dying에서 음악에 긍정적으로 반응하는 환자의 이야기를 언급하며 음악치료의 역할을 인정했다. 그 환자는 말기 상태로 의식이 완전하지 않았다. 그녀는 며칠 동안 고립된 채로 말을 하지 않았다. 그녀의 무반응 때문에 그녀를 보러 오는 사람도 없었다. 한번은 Kubler‐Ross가 음악치료사와 환자의 상호작용을 관찰했다. 음악치료사가 노래하고 기타를 치기 시작하자 환자는 눈을 뜨고 노래에 동참하여 모두 놀라게 되었다. 저자는 "노래가 끝날 무렵 그녀(환자)가 눈물을 글썽이며 '그게 내가 가장 좋아하는 찬송가라는 것을 어떻게 알았어요?'라고 물었다"라고 기록했다(p.43). Kubler‐Ross는 "음악은 이제껏 등한시 된 언어의 형태로 이러한 환자들에게 매우 효과적인 방법으로 사용될 수 있다"(p.43)고 결론지었다.

Therese Schroeder‐Shecker(1992, 1993, 1994)는 뮤직 타나톨로지(thanatology)에 관한 저서를 통해 문헌에 기여했다. 그녀는 뮤직 타나톨로지를 "죽어가는 사람들의 복잡한 육체적, 영적 욕구를 돌보기 위해 처방적 음악을 사용하는 완화의학 적용법"으로 정의했다(1994, p.83). 그녀는 음악치료와 뮤직 타나톨로지의 차이에 대해 "음악치료는 삶의 과정에 개입하고 지지하기 위해 음악을 체계적으로 적용하는 것에 관심이 있는 반면에, 뮤직 타나톨로지는 죽어가는 사람들의 복잡한 욕구를 해결하는 것에 관심이 있다"(1993, p.36)고 명시했다. Schroeder‑Sheker에 따르면 처방적 음악은 테이프로 녹음된 음악과는 반대로 항상 라이브(일반적으로 하프와 노래)이며 환자마다 고유하다. 대부분의 세션은 중환자실에서 발생하며 임종 진행 과정 중에 이루어진다. 뮤직 타나톨로지스트들은 Chalice of Repose Project를 통해 훈련되는데, 인턴들은 Denver, Missoula, Montana 등 여러 곳에서 임상경험을 쌓으며 2년 동안 뮤직 타나톨로지 연구에 참여하게 된다.

6개의 교육적 가정이 뮤직 타나톨로지스트의 기본이라고 알려져 있다. 첫째, 죽는 것은 영적 성장의 기회로 인식된다. 둘째, 죽는다는 것은 기계적인 기술이 아니라, 오히려 "임상적인 우려가 있는 정관적 실행"(1993, p.41)이다. 셋째, 죽음은 생명주기의 자연적인 부분이고, 넷째, 죽음은 각 사람에게 독특한 경험이다. 다섯 번째 가정은 뮤직 타나톨로지는 직업이라기보다는 죽어가는 사람들을 위한 서비스로 간주된다. 마지막 가정은 죽음과 죽음에 대한 공동체 차원의 교육과 죽어가는 과정의 인본주의적 측면에 대한 지속적인 지원을 뒷받침 한다.

뮤직 타나톨로지스트들은 죽음이 임박한 시점부터 임종 때까지 음악을 제공하는 "임종 간호"에 참석한다. 'musical‑sacramental‑midwifery' 기법은 임종 간호 중 활용되며 하프 연주와 노래를 포함한다. Schroeder‑Shecker는 출생과 죽음 둘 다 투쟁 의식을 포함할 수 있고 예상치 못한 것일 수도 있기 때문에 출생과 죽음의 관계에 주목한다. 이 상관관계에서 저자는 뮤직 타나톨로지가 어떻게 산파의 개념을 반영하는지 설명한다. 예를 들면, 그녀가 어떻게 죽어가는 남자의 침대에 올라가서 산파처럼 그를 감싸도록 위치를 잡고, 그가 죽을 때까지 그를 흔들며 조용히 노래를 부르기 시작하는지 과정을 보여준다. 저자는 뮤직 타나톨로지 분야의 양적 연구가 부족한 것은 인정하지만, 이 분야는 상당히 새로운 것이기 때문에 연구의 부족은 일시적인 문제라고 생각한다.

다른 비음악치료사들은 죽어가는 사람들에게 음악을 어떻게 사용했는지에 대해 문헌에도 언급되어 있다. Brown(1992)은 그의 글에서 자신의 일을 말기 환자들에게 음악을 제공하여 건강을 돌보는 음유시인으로 묘사하고 있다. Brown은 "요법으로서의 음악에 대한 나의 직업적 정의는 변화를 가져오도록 관계를 키워가는 맥락에서 음악을 적용하는 것이다"(p.15)라고 말한다. 저자는 짤막한 사례를 통해 자신의 노래와 기타 연주가 클라이언트들에게 어떤 변화를 가져다주었는지를 보여준다. 그는 대화를 용이하게 하고 사람들이 자신을 표현하도록 격려하기 위한 수단으로 테이프를 듣는 것을 제안한다. 연주는 표현과 사회화의 수단으로 장려되고, 음악과 함께하는 심상은 이완을 증진하는데 사용되며, 노래만들기는 감정과 경험을 전달하는데 활용된다. 비록 그는 전문 음악치료사들의 고도로 전문화된 훈련을 인정하지만, 저자는 돌봄을 제공하는 모든 사람들이 환자와 클라이언트에게 음악을 사용하기를 권장한다.

Lochner와 Stevenson(1988)은 그들이 전문 교육을 받은 상담사의 역할로서 말기 환자에게 어떻게 음악을 사용했는지 설명한다. 저자들은 자신들이 음악치료사가 아니라는 것을 시인하면서도, 전문적으로 훈련된 음악치료사와 치료에서 음악을 사용하는 상담사 사이에 명확한 구별을 하지 않는다. 그들은 Lochner가 작곡한 음악의 사용과 그것이 치료에 어떻게 사용되는지를 설명한다. 기타 반주로 노래를 연주한 후, 음악은 종종 치료사와 클라이언트 사이의 의사소통을 시작하는 수단이 된다. 한 사례에서 음악은 암에 걸린 20세의 남자가 Lochner의 노래 "I Love You, My Friend"를 듣고 난 후, 죽음이 임박한 자신의 감정을 공유하기 시작할 수 있게 해주었다. 또 다른 예로, Lochner는 가족과의 헤어짐이 임박한 환자의 감정을 반영하여 노래를 작곡했다. 환자는 난소암에 걸린 40세 여성으로 언어치료 시간에 감정을 정리했지만 이를 가족에게 전달하고 싶었다. Lochner는 'Stay by My Side'라는 제목의 노래를 지어 환자의 허락을 받아 가족에게 불렀다. 가족들은 환자가 어떤 감정을 느꼈는지 알아차리고는 서로를 붙잡고 울었다. 그 음악은 가족 내부의 의식을 높이고 더 큰 화합을 형성할 수 있는 방법을 제공했다. 저자들은 상담사들이 말기 또는 비극적으로 아픈 사람들에게 추천된 음악 목록을 사용할 수 있을 것이라고 결론지었다.

음악치료사가 아닌 전문가들이 작업 중에 음악을 사용하는 경우가 많지만 음악치료사의 전문적인 교육과 단순히 음악을 활용하는 다른 전문가들의 교육을 구별하는 것은 중요하다. 2005년 American Music Therapy Association와 Certification Board for Music Therapists는 각 주 내에서 MT-BC의 인정을 받기 위해 State Operational Recognition Plan을 수립하였다. 그 결과 2016년까지 10개 주(CT, GA, NY, NV, ND, OK, OR, RI, UT, WI)에서 새로 도입된 법률로 12개 주를 지원하는 계획으로 주 인증을 획득한 법률을 통과시켰다(CBMT, 2016). 말기 환자와 같이 매우 연약한 사람들을 대상으로 일하기 위해서는 교육과 훈련이 필요하며, 역량을 입증하고 지속적인 교육을 받아야 한다. 훈련받지 않은 전문가에 의한 음악 제공이 해로울 위험이 있기 때문에, 자격을 갖춘 임상가에 의한 음악치료의 제공을 옹호하는 것이 중요하다. MT-BC는 대중을 보호하기 위한 수준의 훈련, 교육, 역량을 의미하는 유일한 음악치료 자격증이다. 음악치료를 옹호할 때, 이 책의 뒤에 이어지는 장에서 제공되는 정보 외에 다음과 같은 자원을 사용하는 것이 종종 도움이 된다.

1. CBMT가 발행하는 The Scope of Practice. 이 문서는 음악치료의 안전하고 능숙한 실행을 명확하게 설명하고 있으며, MT-BC로부터 무엇을 기대할 수 있는 지 설명한다.

2. CBMT 웹 페이지에서 이용할 수 있는 MT-BC 정보는 MT-BC 자격 증명에 관한 정보를 제공하고 인증 프로세스의 품질과 무결성에 대해 설명한다(CBMT, n.d).

3. AMTA의 Music Therapists' Standards of Practice. 이 문서는 "음악치료사와 그 고용인에게 양질의 임상적 중재를 제공할 수 있도록 돕기 위해 고안된 서비스의 품질을 측정하기 위한 규칙"으로 정의된다 (AMTA, n.d).

4. AMTA에 의한 Music Therapists' Code of Ethics은 음악치료사를 위한 전문적인 행동강령을 규정한다.

5. AMTA Professional Competencies은 "음악치료에서 학사 학위 또는 그에 상응하는 학위를 마친 음악치료사의 현재 초급수준 기술에 대한 정의를 제공한다"(AMTA, n. d.).

6. AMTA와 CBMT 모두 음악치료를 옹호하는 데 유용할 수 있는 정보를 웹 페이지에 업데이트한다. AMTA 웹 페이지는 www.musictherapy. org에서 접속할 수 있으며 CBMT 웹 페이지는 www.cbmt.org에서 접

속할 수 있다.

음악치료사들은 입원 시점부터 사망, 그리고 사별 주기에 이르기까지 환자와 가족에게 음악 기반의 서비스를 제공하는 유일한 위치에 있다. 또 음악치료사들은 자원봉사자, 성직자, 간호사, 사회복지사 등 비음악치료사들이 제공하는 음악을 조율할 수 있다. 환자에게 친숙한 방문이 필요할 수 있고, 피아노 연주로 환자를 즐겁게 해주러 오는 자원봉사자가 적절하게 수행할 수 있다. 또 다른 경우에는 침상에서 제공되는 신성한 의식 중에 성직자가 종교적인 음악을 연주하거나, 가정 의료 보조원이 환자를 위해 목욕하는 동안 녹음기를 실행할 수도 있다. 이것들은 모두 호스피스 환경에서 비음악치료사들이 제공할 수 있는 음악의 적절한 사용으로 보인다. 음악치료사는 이러한 상황에서 음악의 안전하고 적절한 사용을 보장하고 음악치료 의뢰의 타당성 여부를 평가하기 위한 자문 서비스를 제공할 수 있다. 또한 음악치료사는 자원봉사자들이 환자가 선호하는 음악을 활용하고 언제 음악치료사에게 의뢰해야 하는지 알 수 있도록 교육을 제공할 수 있다. 음악치료사의 조율에 따라 다양한 녹음 음악 라이브러리를 만들고 쌓아가는 것은 유용한 작업이 될 수 있다. 이 책에서는 호스피스 완화의료에서 음악치료사의 임상 돌봄 제공을 설명할 것이다. 또한 말기 환자의 임상 욕구와 음악치료사가 이 같은 욕구를 다루는 것에 대해서도 설명하고 개요를 기술할 것이다.

References

American Music Therapy Association (n.d.). Music therapists' standards of practice. Retrieved November 6, 2004, from http://musictherapy.org/.

American Music Therapy Association (n.d.). AMTA Professional Competencies. Retrieved November 6, 2004, from http://musictherapy.org/

American Music Therapy Association (2000). AMTA Member Sourcebook 2000. Silver Spring, MD: American Music Therapy Association.

American Music Therapy Association (2004). AMTA Member Sourcebook 2004. Silver Spring, MD: American Music Therapy Association.

Backer, B. A., Hannon, N. R., & Russell, N. A. (1994). Death and dying: Understanding and care, 2nd Ed. Albany, NY: Delmar Publishers.

Beresford, L. (1993). The hospice handbook. Boston: Little, Brown and Company.

Birnbaum, H. & Kidder, D. (1992). What does hospice cost? American Journal of Public Health, 74, 689-97.

Bloom, B. & Kissick, P. (1980). Home and hospital cost of terminal illness. Medical Care, 18(5), 560-64.

Bright, R. (1989). Developing skills and competencies in music therapy in palliative care and hospice care. In J. A. Martin (Ed.), The next step forward: Music therapy with the terminally ill (pp. 13-25). Bronx, NY: Calvary Hospital.

Brooks, G.A., Ling, L., Uno, H., Hassett, M.J., Landon, B.E., & Schrag, D. (2014). Acute hospital care is the chief driver of regional spending variation in Medicare patients with advanced cancer. Health Affairs, 33(10), 1793-1800.

Brown, J. (1992). When words fail, music speaks. The American Journal of Hospice and Palliative Care, March April, 13-17.

Centers for Disease Control (2016). Life expectancy. National Health Statistics. https://www.cdc.gov/nchs/fastats/life-expectancy.htm, retrieved 12/17/16.

Certification Board for Music Therapists (n.d.). MT-BC Information. Retrieved November 6, 2004, from http://cbmt.org/.

Certification Board for Music Therapists (2016). State Licensure. Retrieved December 16, 2016, from http://cbmt.org/.

Chaban, M. C. (2000). The life work of Dr. Elisabeth Kubler-Ross and its impact on the death awareness movement. Lewiston, NY: The Edwin Mellen Press.

Cherlin, E.J., Brewster, A.L., Curry, L.A., Canavan, M.E., Hurzeler, R. & Bradley, E.H.

(2016). Interventions for reducing hospital readmission rates: The role of hospice and palliative care. American Journal of Palliative Care, 2016 July 21 e-publish.

Cohen, K. P. (1979). Hospice: Prescription for terminal care. London: Aspen Systems Corporation.

Corless, I. B. (1983). The hospice movement in North America. In C. A. Corr & D.M. Corr (Eds.), Hospice care: Principles and practice (pp. 335-352). New York: Springer Publishing Company.

Cummings, M. (1985). Current status of hospice financing. In P. R. Torrens (Ed.), Hospice programs and public policy (pp. 137-174). New York: American Hospital Publishing, Inc.

Davidson, G. (1978). The hospice development and administration. Washington, D.C.: Hemisphere Publishing Company.

DuBois, P. M. (1980). The hospice way of death. New York: Human Sciences Press.

Hayslip, B. & Leon, J. (1992). Hospice care. London: Sage Publications.

Hilliard, R.E. (2004). Hospice administrator's knowledge of music therapy: A comparative analysis of surveys. Music Therapy Perspectives, 22(2), 104-108.

Institute of Medicine (2014). Dying in America. Institute of Medicine of the National Academies.

Kastenbaum, R.J. (2004). Death, society, and human experience, 8th Edition, Boston: Alyn & Bacon Press.

Kelley, A.S., Deb, P, Du, Q., Aldridge-Carlson, M.D., Morrison, R.S. (2013). Hospice enrollment saves money for Medicare and improves care quality amongst a number of different lengths of stay. Health Affairs, 32(3), 552-61.

Klein, M.C. (2014). How Americans die. Bloomberg View, April 17, 2014.

Koff, T. H. (1980). Hospice: A caring community. Cambridge, MA: Winthrop Publishers.

Kubler-Ross, E. (1969). On death and dying. New York: MacMillan Publishing Company.

Kubler-Ross, E. (1974). Questions and answers on death and dying. New York: MacMillan Publishing Company.

Lack, S.A. (1978). New Haven (1974) - Characteristics of a hospice program of care. In G. W. Davidson (Ed.), The hospice development and administration (pp. 41-52).

Washington, D.C.: Hemisphere Publishing.

Last Acts Task Force (1998). National policy statements on end-of-life care: Precepts of palliative care. Journal of Palliative Medicine, 1(2), 109-112.

Lochner, S. W. & Stevenson, R. G. (1988). Music as a bridge to wholeness. Death Studies, 12, 173-180.

Manning, M. (1984). The hospice alternative: Living with dying. London: Souvenir Press.

Mentzer, D.M. & Zagrabbe, K. (2007). On how increasing the number of new cancer therapies further delay referral to hospice: The increasing palliative care imperative. American Journal of Hospice and Palliative Medicine, 24, 126-130.

Munley, A. (1983). The hospice alternative: A new context for death and dying. New York: Basic Books.

National Consensus Project for Quality Palliative Care. (2004). Clinical practice guidelines for quality palliative care. Brooklyn, NY: Author.

National Hospice and Palliative Care Organization. (n.d.). Hospice research and statistics. Retrieved November 1, 2004, from http://www.nhpco.org.

National Hospice Organization. (1994). Standards of a hospice program of care. The Hospice Journal, 9(4), 39-74.

National Hospice and Palliative Care Organization. (2015). NHPCO's Facts and Figures: Hospice Care in America, 2015 Edition. National Hospice and Palliative Care Organization.

Neigh, J. E. (2004). Expenditures and new trends could change Medicare hospice benefit. Caring, October, 41-45.

O'Callaghan, C. C. (1989). Isolation in an isolated spot: Music therapy in palliative care in Australia. In J. A. Martin (Ed), The next step forward: Music therapy with the terminally Ill (pp. 17-27). Bronx, NY: Calvary Hospital.

Pyenson, B., Connor, S., Fitch, K., Kinzbrunner, M. B. (2004). Medicare cost in matched hospice and non-hospice cohorts. Journal of Pain and Symptom Management, 28(3), 200-210.

Saunders, C. (1977). Dying they live: St. Christopher's hospice. In H. Feifel (Ed.), New Meanings of Death (pp. 153-180). New York: McGraw-Hill Book Company.

Schroeder-Sheker, T. (1992). Musical-sacramental-midwifery: The use of music in death and dying. In D. Campbell (Ed.), Music and Miracles (pp. 18-36). Wheaton,

IL: The Theosophical Publishing House.

Schroeder-Sheker, T. (1993). Music for the dying: A personal account of the new field of music thanatology-history, theories, and clinical narratives. Advances, The Journal of Mind-Body Health, 9(1), 36-48.

Schroeder-Sheker, T. (1994). Music for the dying: A personal account of the new field of music thanatology-history, theories, and clinical narratives. Journal of Holistic Nursing, 12(1), 83-99.

Sendor, V. F. (1997). Hospice and palliative care: Questions and answers. London: The Scarecrow Press, Inc.

Seplowin, V. M. & Seravalli, E. (1983). The hospice: Its changes through time. In A. Kutscher, S. Klagsbrun, R. Torpie, R. DeBellis, M. Hale & M. Tallmer (Eds), Hospice USA (pp. 3-9). New York: Columbia University Press.

Siebold, C. (1992). The hospice movement: Easing death's pains. New York: Twayne Publishers.

Stoddard, S. (1992). The hospice movement: A better way of caring for the dying. New York: Random House, Inc.

Torrens, P.R. (1985). Development of special care programs for the dying: A brief history. In P. R. Torrens (Ed.), Hospice programs and public policy (pp. 3-30). New York: American Hospital Publishing, Inc.

Wang, S., Hall, J., Pollack, C.E., Adelson, K., Davidoff, A.J., Long, J.B., & Gross, C.P. (2016). Associations between end-of-life cancer care patterns and Medicare expenditures. Journal of the National Comprehensive Cancer Network, 14, 1001-1008.

Walter, N. (1979). Hospice pilot project report. Hayward, CA: Kaiser Permanente Medical Center.

Wilson, D. C., Ajemian, I., & Mount, B.M. (1978). Montreal (1975) - The Royal Victoria Hospital Palliative Care Service. In G. W. Davidson (Ed.), The hospice development and administration (pp.3-20). Washington, D.C.: Hemisphere Publishing.

Zuckerman, R.B., Stearns, S.C., & Sheingold, S.H. (2016). Hospice use, hospitalization, and Medicare spending at the end of life. The Journals of Geronotology Series B: Psychological Sciences and Social Sciences. 71 (3), 569-580.

CHAPTER 2

,

말기 환자와 가족들의 임상 욕구

다학제간 호스피스 팀은 환자들의 다면적인 요구를 충족시키기 위해 노력한다. 호스피스 환경에서는 다양한 진단이 존재하기 때문에 환자들에게도 서로 다른 임상적 욕구가 있다. 그러나 삶의 마지막을 맞이하는 환자와 그 가족에게는 몇 가지 공통점이 있다. 일반적으로는 환자를 환자-가족 단위로 간주한다. 이 경우 환자의 관점으로 가족을 정의한다. 어떤 환자들은 생물학적 가족과 전적으로 연결되어 있는 반면, 다른 환자들은 가까운 친구나 교회 사람들을 그들의 가족으로 여기기도 한다. 따라서 호스피스 팀은 호스피스 환자를 치료하는 것 외에도 환자가 가족으로 정의하는 모든 사람에게 서비스를 제공해야한다.

죽어가는 사람들의 욕구는 심리적, 신체적, 영적, 사회적, 감정적, 문화적, 법률적, 의료적 등 여러 영역에 걸쳐 있다(National Consensus Project for Quality Palliative Care, 2004). 사람들은 그들만의 방식과 시간으로 태어난 독특한 개인들이다. 각각의 삶은 다양한 생활양식, 직업과 가족의 선택, 도덕과 가치관, 그리고 정치적이고 영적인 믿음들을 가지고 개별적으로 살아온 것이다. 출생과 삶이 모두 고유한 것처럼 죽음 역시 개인적인 경험이다. 어떤 사람들에게는 죽음의 과정이 빠르게 진행되고, 다른 사람들에게는 길게 이어진다. 다양한 수준의 고통과 불편함을 경험할 수도 있고 고통이나 불편함이 거의 또는 전혀 없을 수도 있다. 비록 삶을 마감하는 사람들이 직면하는 공통의 욕구가 있지만, 각 사람은 개별적으로 사정되어야 하고, 자신만의 욕구를 위해 특별히 고안된 중재로 다루어져야 한다.

호스피스 완화의료 서비스는 질병의 말기 전반에 걸쳐 제공되지만, 마지막 단계를 이해하는 것은 중요하다. 환자 및/또는 가족은 사망이 임박했음을 나타내는 징후와 증상에 관해 교육을 받을 수 있다. American Hospice and Palliative Care Journal(1992)에 따르면, 의료 전문가들이 임박한 사망의 징후와 증상 10가지를 발견했다. 표 1은 임박한 죽음에 대한 이러한 지표의 요약을 제공한다. 징후와 증상은 다음과 같다.

음식 및 액체의 감소. 보통 삶의 마지막 단계에서 신체의 자연적인 정지가 시작되면서 액체와 음식을 거부하기 시작한다. 수하반사가 느려지고 이로 인해 질식 위험이 발생할 수 있다. 글리세린 면봉, 아이스캔디, 얼린 주스, 얼음 조각 등으로 입과 입술에 편안함을 줄 수 있다.

사회화 감소. 때때로 인생의 마지막 단계를 혼자 또는 한두 명의 사람과 함께 하기를 원한다. 이것이 정상적인 과정이라는 것을 안심시켜 주는 것이 이 시기의 환자와 가족들에게 도움이 될 수 있다.

수면. 수면의 증가는 일반적이며, 의식의 변화가 일어날 수 있다. 삶의 마지막 단계에 있는 사람들은 의사소통이 되지 않거나 반응이 없을 수 있다. 함께 있어 주는 것으로 위안이 될 수 있으며, 반응이 없을 수도 있으나, 청력은 주로 가장 마지막에 상실되는 감각이므로 평소대로 말을 해주는 것이 중요하다.

동요. 죽어가는 사람은 반복적인 움직임(즉, 옷이나 침대보를 잡아당기는 것)을 하면서 안절부절 못할 수도 있다. 이러한 행동들은 신진대사의 변화와 뇌로 향하는 순환의 감소 때문이다. 진정시키기 위해 손을 잡거나 얼굴을 부드럽게 만진다.

혼란. 시간, 장소, 사람과 관련하여 혼란스러워할 수 있다. 간병인은 차분하고 부드럽게 이야기를 건네서 현실 지향성을 제공할 수 있다.

소변 감소. 액체 섭취 감소와 신장 순환 감소로 인해 소변이 감소하고 황갈색이 될 수 있다. 이것을 농축뇨라고 한다. 이 같은 상태를 완화하기 위해 호스피스 간호사가 카테터를 삽입할 수 있다.

요실금. 근육이 이완됨에 따라 소변/대변을 조절하지 못할 수 있다. 침대에 보호시트를 깔아 두거나 요실금 방지복 착용 등의 예방조치를 취한다.

호흡패턴의 변화. 호흡이 얕아지고 느려지거나, 힘들어 할 수도 있다. 호흡을 한 뒤 몇 초 동안 숨을 쉬지 않으면 체인스토크스 호흡이 발생할 수 있다. 환자는 헐떡이는 것처럼 빠르고 얕은 호흡을 경험할 수도 있다. 이러한 호흡의 변화는 장기 순환의 감소 때문이다. 순환을 돕기 위해, 환자의 머리를 높게 두고 안심시킨다.

울혈. 그렁 거리는 소리가 매우 크게 날 수 있으며, 가족들이 괴로워 할 수 있다. 환자의 죽음이 다가옴에 따라 폐가 액체로 가득차기 시작할 수도 있다. 흡인이 고통을 유발할 수 있기 때문에 간호사들이 하지 않는 경우도 있다. 환자의 위치를 바꿔주는 것이 도움이 될 수 있다.

색 변화. 혈액순환의 감소로 인해 사지가 뜨겁거나 차가워지거나 혹은 색이 변할 수 있다. 변색은 몸의 아래쪽에서도 발생할 수 있다. 의료진은 가족들에게 이것이 정상적인 단계라고 안심시켜 주도록 한다(American Journal of

Hospice and Palliative Care, 1992).

또한 삶의 마지막 단계에서, 죽어가는 사람은 '떠나기 위한 허락'이 필요할 수 있다. 죽어가는 사람은 큰 고통 속에서도 생명을 유지하려고 애쓰고 있는 것일 수도 있다. 가족들은 비록 그를 그리워하겠지만 그래도 괜찮아 질 것이라고 안심시킴으로써 떠나는 것을 허락해 줄 수 있다. 작별인사를 할 수 있게 되면 환자와 가족 모두에게 종결감을 줄 수 있다. 사람들은 각자 고유의 방법으로 작별을 한다. 환자와 침대에 누워 손을 잡고, 노래하고, 말하고, 기도하고, 명상을 하거나, 아니면 그냥 조용히 앉아 있을 수도 있다. 이 과정에서 사람들이 드러내놓고 우는 것은 흔한 일이며, 이 기간 동안 흘리는 눈물은 지극히 정상이다(American Journal of Hospice and Palliative Care, 1992).

지표	위안이 될 만한 중재
음식 및 액체의 감소	간호사들이 글리세린 면봉, 아이스캔디 또는 얼음 조각을 추천할 수 있음
사회화 감소	가족들을 안심시키기
수면과 의식의 변화	함께 있어주기: 환자가 여전히 들을 수 있다고 가정하고 직접적이고 분명하게 말해주기
동요	손을 잡아주거나 얼굴을 부드럽게 만져주기
혼란	차분하고 부드럽게 이야기를 건네어 현실 지향성 주기
소변 감소; 요실금	간호사들이 카테터를 삽입하거나 보호복을 제안할 수 있음
호흡 패턴의 변화	환자의 머리 높이기: 안심시키기
울혈	환자 위치 바꿔주기
색 변화	정상적인 과정이라고 가족들 안심시키기

삶의 마지막에 만연할 수 있는 증상 외에도 말기에 직면한 사람에게는 4개의 주요한 특성이 있다. Corr(1992)의 죽음과 임종에 관한 과업 기반 접근에 따르면 이러한 특성에는 신체적, 심리적, 사회적, 영적 특성들이 포함된다. Corr은 죽어가는 사람들을 위한 주요 과업영역으로 다음을 제안했다.

1. 다른 가치와 일관된 방법으로 신체의 욕구를 충족시키고 신체적 고통을 최소화 한다.
2. 생활 속에서 심리적 안정, 자율성, 풍요로움을 극대화한다.
3. 당사자에게 중요한 대인관계를 유지 및 강화하며 죽음의 사회적 함의를 해소한다.
4. 영적 에너지의 원천을 확인, 개발 또는 재확인하고 이를 통해 희망을 갖게 한다(1992, p.85).

이러한 견해에 근거하여, 호스피스 종사자는 돌봄 제공에 있어 총체적 접근을 해야 함이 명백하다. 말기 질병은 여러 특성에 복합적으로 영향을 미치기 때문에 가족 시스템 전체가 이러한 변화로 인해 어려움을 겪게 된다. 다학제간 접근에서 호스피스 팀은 삶의 마지막에 전인적 돌봄을 제공함으로써 환자와 가족 모두의 삶의 질을 높이기 위해 노력한다.

"좋은 죽음"에 대한 욕구

,

사람들이 "좋은 죽음"이라고 여기는 것에는 몇 가지 공통점이 있을 수 있지만, 그것은 매우 개별화 되어 있으며 여러 다른 관점을 취할 수 있는 개념이다. Weisman(1988)은 적절한 죽음이라는 용어를 소개하며, 이를 사람들에게 진정으로 선택권이 있다면 스스로 선택할 죽음이라고 정의했다. 그는 적절한 죽음을 "무엇이 삶을 중요하고 가치 있게 만들었는지에 대한 흔적을 간직하고 있을 뿐만 아니라, 고통을 최소화하고 다루기 힘든 증상이 거의 없도록 하면서 개인적 의의와 자부심을 갖고 살다가 가능한 최선의 방법으로 죽는 것"이라고 설명했다(p.67). Kastenbaum(2004)에 따르면, 좋은 죽음은 본래 좋은 삶과 관련이 있는데, 삶과 죽음은 항상 동반되기 때문이다. 이런 관점에서 볼 때, 한 사람이 살았던 삶의 유형은 경험하게 될 죽음의 유형으로 자연히 이어질 것이라고 가정할 수 있다. 또한 자신의 삶을 받아들일 수 있고 자신의 경험에 만족하는 사람들은 이 패러다임 안에서 '좋은 죽음'을 맞이할 가능성이 더 높다.

무엇이 좋은 죽음을 구성하는지를 정의하기 위해 연구자들은 간호사, 사회복지사, 의사, 호스피스 자원봉사자, 환자, 유가족들을 대상으로 심층 인터뷰와 그룹 토론을 실시했다. 연구에 참여한 총 참가자는 75명이었다. 토론과 인터뷰는 궁극적으로 좋은 죽음에 관한 6가지 일반적인 주제로 이어졌다. 이 주제들은 죽음에 대한 준비, 명확한 의사 결정, 통증과 증상 관리, 타인을 향한 기여, 완성, 전인적인 긍정이었다. 6가지 주제는 사회적, 영적, 의학 및 심리학적 요소를 반영한다(Steinhauser, Clipp, McNeilly,

Christakis, McIntyre, & Tulsky, 2000). 또한 Weisman(1988)은 좋은 죽음에 대한 근본적인 징후는 인식, 수용, 적절성, 적시성이라고 말했다.

호스피스 전문가들은 좋은 죽음으로 이끌 수 있도록 통제, 돌봄, 평정, 의사소통, 명확성, 연속성, 종결 등의 기준을 강화해야 하는 사명을 맡고 있다. 매력적인 개념이긴 하지만 호스피스 종사자들 및 다른 사람들은 반대의 상황을 목격하게 된다. 죽음이 항상 평화롭고 고요하며 은혜로 가득 찬 것은 아니기 때문이다. 호스피스 종사자들은 분명히 이런 환경을 만들기 위해 노력하지만, 인간의 상태는 통제하기 어려운 많은 변수들로 복잡하다.

환자와 가족들이 좋은 죽음을 어떻게 보는지 판단하기 위해서는 임박한 죽음에 대한 공개적인 의사소통이 이루어져야 한다. 이러한 유형의 의사소통은 호스피스 돌봄에서 필수적인 요소 중 하나이다(Berresford, 1993). 의료 전문가들이 죽음과 임종에 대해 환자와 가족들에게 말하기 시작하도록 한 가장 최초의 프레임워크 중 하나는 Elisabeth Kubler‐Ross (1974)가 그녀의 책 Questions and Answers on Death and Dying에서 제공한 것이다. 어떤 사람들에게는 자신의 임박한 죽음에 대해 이야기하는 것이 매우 어려운 일이다. 호스피스 종사자들이 이 같은 사람들과 대화를 시작할 때, 조심스럽고 방어적인 환자를 만날 수 있다. 임박한 죽음에 대한 부정은 환자 및/또는 그 가족 내에서 강하게 나타날 수 있다. 죽음의 불안도 만연할 수 있다. 일부 환자들에게 부정은 건강한 대처 기술이 될 수 있다. 하지만 다른 사람들에게는 사전의료지시서나 의료 절차에 관한 결정이 필요할 때 문제를 일으킬 수 있다. 그러나 다른 환자들은 임박한 죽음에 대해 깊이 생각해 보았고, 질문을 받으면 자신의 생각과 욕망에 대해 터놓고 이야기한다. 이러한 환자들에게 "호스피스 돌봄에 대한 당신의 목표는 무엇입니까?"라고 단순히 묻는 것만으로도, 예컨대, 집에서 사랑하는 가족들에게 둘러싸여 평화롭게 떠나고 싶으며, 장례와 추도식에 대한 계획이 있다는 것을 표현하는 계기가 될 수도 있다. 다시 말해, 반응은 유일하며 개인적이지만, 환자, 가족, 의료진들 사이에서 감정 표현과 의사소통의 기회를 제공하기 위해 죽음과 임종의 문제에 대한 논의를 시작할 필요가 있다. 이 대화를 통해 환자는 말기 돌봄에 관한 결정을 내리고 사전의료지시서를 제공할 수 있다.

좋은 죽음 혹은 적절한 죽음의 개념을 죽어가는 사람들의 사회적 기대를 통제하거나 지배하는 형태로 볼 수도 있다. 좋은 죽음이라는 개념을 수용하면 사회적으로 승인되고 기대되는 선택과 행동을 하도록 사회적 통제가 발생할 우려가 있다. 좋은 죽음이라는 개념으로 인해 죽어가는 사람의 선택을 구속하는 일이 발생할 수 있다(Hart, Sainsbury, & Short, 1998). 죽어가는 사람들을 사회적 통제와 선택의 제한으로부터 보호하기 위해서는 호스피스 종사자들이 자신의 개념적인 해석을 사용하기 보다는 환자들이 어떻게 좋은 죽음을 정의하는지를 존중하는 것이 중요하다. 에이즈에 걸린 환자들을 대상으로 한 질적 연구에서, 연구자들은 좋은 죽음과 나쁜 죽음을 결정하는 12개의 영역을 확인했다. 이러한 영역에는 삶의 질, 함께 있는 사람들, 영적인 문제, 증상, 임종 과정, 해결의식, 치료에 대한 환자의 통제, 의료적 돌봄의 측면, 사망 장면, 의사 원조 자살, 장소, 죽음의 수용이 포함되었다(Pierson, Curtis, & Patrick, 2002). 일부 연구자들은 좋은 죽음을 측정하기 위해 신뢰할 수 있고 유효한 도구를 만들었지만(Schwartz, Mazor, Rogers, Ma, & Reed, 2003), 다른 이들은 죽음은 매우 개인적이고 독특한 경험이기 때문에 좋은 죽음이나 적절한 죽음을 정의하는 것은 거의 불가능할 수도 있다고 주장한다. 게다가, 일부 연구자들은 '좋은 죽음(good death)'이라는 용어의 사용은 사망 과정의 복잡성을 제한하며, 더 적절한 용어는 '만족스러운 죽음(good enough death)'일 수 있다고 결론지었다(Masson, 2002; Walters, 2004).

예견된 슬픔

,

예견된 슬픔이라는 용어는 실제 죽음이 발생하기 전에 경험하는 슬픔의 반응을 설명하기 위해 사용되어 왔다. Lindemann(1944)은 전쟁으로 떠난 사랑하는 사람의 잠재적 죽음에 대한 예상으로 가족과 배우자들이 어떻게 슬픔의 단계를 겪었는지를 논의했다. 이러한 반응에는 사망에 대한 과도한 집착, 우울증, 사망 이후의 순응 등이 포함되었다. 또한 Costello와 Hargreaves(1998)는 말기암 진단을 받은 사람들과 가족들이 겪게 되는 예견된 슬픔에 대해 설명했다.

삶의 마지막을 마주하는 사람의 경험 외에도 예견된 슬픔은 가족들에게 임박한 죽음을 준비하고 죽음 이후에 필요한 조정을 시작할 수 있게 해준다. Rando(1986)는 가족들이 환자를 붙잡고 싶고, 놓아 보내주고 싶고, 또 가까이 두고 싶어 하는 상반된 요구들의 균형을 맞추기 위해 애쓰는 예견된 슬픔의 복잡성을 설명했다. 그것은 애도, 대처, 사회적 상호작용, 심리사회적 재편 등을 아우르는 과정이다.

예견된 슬픔은 말기 돌봄에서 널리 인정되는 현상이다. 호스피스에서는 환자와 가족의 예견된 슬픔을 일상적인 돌봄의 문제로 인정한다. 사실 예견된 슬픔은 주로 환자의 다학제간 호스피스 돌봄 계획에서 확인된 중재에 초점을 맞춘다. 삶의 마지막을 맞이하는 사람들의 죽어가는 과정과 욕구가 유일하듯이, 그들의 예견된 슬픔 반응도 마찬가지로 유일하다. 그러나 예견된 슬픔을 경험하는 사람들 사이에는 공통된 주제가 있다. 이러한 반응들은 슬픔, 왜라는 물음, 두려움, 불안, 협상, 분노, 부정 그리고 종결의 필요성을 해결하는 것을 포함한다. 호스피스 종사자는 들어 주고, 정확한 정보를 제공하며, 환자와의 지속적인 상호작용과 커뮤니케이션을 촉진하고 지지함으로써 Parkes(1986)가 언급한 예상 지도를 제공한다. 환자와 가족에게는 공감을 제공하는 것이 다른 무엇보다도 중요하다. 따라서 호스피스 팀은 공감적 듣기와 의사소통을 촉진하기 위해 협력한다(Costello & Hargreaves, 1998).

비록 말기 돌봄에서 예견된 슬픔의 개념을 수용하긴 했지만, 이 용어가 죽음을 준비하는 사람들의 심리적, 신체적, 정서적, 사회적, 영적 반응을 정확하게 반영하는지 여부에 대해서는 논란이 있어왔다(Fulton, Madden, & Mminichiello, 1996; Rando, 1988; Siegel & Weinstein, 1983). 이 용어는 원래 의학 모델 내에서 설명되고 관찰되었기 때문에 초점이 너무 좁다는 비판을 받아왔으며, 사람이 죽기 전에 어떻게 반응해야 하는지를 규정하는 잠재적 위험을 가지고 있다(Fulton, Madden, & Minichiello, 1996). Rando(1988)는 죽음 전의 정서적 반응을 묘사하는 데 있어서 예견된 슬픔이 잘못된 표현일 수도 있다는 것을 인정했다. 대신 그는 죽음 전에 정서 소모적인 현상이 일어난다고 말한다. 이러한 관점 안에서, 삶의 마지막을 맞이하는 사람들은 그들의 경험에 대한 독특하고 다양한 감정적 반응을 가지고 있다. 따라서 호스피스 종사자들은 공감적 듣기와 타당화(validation)를 제공하는 것 외에 가족들 사이의 의사소통을 촉진함으로써 이러한 욕구에 대응할 수 있다.

의사소통

,

환자와 가족들은 다양한 의사소통 문제에 직면할 수 있다. 생리학적 관점에서 보면 의사소통과 관련된 질병 문제들이 있다. 근위축성측색경화증(ALS, 루게릭병), 다발성 경화증, 헌팅턴 무도병 및 기타 신경 질환은 종종 말기의 말하기에 영향을 미친다. 외상성 뇌손상과 뇌혈관 사고(CVA) 또는 뇌졸중은 실어증과 다른 의사소통 문제를 일으킬 수 있다. 치매에 걸린 사람들은 병의 진행으로 의사소통에 어려움을 겪는 경우가 많다.

삶의 마지막에 있는 치매 환자들은 의사소통의 가능 상태 4가지 즉, 경계 및 언어(일관적 또는 비일관적), 무의미한 언어, 경계 및 비언어 또는 무반응 중 하나에 해당할 수 있다(Thompson, 2002). 간병인과 가족들이 환자를 있는 그대로 만나고 환자를 강하게 바로 잡기위해 맞서는 일이 없도록 하는 것이 중요하다. 환자들은 자신이 거주하는 요양원이 실제로는 고급 호텔이라고 확신한다면 그렇지 않다고 설득하려 해도 소용이 없을 것이다. 현실 지향은 환자의 이름을 사용하여 부드럽게 제공할 수 있으며, 환자에게 모든 것이 괜찮다고 안심시키고 차분한 목소리로 말할 수 있다. 화가 나거나 요구가 많은 환자를 바로 잡는 것은 어려울 수 있지만, 숙련된 간병인들은 환자의 세계에 들어가는 것이 그 환자를 진정시키는 데 도움이 된다는 것을 종종 발견한다. 치매 환자의 가장 일반적인 요구 중 하나는 현재 자기 집에 있음에도 집으로 데려가 달라고 하는 요청이다. 이에 대한 대답은 "당신의 집에 대해 말해 주세요"가 될 수 있다. 이는 저장된 기억을 끌어내어 환자를 좀 더 차분한 정신 상태로 이끌 수 있다. 치매에 걸린 사람들이 비언어적이 되면, 주로 정동(情動)이나 바디랭귀지의 변화를 통해 감정적으로 자신을 표현한다. 타당화요법(Validation Therapy)은 치매 환자의 정서적 상태와 생활 경험을 타당화 하고, 감정을 타당화하기 위해 부드러운 기법을 활용하며, 환자들의 눈을 통해 그들의 세계로 들어가며, 차분한 중재를 통해 위안을 제공한다(Feil, 2012).

Joyce Simard(2013)의 Namaste Care 프로그램은 치매에 걸린 사람들을 위한 창의적인 복합형식의 돌봄을 제공하며 영적, 정서적, 인간적인 차원의 커뮤니케이션을 개선한다. Simard는 "Namaste Care 철학은 치매에 걸린 거주자들의 정신이 계속 살아간다는 믿음을 뒷받침한다. 우리는 거주자들의 눈빛, 그들의 미소, 그리고 애정 어린 손길에 대한 그들의 반응을 본다. 이것이 바로 질병에도 의연한 정신이며, 병을 넘어서는 정신이다. 그 사람의 본질이다"(Simard, 2013, p. 23)라고 기록했다. Namaste 호스피스 돌봄은 호스피스 팀이 가족에게 "치매 전에 사랑했던 사람이 누구였나요?"라고 묻는 것 같은 라이프스타일 평가를 기반으로 한다. 그들은 소리, 맛, 촉각, 분위기, 환경, 선호하는 활동과 경험에 관한 환자의 호불호 정보를 수

집한다. 이 정보를 사용하여 각 환자에게 사랑의 손길을 주고, 차분한 분위기를 조성하며, 그 안에 있는 영혼을 어루만지고 미소를 지을 수 있는 고유한 맞춤형 돌봄 제공 계획을 수립한다. 음악은 이 돌봄의 중요한 구성요소로서, 모든 간병인에게 돌봄과 연결을 위한 환자 중심의 음악을 제공하면서 잔잔한 음악을 사용하도록 권고한다(Simard, 2013). 환자가 일관성 없는 말을 하면 간병인들은 주로 말 속에서 표현되는 감정을 타당화한다. 예를 들어 환자가 슬픔을 표현하고는 있지만 의미가 성립되지는 않는 경우 간병인은 환자의 손을 잡고 "오늘은 당신이 슬퍼하는 것으로 들려요. 정말 유감이에요."라고 말하며 타당화 해줄 수 있다. 말이 안 되는 말로 환자가 표현한 어떠한 감정에도 똑같이 할 수 있다. 음악치료는 치매환자에게 편안함과 바로잡기, 부드러운 현실 지향성을 제공하는 유용한 도구가 될 수 있으며, 이에 대해서는 뒤에 자세히 논의될 것이다.

의사소통과 관련된 신체적 문제 외에도, 말기 질병의 과정 동안 가족체계가 의사소통 장애에 직면할 수 있다. 부정, 분노, 두려움, 죄책감, 슬픔, 불안과 같은 감정의 문제들이 의사소통 문제의 원인이 될 수 있다. 의사소통에 문제가 있는 가정은 가족이 죽어가는 과정에서도 의사소통이 잘 되지 않는 경우가 많다. 어떤 사람들에게는 생각과 감정을 공유하는 것이 매우 어려울 수 있지만, 말기 환자의 가족 구성원들은 환자에 대한 돌봄을 안정적으로 하기 위해 서로 의사소통할 수 있어야 한다. 환자와 가족은 가정 돌봄과 병원 또는 요양원 사이에서 어떤 선택을 할지, 간병 일정 및 "소생금지"와 같은 사전의료지시서와 관련된 문제에 대해 의사소통해야 할 것이다. 환자는 죽어가는 경험과 장례 준비에 대한 소망을 표현할 필요가 있을 수 있다. 더 깊은 차원에서, 환자와 가족들은 서로에 대한 자신들의 감정을 전달해야 할 필요가 있다. 어떤 사람들에게는 환자와 가족들이 용서를 구하고 받을 수도 있고, 다른 형태의 화해가 일어날 수도 있다. 다른 사람들에게는 감사와 사랑의 표현이 만들어질 수 있다. 또 다른 사람들은 예견된 슬픔의 감정을 서로 공개적으로 표현할 필요가 있을 것이다.

호스피스 팀의 상담자는 가족체계의 의사소통 스타일에 대한 검사를 포함하여 철저한 심리사회적 평가를 수행한다. 대부분 가족의 의사소통 스타일은 아무리 순응적이든 비순응적이든 간에 말기 질환의 과정 내내 일관성을 유지한다. 따라서 호스피스 전문가는 가족의 의사소통 유형 안에서 일하게 된다. 음악치료는 환자와 가족들이 노래 만들기, 노래 패러디 또는 다른 라이브 음악 체험에 참여할 수 있기 때문에 의사소통을 위한 유용한 도구가 될 수 있다.

통증관리

,

호스피스 돌봄의 주요 목표 중 하나는 통증 및 증상 관리를 제공하는 것이다. 통증 및 증상 관리가 좋은 죽음 또는 적절한 죽음의 핵심 요소들이기 때문이다. 호스피스 돌봄에서의 통증은 당사자가 정의하며, 호스피스 종사자는 방문할 때마다 환자의 통증을 평가한다. 환자를 방문하는 전문가와 자원봉사자는 환자의 통증 경험을 평가하고 필요한 경우 향후 중재를 위해 간호사에게 보고한다. 간호사들은 환자가 설명한 통증의 근원과 심각성, 유형을 확인하고 질병이 진행됨에 따라 환자의 통증 인식이 바뀔 수 있다는 것을 이해한다. 다른 평가 영역에는 강도, 위치, 악화 및 완화 요인, 특성, 시기, 방출 및 고통의 의미 등이 포함된다(Perron, 2001).

어떤 사람들은 극심한 통증을 경험하는 반면, 질병 과정 내내 거의 또는 전혀 통증을 경험하지 않는 사람들도 있다(Backer, Hannon, & Russell, 1994). 신체적 통증은 심신을 상당히 쇠약하게 할 수 있다. 암 진단을 받은 사람은 암이 진행되면서 통증이 커지는 경우가 많다. 호스피스 환자를 대상으로 한 국가적 연구에서 말기 암 환자의 20%가 생애 마지막 주에 지속적이고 심한 통증을 경험했다는 사실이 밝혀졌다. 또한 호스피스 환경에서 마약성 진통제를 필요로 하는 환자의 수는 사망 4주 전 42%에서 마지막 2일 전에는 88%로 증가했다(Goldberg, Mor, Wiemann, Greer, & Hiris, 1986). 모든 암 환자 중 통증은 대상자의 20−50%로 보고되며(Fischer, 2010), 진행암 환자의 거의 80%가 중간에서 극심한 정도의 통증을 가지고 있다고 보고되었다(Bruera, 2003). 메타 분석 결과 52개 연구에서 환자의 절반 이상이 통증을 경험한 것으로 나타났다(Shhaheen, 2010). 젊은 환자는 나이 많은 환자보다 급성 통증 증상을 더 많이 경험한다(Green, 2010). 관절염이 있는 사람이나 침상에서만 지내거나 보행이 불가한 사람들 또한 신체적 고통을 경험할 수 있다.

신체적 통증의 종류는 급성, 만성, 돌발, 경련성 통증으로 분류할 수 있다. 통증은 부상(급성 통증), 암의 진행(만성 및/또는 돌발 통증) 또는 비악성 질환(만성, 비악성 통증)의 결과일 수 있다. 통증은 복잡한 현상이기 때문에 통증의 종류가 혼합되어 있을 수 있고, 어떤 종류의 통증을 경험하고 있는지 판단하기 어려울 수 있다. 급성 통증의 특징은 활력 징후의 증가, 고통에 대한 언어적, 행동적 표현, 그리고 불편함을 완화시키기 위한 적극적인 노력으로 나타난다. 급성 통증은 종종 단기적이며 진행 중인 질병이나 부상과 관련이 있다. 급성 통증은 부상이 치유되면서 완화되는 반면 만성 통증은 부상이 치유된 이후에도 지속된다. 만성 통증은 주로 진행 중인 병환이나 질병의 진행과 관련이 있다. 신체는 만성 통증의 존재에 적응하고 활력 징후는 더 이상 상승하지 않아 통증의 표현이 억제되거나 정동둔마(flat affect)로 이어진다. 돌발 통증은 짧은 기간 동안 극심한 고통의 증가를 의미하며, 암에 걸린 사람들의 65%에서 보고되었다. 경련성 통증은 짧은 기간 동안 극심한 고통을 증가시킨 식별 가능한 활동(즉, 드레싱 교환)이 있었을 때 발생한다(Burger, 2001).

통증의 사정은 정신이 온전하며 자신의 통증을 평가할 수 있는 개인이 주로 Likert 척도를 사용하는데, '1'은 통증 없음, '10'은 가장 극심한 통증을 의미한다. 숫자, 얼굴(예: 찡그림이나 미소)과 형용사(예: 보통 또는 참을 수 없음)가 있는 척도들은 사람들이 자신의 통증을 사정하는데 도움을 주기 위해 사용된다. 숫자 등급 척도에서 0은 통증이 없음을 나타내며 1~3은 가벼운 통증, 4~6은 중간 통증, 7~10은 심한 통증을 나타낸다(Oldenmenger, 2013). 체크리스트, 프로필 및 설문지를 사용하여 통증을 평가할 수도 있다. 이러한 설문지에는 McGill Pain 설문지와 People Coping 설문지가 있다(Holroyd, Holm, Keefe, Turner, Bradley, Murphy, Johnson, Anderson, Hinkle, 1992). 언어 표현이 어렵거나 정신이 온전하지 않은 사람의 통증은 행동적 관찰을 통해 사정할 수 있다. 보디랭귀지, 정동, 호흡 수, 맥박 수 및/또는 혈압을 관찰하는 것은 호스피스 전문가가 정보를 제공할 수 없는 사람의 통증을 평가하는 일반적인 방법이다. 이러한 환자들의 통증을 평가하는 전문가들에게 도움이 되는 한 가지 도구는 Pain Assessment in Advanced Dementia (PAINAD) 척도의 통증 평가다. PAINAD는 환자의 언어, 정동, 행동 지표 및 안정도의 일반 영역을 사용하여 수치통증척도와 유사한 고통의 숫자 점수를 결정하는 유효하고 신뢰할 수 있는 도구다(Warden, 2003).

Burger(2001)는 통증을 치료할 때 호스피스 전문가가 AIR(A는 사정, I는 중재, R은 재사정을 의미함) 모델을 사용할 것을 권고했다. 전문가들은 중재 이후에 환자가 통증 완화 또는 적어도 통증 인식의 감소를 경험했는지 확인하기 위해 통증을 재사정 할 필요가 있다. 비약물 중재는 보조, 보완 및 총체적 통증 요법으로서의 통합 전략으로 가장 잘 사용된다. 여기에는 전환, 교육, 인지행동요법(CBT), 이완 기법, 심상 유도, 최면 기반 CBT, 일기 또는 저널 유지 등이 포함된다(Cagle & Altilio, 2011). 음악치료는 통증 해결에 성공적이기 때문에 약물 중재를 보완하는 분명한 중재이다.

말기 돌봄에 어려움을 주는 통증 관리의 장벽이 있다. 일부 지역에서는 통증 관리를 이용할 수 있는 준비가 되어 있지 않거나 제대로 관리되지 못하고 있을 수 있다. 환자뿐만 아니라 전문 간병인 및 일반 간병인들도 통증을 부적절하게 평가하고, 통증과 그 치료에 대한 지식이 부족하거나 진통제 부작용을 계속 걱정할 수 있다. 의사와 환자는 통증과 마약성 진통제에 대한 강한 믿음을 가지고 있거나 두려움을 야기하는 오해를 할 수 있다(Reddy, 2002). 중독은 미국에서 심각한 문제인데, 말기의 중독환자들은 의사 주도의 통증 요법을 준수하지 못할 수 있기 때문에 사용된 비처방 물질에 대한 정확한 보고가 이루어지지 않아 적절한 통증 관리를 받지 못할 수도 있다. 하지만, 그들도 통증 관리를 받을 권리가 있고, 중독 때문에 진통제를 주지 않는 것은 비윤리적인 것으로 여겨진다. 이러한 섬세한 균형은 주로 입원형 호스피스 환경에서 가장 잘 관리된다(Bushfield & DeFord, 2011). 환자들은 또한 진통제의 부작용을 경험했거나 이에 대한 두려움을 갖고 있을 수 있으며, 혹은 진통제에 대한 내성이 생길 수 있다. 환자와 가족의 태도와 인식은 종종 통증 관리의 장벽을 만든다. 여기에는 금욕주의, 운명론, 낙인, 과다복용에 대한 부담과 두려움이 포함된다. 기민한 상태를 유지하고 싶은 욕구는 진통제를 거부하는 원동력이기도 하며, 임상가는 이 욕구와 통증 완화의 균형을 맞춰야 한다(Cagle & Altilio, 2011). 통증 관리의 가장 큰 장벽 중 하나는 환자가 고통을 보고하고 치료 권고 준수를 꺼려하는 것이다. 또한 환자와 간병인에게 진통제 사용을 막는 문화적, 종교적 또는 영적 신념이 있을 수 있다(Jacobsen, 2009). 음악치료는 통증 치료를 위한 약물 중재의 장벽에 직면한 사람들에게 말기 치료의 통증 관리를 제공하기 위해 사용되어 온 하나의 대안적 중재이다.

절차적 지원

,

대부분의 환자들은 편안함 중심의 완화의료 접근으로 호스피스 돌봄을 이용하기 위해 현재의 치료법을 포기해왔다. 하지만 일부 호스피스에서는 자격 요건인 6개월 또는 그 이하의 예후가 남아 있는 한 환자가 의료 중재를 계속 할 수 있는 기회를 허용하는 "개방적 접근" 돌봄 개념을 채택하고 있다. 호스피스 돌봄의 장벽 중 하나는 환자들이 병의 여러 단계에서 희망이 재정의 된다는 것을 이해하기 보다는 희망을 포기하고 있다는 믿음이다. 초기 진단에서 환자는 최상의 치료와 치료법을 희망하다가 병이 진행됨에 따라 치료보다는 수명이 희망에 자리 잡는다. 질병이 더 많이 진행되면서 희망은, "나는 내 고통과 증상을 관리하고 싶다, 나는 편안해지고 싶다"가 된다. 더 나아가서는 희망은 "나는 집에 가고 싶다", "나는 존엄성을 가지고 죽고 싶다"가 된다. 질병 과정 내내 희망의 개념에 영향을 주는 많은 요소들이 있는데 호스피스는 흑백 접근법이라는 비판을 받아왔다. 편안함이나 완화의료에 접근하기 위해서는 치료를 포기해야 했다. 개방적 접근 호스피스 프로그램은 호스피스 돌봄으로 접근하는 동시에 돌봄의 중간에 치료를 제공하는 것을 추구한다(Abelson, 2007). 완화의료를 추구하기 위해 전통적인 치료를 막는 것이 환자의 결과에 부정적인 영향을 미치고 삶의 마지막 날까지 호스피스 돌봄의 혜택을 누리는 것을 방해한다는 것은 충분히 논증되어 있다(Furman, 2010). 돌봄의 비용 및 보상은 호스피스에서 개방적 접근 모델을 제공하는 데 어려움을 겪는 주된 이유일 수 있지만, 많은 사람들이 이를 성공적으로 수행했다(Wright, 2007). 8만 6천 명 이상의 암 환자를 대상으로 한 연구에서, 그들 중 60%가 호스피스 돌봄을 이용했지만, 평균 체류일은 11일에 불과한 것으로 밝혀졌다(Obermeyer, 2014). 호스피스 돌봄은 환자가 며칠이 아니라 몇 주, 몇 달을 지내야 가장 잘 제공된다. 보다 긴 체류기간이 보다 심층적인 심리사회적-영적 돌봄과 죽음을 준비할 기회를 제공한다.

개방적 접근 호스피스 프로그램의 환자들은 경구 화학요법, 방사선, 수

혈, 인공호흡기 지원, 투석, 정맥 항생제 및 기타 다양한 약물과 같은 지속적인 의료 중재를 받을 가능성이 높다. 개방적 접근을 제공하는 Seasons Hospice & Palliative Care의 환자들은 주로 전통적인 호스피스 환자보다 젊고 더 많은 심리사회적 욕구를 가지고 있는 경우가 많다. 이러한 환자들은 정서적인 측면에서 수용을 향해 나아가면서 질병의 타협 단계에 와 있는지도 모른다. 그들은 그들의 여정을 돕기 위한 더 많은 정서적 지원, 상담, 그리고 인생 회고를 필요로 한다. 또한, 그들은 현재 진행 중인 의료 중재를 위해 교통과 재정 상담과 같은 실질적인 지원이 필요할 수 있다. 이러한 경우에는 불안과 통증이 나타나는 경우가 많으며, 이러한 증상을 치료하기 위한 복합형식 접근법이 최적이다. 게다가 완전한 삽관을 통한 호흡 지원을 받거나 기관절개술을 통해 인공호흡기 지원을 받는 환자의 비율이 높다. 이러한 환자들은 보통 "compassionate weaning"이라고 불리는 발관 또는 인공호흡기 중단을 겪을 가능성이 높다. 음악치료사들이 절차적 지원을 도울 수 있는 compassionate weaning 및 진행 중인 의료 중재를 하는 동안에 지원을 제공해 달라는 수요가 많다. 음악치료사들이 개방적 접근 호스피스 프로그램 안에서 환자와 가족을 지원하기 위해 어떻게 중요한 역할을 하는지 3장에서 살펴볼 것이다.

불안 감소

,

불안은 일반적으로 삶의 마지막을 맞이하는 사람들뿐만 아니라 가족이나 사랑하는 사람들도 경험한다. 불안은 사람에 따라 다르며 의학적인 문제나 생리적인 문제에 뿌리를 두고 있을 수 있다. 또한 불안의 원인은 정서적, 영적, 심리적 또는 사회적 원인이 있을 수 있다. 가장 흔한 불안의 형태 중 하나는 환자가 호흡곤란을 경험할 때 발생한다. 숨가쁨(SOB)은 다양한 말기 질환 중에 발생할 수 있는데 만성폐쇄성폐질환(COPD)과 암 진단을 받은 사람들에게 가장 흔하다. 개개인이 숨을 고르는 데 어려움을 겪을 때, 그들은 두려움과 불안감에 휩싸일 수 있고 숨이 막힐 것이라는 생각에 공황 상태에 빠질 수도 있다.

　의료 및 약물적 중재로 SOB가 완화되는 경우가 많지만, 호흡 조절 연습, 시각화, 페이싱 및 이완 활동과 같은 비약물적 개입은 종종 의료 개입과 함께 효과적이다(Bredin, 1999). 호흡곤란 치료에 있어서는 위약요법보다 보완 및 대체요법이 더 유익한 것으로 나타났다(Wickham, 2002). SOB와 관련된 불안과 공포의 사이클이 있다. 환자가 숨이 차면 종종 불안을 경험하게 되는데, 불안할수록 숨이 더 차게 되고 이는 불안감의 증가로 이어진다. 그림 1은 호흡곤란으로 인한 불안 사이클을 나타낸다. 이 SOB － 불안 － SOB － 불안 사이클은 3장에서 논의되는 음악치료 이완기법(MTRT)을 사용해 깨뜨릴 수 있다.

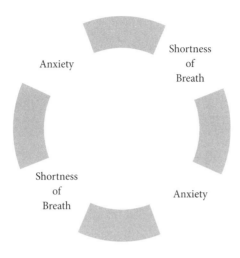

그림1. 호흡곤란으로 인한 불안의 사이클

특정한 약의 처방이나 말기 질병의 진행으로 인한 신체의 생리적 변화 또한 불안을 야기할 수 있다.

불안은 환자에게 처방된 특정 약의 흔한 부작용일 수 있다. 이러한 종류의 불안은 해당 약물의 사용을 중단하고 가능한 경우 항불안제를 추가하면 대부분 완화된다. 알코올이나 약물 복용 이력이 있는 환자의 경우 질병 진행 과정의 대사 변화로 불안감이 생길 수 있다. 다른 환자들의 경우, 불안은 질병 말기의 특성에 따른 두려움 혹은 다른 감정들의 결과일 수 있다. 말기 진단 이전에 존재했던 근본적인 불안장애가 새로운 예후와 함께 전면에 나타났을 수도 있다. 이때 지원 상담은 환자의 두려움과 정서적 욕구를 해결하기 위해 자주 사용되며, 지원 상담과 함께 항불안제 처방을 하는 경우가 많다(Sivend, 2002).

삶의 마지막 단계에서, 동요와 불안이 확연히 증가할 수 있으며 이는 "말기 동요"라고 알려져 있다. 이러한 동요와 불안은 괴로움과 불편함의 표시로 환자마다 다를 수 있다. 환자들은 신음하고, 침대에서 이리저리 몸부림치고, 얼굴을 찡그리거나 아무 방향으로나 팔, 다리를 들어 올릴 수 있다. 이들에게서는 흔히 얕고, 빠르거나 힘겨운 호흡이 나타난다. 말기 동요를 목격한 환자의 가족들은 크게 불안해한다(Burger, 2001). 비록 약물이 종종 환자를 진정시키고 불편함의 정도를 줄이는데 도움을 줄 수 있지만, 효과가 나타나려면 시간이 걸릴 수 있다. 음악치료와 같은 비약물적 중재는 이 시점에 환자와 가족 모두에게 유익할 수 있다.

마지막으로, 말기 예후가 이루어졌다는 사실은 종종 환자와 가족들에게 불안감을 안겨준다. 말기 질환으로 인한 급격한 변화에 직면하는 경우가 많기 때문에 긴장과 불안은 꽤 흔한 일이 될 수 있다. 두려움은 보통 불안의 핵심에 있으며, 흔히 "왜 내가?", "정확히 어떻게 죽음이 일어나는 것인가?", "고통스러울까?", "내가 죽으면 어디로 가는 것인가?"와 같은 질문들을 하게 된다. 미지의 것에 대한 두려움과 함께 가족과 친구들도 비슷한 질문을 갖게 되고 삶의 마지막에 대한 복잡성을 이해하려고 애쓰면서 불안을 경험할 수도 있다. 살아남은 사람들은 또한 환자의 죽음 이후에 그들의 삶이 어떻게 될지를 생각하며 불안을 느낄 수도 있다. 이런 형태의 불안은 예견된 슬픔과 관련이 있으며, 흔히 사람들이 삶의 마지막 단계에 애도하면서 경험하는 많은 감정들 중 하나이다.

사람들은 다양한 방법으로 불안에 대처한다. 일반적인 대처의 형태 중 한 가지는 부정을 통한 것이다(Kastenbaum, 2004). 부정은 건강한 대처 메커니즘이 될 수 있지만 해로울 수도 있다. 말기 돌봄이나 사전의사결정과 같은 중요한 결정을 내려야 할 때, 부정은 강한 장벽이 될 수 있다. 다른 경우에 부정은 환자와 가족들이 서로 매 순간을 즐기려할 때 현재에 집중하는 것을 돕는 데 유용할 수 있다. 다른 사람들은 친구, 가족, 영적 지도자, 상담가들에게 그들의 근심, 걱정, 두려움에 대해 이야기함으로써 불안감에 대처한다. 불안을 조절하기 위해 약을 사용하는 것은 환자와 간병인들 모두에게 흔한 일이며, 이러한 약들은 중요한 중재로 작용한다. 또한 음악치료는 환자와 가족 모두의 불안을 줄이기 위해 사용될 수 있다.

정서적지지

,

Kubler‑Ross(1969)는 죽음과 임종의 감정적 여정을 이해하기 위한 단계 기반 접근법을 제시했다. Kubler‑Ross는 5개의 다른 단계들을 제시했지만 그 단계들은 유동적이라고 설명했다. 즉, 사람들은 한 단계에서 다른 단계로 이동하거나, 단계를 반복하거나, 특정 단계로 들어가지 않을 수도 있다. 그뿐만 아니라, 단계들이 반드시 순차적으로 경험되는 것은 아니다. Kubler‑Ross에 따르면, 첫 번째 단계는 부정과 고립이다. 이 단계에서는 처음 말기 질환 진단을 받은 환자들이 자신들이 처한 현실을 부정하거나 적어도 부분적으로 부정한다. 어떤 이들은 두 번째, 세 번째 또는 그 이상의 다른 의학적 소견을 구하려 할 수 있으며, 반면 다른 이들은 단순히 스스로를 고립시키고 충격을 받은 부정 상태에 머물러 있을 수도 있다.

두 번째 단계는 분노인데, 환자들은 보통 "왜 내가?"라고 묻는다. 그들은 질투, 분노, 좌절 또는 억울함을 느낄지도 모른다. 의료진들과 환자의 사랑하는 사람들이 이와 같은 분노를 목격하는 것은 대체로 어려운 일이다. 일찍이 병을 진단하지 못했다며 의료 기관을 비난하거나, 말기 질환에 대해 신을 탓하거나, 다른 사람을 탓하는 것은 분노 단계에서 흔히 나타난다.

세 번째 단계에서는 환자가 주로 타협을 시도한다. 환자들이 신이나 다른 더 높은 능력자와 거래를 하려고 하는 것은 이 단계다. 그들은 "하나님, 만약 이 일을 사라지게 해주신다면 다시는 죄를 짓지 않겠다고 약속하겠습니다."라고 말할 수 있다.

네 번째 단계인 우울단계에서는 환자는 더 이상 병을 부정할 수 없고 병의 진행도 무시할 수 없다. 이는 주로 압도적인 슬픔과 우울감으로 이어진다. 우울증은 말기 질환의 결과(즉, 실직, 독립성, 존엄성)로 누적된 손실의 결과이다. Kubler-Ross는 "사랑하는 사람을 잃는다면 우리 모두 엄청나게 슬퍼하기 때문에(환자에게) 슬퍼하지 말라고 말하는 것을 금해야 할 것이다."라고 제안했다. 환자들은 보통 자신의 슬픔에 대한 타당화와 안전하고 자유롭게 자신을 표현할 수 있는 허용을 필요로 한다.

수용은 환자들이 분노, 시기, 진단에 대한 의문을 넘어서는 다섯 번째 단계다. 행복한 단계이거나 포기감 혹은 절망감으로 착각하는 것이 아니다. 오히려 수용에는 감정이 없는 경우가 많다. 아픔이 사라지고 환자가 사후 세계로의 마지막 여행을 위해 휴식을 취하는 단계다.

비록 Kubler-Ross의 죽음과 임종의 단계들이 호스피스 환자들에게 일반적인 감정적 문제에 대한 개요를 제공하지만, 추가적인 고려가 필요한 감정적 경험들이 있다. 슬픔은 생명을 위협하는 질병의 진단을 받은 사람들에게 공통된 감정이다. 그러나 어떤 사람들에게는 슬픔이 너무 강렬해서 사회적 기능과 삶의 질을 해친다. 간호사 및 의사뿐만 아니라 호스피스팀의 정신 건강 전문가(즉, 상담사와 사회복지사)는 환자의 우울증을 사정하고 필요에 따라 약물학적 또는 행동적/상담학적 중재를 제공한다. 삶의 마지막 단계의 우울증은 처한 상황과 관련이 있을 수 있지만, 질병의 진행에 따른 뇌와 신체의 화학적 변화에도 기인할 수 있다(Bowers & Boyle, 2003). 더욱이 간병인(즉 가족이나 사랑하는 사람)도 환자의 질병의 말기적인 측면을 마주하기 때문에 우울증을 겪을 수 있다. 이러한 이유로 정신과 의사들에 대한 의뢰가 간병인에게 제공될 수 있다. 또한, 호스피스 전문가들은 환자와 가족 모두에게 지지 상담을 정기적으로 제공한다.

삶의 마지막을 맞이하는 사람들이 건강, 독립성의 상실과 같은 삶의 강렬한 변화를 경험할 때 정서적 지원을 필요로 한다. 고통은 육체적인 것일 수 있다. 예를 들어, 환자는 심한 통증이나 변비 같은 진통제의 부작용을 경험할 수 있다. 반면 고통은 정서적일 수 있으며 금전적, 영적 또는 성적 고통에서 올 수도 있다. 이러한 유형의 고통을 겪는 개인에게는 걱정, 후회 또는 두려움도 존재할 수 있다(Taylor, 2001).

정서적 욕구는 말기 환자마다 다르지만 종결의 필요성은 상당히 일관적이다. 환자들은 해결되지 않은 죄책감, 성취되지 못한 열망이나 삶의 경험에 대한 불만이 있기 때문에 과거에 대해 걱정할 수도 있다. 또한 질병의 진행과 그것이 몸에 미치는 영향을 경험하기 때문에 현재에 대해 걱정할 수도 있다. 그들은 또한 미래에 대해 불안해하고 절망감을 경험할지도 모른다. 호스피스 팀이 제공하는 정서적 지원은 환자들이 이러한 생각과 감정을 처리할 수 있는 기회를 제공한다. Carney와 Maier(2000)에 따르면 "죽어가는 사람들과 사랑하는 사람들의 핵심 의사소통 과제는 용서를 구하고, 용서 하는 것, 감사하는 것, 사랑한다고 말하는 것, 작별 인사를 하는 것 등이 있다"(p.205). 이러한 의사소통 과제를 완수함으로써 환자와 사랑하는 사람은 종결감을 촉진한다. 결국, 종결감이 있을 때 살아남은 이들에게는 슬픔의 부담이 경감될 수 있다. 호스피스 종사자는 환자가 이러한 과제에 참여하기를 원한다고 사정할 수 있지만, 어떻게 해야 하는지는 모를 수 있다. 따라서 호스피스 종사자는 이러한 대화를 용이하게 하고 종결의 기회를 제공할 수 있다. 그러나 일부 환자들은 종결과 관련된 논의를 피할 수 있다. 그러므로 호스피스 종사자는 이러한 경계와 한계를 존중해야 한다.

다학제간 호스피스 팀 전체가 각자의 전문지식에 따라 정서적 지원을 제공한다. 예를 들어, 때때로 환자가 돌봄을 제공 받으면서 표현하는 가장 정직한 생각과 감정을 듣는 것은 가정 의료 보조원이다. 그 후 보조원은 상담사와 상의하고, 상담사는 그에 따라 환자에게 지지 상담을 해준다. 상담사는 또한 환자의 기분 고조를 위한 음악치료를 의뢰할 수도 있다. 어떤 경우든 삶의 마지막에 정서적 돌봄의 제공을 선도하는 것은 환자이다.

영적 지지

,

어떤 사람들은 종교적 신념을 통해 영성을 정의하고 그들의 세계관과 영적 삶을 규정하는 신조를 받아들인다. 이런 유형의 사람은 교회, 사원, 회당 또는 다른 종교 모임 장소에서 다른 사람들과의 교감을 통해 영적 지지와 타당화를 발견하게 될 가능성이 높다. 이 사람은 종교적인 의식에 참여함으로써 큰 위안을 얻을 수도 있다. 그러나 다른 사람들은 종교 구조 밖에서 영성을 받아들일 수도 있다(Cohen, 1993). 이에 대한 한 가지 예는 요양원에서 호스피스 치료와 음악치료를 받고 있던 85세의 여성이다. 이 환자는 스스로를 무신론자라고 했다. 한 번은 음악치료 과정 중 "Home on the Range"라는 노래를 요청했는데 그녀는 노래를 부르면서 조용히 울었다. 음악치료사가 그 눈물에 대해 묻자, 환자는 "정말 영적인 노래에요"라고 말했다. 그녀는 오클라호마의 농장에서 태어났으며, 그녀가 죽으면 그녀의 정신이나 영혼이 목장 위의 집(Home on the Range)으로 돌아올 것이라 믿는다고 했다. 비록 종교적인 신념을 받아들이지는 않았지만, 그녀는 확실히 영적인 감성을 보여주었다.

일반적인 수준의 영적 지지 제공을 위한 기술이 모든 팀 구성원들에게 필요하다는 인식이 높아지면서 다양한 전문가들에 의한 완화의료에 통합적인 영성을 요구하는 목소리가 있었다(Ferrell, 2013). 실제로 의료진보다 종교계로부터 영적 지지를 받는 환자들이 호스피스 돌봄에 덜 접근하며, 무의미한 치료를 넘어 지나친 치료를 받다가 중환자실에서 사망할 가능성이 높다는 근거가 있다. 의료진이 종교계와 연계하여 제공하는 영적 돌봄은 불필요하게 과도한 치료를 줄이고 말기 돌봄의 의사 결정을 개선할 수 있다(Balboni, 2013). 영적 지지는 말기 돌봄 환자들 사이의 전반적인 삶의 질 인식과 관련하여 연구가 이루어졌다. 한 연구에서 영적 안녕은 전반적인 삶의 질에 대한 가장 영향력 높은 예측 변수였다(Prince-Paul, 2008). 36개 연구에 대한 문헌 조사는 영적 안녕과 삶의 질 척도 사이의 관계를 더욱 뒷받침하며, 영성이 전인적 호스피스 돌봄 내에서 전체적인 완화의료 경험에 영향을 미치는 중요한 영역이라는 개념을 뒷받침한다(Bai, 2015).

호스피스 돌봄은 환자−가족 단위로 고안되었기 때문에 간병인의 영적 욕구를 사정하고 그들에게 맞는 돌봄 계획을 세우는 것도 중요하다. 영적 우려를 해결하고 가족 구성원을 위한 추가적인 지지를 제공하는 것은 예견된 슬픔 욕구를 해결하는 데 도움이 되며, 다학제간 돌봄을 위한 모범 사례 모델이다. 완화의료 프로그램에서 진행 암 환자의 간병인 43명을 대상으로 한 연구에서는 58%가 영적 고통으로 불안, 우울증, 부정의 정도가 높아진 것으로 나타났다. 이 그룹은 대처 기술의 더 많은 문제와 전반적인 삶의 질이 더 나쁜 상태로 인해 이탈할 가능성이 더 높았다. 이 간병인들은 자신들의 영성이 사랑하는 사람의 질병에 대처하는 데 도움이 되었고 환자의 신체적, 정서적 증상에도 긍정적인 영향을 미친다고 보고했다(Delgado-Guay, 2013).

삶의 마지막 단계에 있는 사람들에 대한 영적인 욕구는 희망, 용서 그리고 삶의 의미나 목적을 찾는 것을 포함한다(Wright, 1998). 환자들은 종종 타인 및/또는 신적인 존재에 대한 연결감을 느끼고, 그들의 삶에서 의미와 기쁨을 찾고, 그들의 희망과 걱정을 표현하고, 힘과 위안을 찾을 필요가 있다(Taylor, 2001). 조직화된 종교 내에서는 병자에게 성유를 바르는 가톨릭의 관습과 같이 말기 돌봄에서 영적 지지를 제공하는 인정된 절차가 있을 수 있다. 또한 장례나 추모 풍습과 관련하여 제공되는 구체적인 지침이 있을 수 있다. 일부 종교인의 경우, 이러한 지침을 엄격히 준수할 필요가 있을 수 있다(Irish, 1991). 호스피스 전문가는 각 환자의 영적 및/또는 종교적 신념을 사정하고 환자의 욕구를 존중하기 위해 가능한 많이 배운다. 음악이 많은 종교적이고 영적인 예배에서 중요한 요소이기 때문에, 말기 돌봄의 음악치료사는 환자가 영적 지지감을 증가시키기 위해 환자가 선호하는 음악을 사용할 기회가 많다.

게다가 영적 지지를 제공하는 것은 호스피스 돌봄에서 매우 중요하기 때문에 Medicare 공인 호스피스들은 예배를 제공해야 한다. 따라서 각 환자는 원하면 호스피스 성직자에게 접근할 수 있으며, 음악치료사와 성직자는 종종 함께 돌봄을 제공하는 경우가 많다.

간병인을 위한 지지

,

말기 질환을 가진 사랑하는 사람을 돌보는 것은 신체적, 정서적, 사회적, 영적, 재정적 어려움을 내포하고 있다. 신체적으로는 환자의 용변을 비롯하여 일상생활의 다른 활동들에 도움이 필요할 수 있기 때문에 돌봄이 심신을 피로하게 할 수 있다. 불면증은 호스피스 환자들에게 흔한 문제인데,

간병인들은 종종 환자와 함께 오랜 시간 깨어있다. 경우에 따라서는 노인 배우자가 환자를 돌보기도 하는데, 이러한 배우자들은 환자를 돌보는 것 외에 그들 자신의 신체적인 문제를 상대하고 있을 수도 있다. 환자가 쇠퇴해 감에 따라 간병인의 감정 상태도 이러한 변화를 반영할 수 있다. 간병인들은 종종 예견된 슬픔을 경험하고 환자가 쇠퇴해 가는 것을 목격하면서 비탄의 과정을 겪는다. 걱정, 두려움, 슬픔, 분노, 죄책감은 말기환자의 간병인들이 경험하는 일반적인 감정이다(Code & Paul, 1999).

간병인들은 매일매일 환자를 돌보기 때문에 고립감과 사회화 부족을 경험할 수 있다. 어떤 환자와 가족은 방문객이 많은 반면, 다른 환자들은 친구와 가족들이 방문을 기피할 수 있다. 심부름을 도와줄 사람 또는 간병인들이 자신의 병원 예약을 위해 자리를 비우는 동안 환자 곁을 지킬 사람 등 실질적인 지원의 부족을 종종 경험하게 된다(Wakefield & Ashby, 1993). 앞서 언급한 바와 같이 간병인들은 자신의 신앙에 의문을 제기하거나, 절대자를 원망하거나, 환자의 말기 단계에 대한 이해가 부족할 수 있다. 말기 질환을 지닌 사랑하는 사람을 돌보는 것은 경제적인 스트레스도 초래할 수 있다. 간병인들은 돌봄을 제공하기 위해 일을 그만두어야 할 수 있으며, 말기 예후 이전에 환자가 일을 하고 있었다면 두 명 모두의 수입이 없어져 특히 어려울 수 있다. 은퇴한 간병인의 경우 전문 돌봄의 필요성이 증가함에 따라 재정적인 스트레스가 발생하기도 하며, 간호조무사의 비용은 고정수입으로 살아가는 은퇴한 부부에게 큰 부담이 될 수 있다(Decker & Young, 1991).

Funk(2010)는 105개의 질적 연구를 검토한 결과, 말기의 가정 기반 가족 돌봄에 관해 다음 영역에서 발견한 것들을 보고했다. 돌봄의 경험과 상황적 특징, 말기 가족 간병인의 지원, 돌봄의 역할과 의사결정, 의미, 보상과 대처. 동일한 모집단을 대상으로 한 129개의 양적 연구를 검토한 결과, 후속 연구의 가능성이 확인되었다. 또한, 간병인은 중간 수준에서 심각한 수준에 이르는 심리적, 정서적, 사회적 고통을 경험하고 직업상의 지장을 초래하여 재정적 부담과 어려움을 겪는다는 내용도 있었다. 간병인에 초점을 맞추면 간병인의 만족도 점수 향상, 환자 삶의 마지막 단계에 대한 간병인의 준비 및 사별 결과 개선에 도움이 될 수 있다(Stajduhar, 2010). 가족 간병인은 정신교육 중재, 정보제공, 기술 훈련, 가족회의, 지지, 상담 및 심리치료의 혜택을 받는다(Glajchen, 2011). 간병인을 지지하기 위한 업무는 가정에서 사망할 가능성을 추정하는 것, 다가올 일과 할 수 있는 것을 시각화하는 것, 가족이 작별인사를 할 수 있는 장소와 방법을 제안하는 것, 가족 간의 공감대를 형성하는 것, 자원을 조율하는 것, 말기 돌봄에 대한 심리적 지지를 제공하는 것을 포함한다(Hirano, 2011). 음악치료가 어떻게 간병인을 지지하고 가족 체계의 안녕을 지원하는 기회를 제공하는지 다음 장에서 살펴 볼 것이다.

사회화

일부 호스피스 환자들은 방문객들로 넘쳐나는 반면, 다른 환자들은 종종 고립되어 있으며 사회화의 기회가 부족한 경우가 있다. Bly와 Kissick(1994)

의 연구는 호스피스 환자의 10%가 혼자 살고 있으며, 주 간병인(친구, 가족, 사랑하는 사람)을 특정할 수 없다고 보고했다. 이 연구는 자원봉사자, 호스피스 직원 방문의 증가, 사례 관리자를 통한 모니터링 및 재정 문제와 관련된 지원을 제공하는 호스피스 'Live Alone' 프로그램의 영향을 평가했다. 연구자들은 이 연구를 통해 추가 서비스가 제공된다면 혼자 사는 호스피스 환자들도 혼자 살지 않는 환자와 동일하게 양질의 지속적인 돌봄을 받을 수 있다는 것을 발견했다.

일부 환자들의 가족과 친구들에게는 환자가 쇠약해져 가는 것을 목격하는 것이 너무 힘들어서 더 이상 방문하지 않을 수도 있다. 죽어가는 과정에 참석하는 것이 어떤 사람들에게는 훨씬 더 어렵기 때문이다. 결과적으로 친구들과 가족들은 그들이 사랑하는 사람의 삶의 마지막 단계를 피할 수도 있다. 죽어가는 사람에게 죽음은 피할 수 없는 운명의 상징으로 보일 수 있고, 임종 과정을 목격하는 일부 사람들은 죽음을 부정하기도 한다(Koff, 1980). 따라서 호스피스 환자는 이로 인해 고립을 경험할 수 있다.

또한 호스피스 환자들은 자진해서 고립을 경험할 수도 있는데, 특히 질병의 진행으로 신체적 손상이 발생할 경우 더욱 그러하다(Backer, Hannon, & Russell, 1994). 귀, 코, 식도암을 앓고 있는 환자들은 질병의 과정이 종종 자존감과 신체 이미지에 영향을 미치기 때문에 추가적인 지원이 필요할 수 있으며, 그 결과 환자들은 스스로를 고립시킬 수 있다(Parkes, 1975). 에이즈 진단을 받은 환자들은 자신들이 속한 공동체가 진단에 대해 낙인을 찍는다면 사회적 스트레스를 받을 수 있다. 또한 일부 환자들은 사랑하는 사람이 그들을 받아들이지 않기 때문에 고립을 경험할 수도 있다(Rykov & Hewitt, 1991). 연구들은 에이즈에 걸린 호스피스 환자가 다른 진단을 받은 환자보다 훨씬 더 많은 심리사회적 지원을 필요로 한다는 것을 입증했다(Baker & Seager, 1991). 에이즈 환자들은 다른 환자들보다 이웃, 가족, 친구, 직장 동료들로부터 지지를 덜 받는 경우가 꽤 많다. 이러한 경우 호스피스 팀은 이러한 욕구를 충족시키기 위해 추가적인 돌봄을 제공한다.

너무 아파서 활동에 참석할 수 없는 요양원의 환자들은 그들의 방에서 격리될 수 있는데, 특히 가족과 친구들이 너무 바빠서 방문할 수 없을 때 더욱 그렇다. 요양원은 개인화된 활동을 제공하는 경우가 거의 없는데, 그러한 제공은 대부분 단체로 이루어지기 때문이다. 요양원 전문가들은 전형적으로 고립된 호스피스 환자에게 추가적인 돌봄을 제공할 준비가 되어 있지 않다. 다른 많은 거주자들의 욕구를 충족시키기 위한 돌봄으로 바쁠 수 있기 때문이다. 따라서 이러한 환자들은 사회화를 위한 추가 기회의 제공을 호스피스 팀에 의존하는 경우가 많다. 음악치료는 이러한 환자들을 위한 사회화 기회를 제공하기 위한 하나의 선택이다.

삶의 종결

,

Ira Byock 박사(2004)는 그의 저서 The Four Things Most Matter에서, 말기 환자의 연구를 통해 우리 모두가 풍요로운 관계로 더 만족스러운 삶을 살 수 있도록 도와주는 통찰력을 제공한다. 그는 다른 사람들에게 해줄 수 있는 가장 중요한 네 가지 말로 "I love you", "I forgive you", "please forgive me", "thank you"라고 제안한다. 그리고 다섯 번째로 말기 환자를 위해 "good bye"를 덧붙였다. 관계 종결은 삶의 종결 작업의 중요한 요소이다. 환자와 사랑하는 사람과의 대화를 용이하게 하는 데 도움을 주려는 임상가는 삶의 종결의 가장 중요한 과제 중 하나를 돕는 것이다. 음악치료사들은 노래 요청, 노래 선물, 작사, 음악-유도 상담과 삶의 회고를 통해 이러한 대화를 자연스럽게 촉진한다. 우리는 3장의 사례 연구를 통해 이러한 내용을 실제로 살펴 볼 것이다.

많은 환자들에게 있어 어떠한 유형의 유산이나 목적, 삶의 의미를 경험했는지 평가하기 위해서는 삶의 회고가 필요하다. 환자들은 흔히 앞에서 언급한 대로 예견된 슬픔을 해소하기 위한 방법으로 삶의 경험을 성찰하며, 이러한 성찰은 유산을 남기는 일에 더욱 깊이 들어갈 수 있게 해준다. Paul David Tripp(2009)은 그의 저서 Broken Down House에서 "유산은 선택사항이 아니다. 하나도 남기지 않는 것은 불가능하다. 매일, 모든 선택, 모든 순간 당신은 조금씩 자신의 유산을 만들어 가는 것이다. 이 유산은 당신이 죽을 때 남기는 것이며, 다른 사람에게 상속되는 것이다"(p.206). 호스피스 환자들의 경우, 유산을 남기는 작업은 그들이 슬픔의 단계를 헤쳐 나가고, 관계 종결을 용이하게 하고, 삶의 종결을 위한 과제 수행에 도움을 줄 수 있다. 음악치료사들은 종종 환자와 가족들과 함께 유산 프로젝트를 진행하는데, 이는 뒤에 설명될 것이다.

유산 작업에는 삶의 유산에 대한 개념을 형성하기 위해 한 사람이 남긴 것들에 대한 논의와 온전한 삶의 회고가 포함된다. 다른 사람과 삶의 이야기를 나누는 시간, 즉 여정 전반에 걸쳐 나타나는 투쟁, 구원, 원망, 용서, 슬픔, 기쁨, 자부심, 배신과 평화의 경험을 증언하는 시간을 보내는 것은 유산 경험의 일부분이다. 연구에 따르면 이러한 이야기를 녹음하는 데 시간을 할애하는 것은 환자 및 가족이 삶의 완성과 삶의 종결을 할 수 있도록 해주며, 삶의 마지막을 위한 의미와 준비를 제공하는 것이다(Keall, 2013; Steinhauser, 2008). Seasons Hospice & Palliative Care는 환자들이 인터뷰 질문에 대해 사후에 사랑하는 사람에게 남기기 위해 손수 작성한 답변을 담아 "Life Story Kit"이라는 소책자를 구성한다. 이에 따라 구조적인 삶의 회고에 참여할 수 있을 뿐만 아니라 다양한 음악치료와 예술 기반 중재(예를 들어, 핸드/엄지 프린트)에 참여할 수 있도록 공식화된 "Leaving Legacy Program"을 채택했다.

유산 작업 접근방법 중 하나는 H.M. Chochinov 박사(2012)가 만든 존엄치료로, 죽음 이후에 다른 사람들이 읽을 수 있는 인생 이야기를 남기는 구조적인 접근방식이다. 많은 사별가족들에게 이러한 이야기들은 애도의 과정을 지지하고 그들이 죽음 너머의 환자와 연결되어 있다는 것을 느끼도록 돕는다. 환자의 경우 존엄치료 훈련을 받은 임상가와의 구조적인 인터뷰에 참여하게 된다. 임상가는 환자의 이야기를 녹음하고, 편집을 위한 필사를 한 뒤에, 최종 본을 가죽 장정한 책으로 만들어 환자가 사랑하는 사람에게 물려주는 것으로 삶의 종결 작업이 이루어진다. 존엄치료의 주제로는 자아의 연속성, 역할 보존, 자부심의 유지, 희망 및 돌봄 방향 등이 있다. 유산 작업에 대한 접근방식이 이처럼 고도로 구조화되어 조사 연구로 그 효과성을 평가하는 것이 가능하게 되었다.

실제로 삶의 종결 과제와 달성된 결과를 위해 존엄치료의 사용을 뒷받침하는 조사 연구에는 고조된 존엄성, 목적과 의미, 높아진 삶의 의지, 가족에 대한 도움(Hall, 2009) 등이 있다. 추가적인 무작위 임상 실험은 우울증 감소, 영적 안녕 개선 및 전반적인 돌봄에 대한 만족도 향상을 위한 존엄치료의 사용이다(Chochinov, 2011). 다양한 진단에 대한 복수의 돌봄 환경에서 존엄치료의 이점을 평가하는 연구에서도 유사한 결과가 나타났다(Hall, 2014; Houmann, 2014). 음악치료사들은 존엄치료와 관련된 기술을 배우고 음악치료의 관점을 중재에 더하여 결과를 극대화하고 삶의 종결 과제를 지원할 수 있다.

삶의 종결 과제에는 인생 전체의 회고가 포함되며, 주요 연대기 상의 사실 정보뿐만 아니라 그 순간에 내재된 삶의 교훈도 포함된다. 환자에게 결혼 날짜보다는 "세상의 모든 남자들 중에서, 무엇 때문에 그를 당신의 신랑감으로 선택했나요?"라고 묻는다. 이러한 유형의 질문은 더 깊은 수준의 상담을 유도하며, 환자들이 목적과 의미를 결정할 수 있게 삶의 경험을 구성하도록 돕는다. 환자와 그 가족 구성원들은 말기 예후와 실질적인 돌봄 문제에 대해 주로 생각하고 있으며, 목소리를 유산으로 기록할 필요성까지는 인식이 미치지 못하는 것이 보통이다. 이 기회를 인식하고 붙잡는 것은 호스피스 종사자의 책임이다. 환자와 그 가족들은 처음으로 이 삶의 단계를 경험하고 있는 반면, 우리는 유산 작업의 가치를 알고 있다. 따라서 우리가 가진 가장 큰 기회는 환자와 가족을 도와서 인생의 마지막에 의미 있는 유산 프로젝트를 만드는 것이다(Otis-Green, 2011).

문화적 욕구

,

죽음, 임종, 애도, 사별은 문화적 맥락 안에서 발생한다. 문화와 문화적 역량을 정의하는 것은 개인과 집단의 다문화적 맥락에 내재된 복잡성의 계층 때문에 의심할 여지없이 복잡한 일이다. 문화는 커다란 집단 사이에서, 집단 내에서, 가족 내 세대 간에, 그리고 가족 체계 내에서도 다양할 수 있다. 용어의 정의가 일치하지 않기 때문에 문화적 돌봄의 핵심은 문화적 건강에 대한 사고방식을 상황에 맞게 조정하는 것이다(Evans, 2012). 임상가가 문화적 돌봄을 알아내는데 도움이 될 수 있는 완화의료에 대한 폭 넓은 질문들은 다음과 같다:

> ♯ "의료팀은 진단과 예후에 대해 누구와 이야기해야 하는가?"
> ♭ "병에 대한 현재 당신의 이해는 무엇인가?"
> ♩ "이같이 중대한 인생 사건에 대해 누구에게 상담하는가?"
> ♪ "가정 내에서 각 가족 구성원은 어떤 역할을 하는가?"
> ♫ "병자를 돌보는 것에 대한 가정 내 믿음과 전통은 무엇인가?"
> ♯ "죽음과 임종에 대해 어떤 믿음을 가지고 있는가?"

어떤 가족 체계는 개인보다 집단을 우선하는 문화적 가치를 유지한다. 이는 라틴, 카리브, 아시아, 그리고 아프리카계 미국인 가정에서 흔히 볼 수 있다. 다른 사람들은 개인을 주요 의사결정자와 지식 보유자로 둔다. 어떤 이들은 환자와의 직접적인 의사소통을 존중하는 반면, 다른 이들은 질병에 대한 직접적인 의사소통을 무례하다고 느끼며, 이런 경우 배우자나 성인 자녀와 대화할 필요가 있다. 미국은 환자의 알 권리와 환자에게 진실을 말할 권리를 수용하고 환자와의 직접적인 의사소통과 관련된 법률(즉, 환자 자기결정법)을 유지하지만, 이 가치를 옹호하지 않는 문화권 환자가 있을 수 있다. 돌봄이 지속되는 내내 환자 및 가족 체계에 대한 의사소통 및 언어적 욕구, 가치 및 신념을 평가하는 것이 중요하다(Carteret, 2016).

소수 민족이 호스피스 완화의료에 대한 서비스 이용률이 낮다는 것은 잘 입증되어 있으며, 완화의료 전문가들 사이의 문화 역량 교육뿐만 아니라 지역사회 교육의 필요성도 남아 있다(Evans, 2012). 완화의료 직원들은 일반적으로 문화 간 다양성과 개인화된 돌봄의 중요성에 대해 인식하고 있는 것으로 보이지만, 환자들의 자기 민족 중심적인 태도를 반드시 수용하지는 않기 때문에 다양성 교육과 우수한 통역 서비스 이용이 더 많이 필요하게 된다(Diver, 2003; Richardson, 2006). 문화적 다양성과 역량에 대한 간호학교의 전문 교육은 느리고 단편적이었으며(Lowe, 2009), 더 많은 기관들이 문화 역량 교육에 집중함에 따라(De Leon Siantz, 2008) 모든 의료진에게 필요성이 계속 증가하고 있다(Pesquera, 2008). 의료진에게 문화 역량 교육을 제공한 결과를 평가하는 5개의 무작위 임상 실험에 관한 보고서에서, 문화 훈련 및 다양한 의료 종사자의 돌봄 제공이 개선된 결과와 관련이 있는 것으로 밝혀졌다(Horvat, 2014).

문헌 검토에 따르면 문화 역량 교육은 의료진의 문화적 역량 수준을 높이고 환자에게 나타나는 결과를 개선한다(Govere, 2016). 이상적인 의료팀은 이종 문화로 구성되고 그들이 봉사하는 지역사회를 반영하는 것이다. 그러나 음악치료 분야는 다양성이 매우 부족하다. AMTA(2016)의 2016년 회원

조사에 따르면 음악치료사의 대다수는 백인(89%) 여성(87%)이다. 그러므로 우리는 점점 증가하는 환자의 다양성에 부응하기 위해 우리의 문화적 역량 훈련을 증가시켜야 할 필요가 더 크다. The Center for Music Therapy in End of Life Care는 제공 교육과정에 "Hispanic Music and Culture"와 "Gospel and Motown Music for Music Therapists" 같은 강좌를 추가함으로써 다양성 교육에 중점을 두었다(www.hospicemusictherapy.org).

다양한 문화적 욕구를 충족시키는 중요한 측면은 음악치료사가 문화 주도 음악을 제공하는 것이다. 여기에서는 레퍼토리가 핵심이지만 언제, 어떻게, 누구에게 음악을 제공해야 하는지도 중요하다. 이러한 질문은 음악치료 사정에 포함되어야 한다. 예를 들어 일부 정통파 유대인들에게는 여성 음악치료사가 남성 환자를 위해 노래를 부르는 것이 부적절할 수 있다. 이러한 가정은 가정으로 끝나서는 안 되며, 오히려 음악치료사가 사정의 일부로서 질문을 해야 한다. 겸손함은 임상가에게 도움이 되며, "저는 당신들 문화의 음악에 익숙하지 않지만, 당신이 저를 도와주신다면 배우고 싶어요."라고 말하면 환자와 가족의 환심을 사게 된다. 많은 경우, 환자와 가족들은 우리가 그들을 위해 배우고 연주할 수 있도록 그들에게 중요한 음악을 가르치는 것을 진심으로 즐거워한다. 이는 그들이 삶의 현재 단계에서도 자신들을 돕는 다른 사람을 돕고 있다는 것을 알게 해주어 목적과 의미를 가질 수 있도록 도와준다.

퇴역군인들은 정서적, 영적에서부터 의학적, 실용적 우려에 이르기까지 다양한 삶의 마지막 욕구를 가진 특유의 집단이다. 우리의 퇴역군인들은 그들의 군복무로 인한 PTSD를 경험할 수 있고, 호스피스 종사자들은 최상의 지원을 해줄 수 있는 방법을 이해하기 위한 훈련이 필요하다. 호스피스 돌봄에서의 퇴역군인 환자들은 중독과 노숙 경험이 있을 수 있으며, 호스피스 팀은 안전과 박애를 유지하면서 환자 중심 돌봄을 제공하는 윤리의 균형을 맞출 필요가 있을 것이다. 퇴역군인들, 특히 말기 질환이 있는 퇴역군인들이 받을 자격이 있는 복리후생들을 탐색하는 것은 전문가들에게 힘든 일이 될 수 있다. 우리 퇴역군인들은 그들의 봉사에 대한 인정과 그들의 희생에 대한 감사의 표현을 받을 자격이 있으며, 호스피스 팀은 퇴역군인 환자들을 기리는 휘장 수여식, 표창장 수여식 등 공식 행사를 통해 특별한 보답을 제공할 수 있다. 이를 위해 보훈처와 NHPCO가 협력해 'We Honor Veterans' 프로그램을 구성했다. 이 프로그램은 퇴역군인 중심의 교육 활동 촉진, 퇴역군인을 돕기 위한 조직 능력 증대, 전략적 파트너십 발전 지원, 그리고 퇴역군인 말기 돌봄의 증진과 개선이라는 목표를 달성하기 위한 교육 도구와 자원을 제공한다. 조직들에 대한 계층적 보상은 내부 및 외부 교육 경험, 퇴역군인 중심의 정책, 돌봄의 질을 개선하기 위한 프로세스 및 계획에 따라 제공된다. 관련 정보는 그들의 웹사이트 www.wehonorveterans.org.에서 구할 수 있다. 음악치료사들은 휘장 수여식을 주도하고, 호스피스 돌봄에서 퇴역군인들을 기리기 위한 서비스별 음악을 제공할 수 있는 최적의 위치에 있다.

삶의 질 유지

,

삶의 질은 다면적이며 호스피스 완화의료 환자마다 다르며, 사회적, 정신적, 심리적, 영적, 경제적, 생리적 안녕을 포함한 삶의 다양한 측면을 포괄한다. 사람의 삶의 질은 전반적인 안녕 상태에 대한 주관적인 경험이다. 말기 돌봄에서 환자의 삶의 질은 앞서 언급한 여러 가지 임상 욕구의 영향을 받을 수 있다. 예를 들어, 특정 진통제의 부작용은 사람의 삶의 질에 부정적인 영향을 미칠 수 있다. 삶의 질은 개별적으로 결정된 안녕에 대한 인식을 포괄하기 때문에 호스피스 완화의료의 주된 목표로 볼 수 있다. 호스피스 완화의료는 치료수단으로 생명을 연장시키는 것보다 증상을 해결함으로써 매순간 환자를 편안하게 해주려고 하기 때문에 삶의 질은 무엇보다 중요하다.

삶의 질은 다면적이고 사람마다 고유하기 때문에 측정하기가 어려울 수 있다. 그러나 호스피스 완화의료에 관련된 몇 가지 측정도구를 이용할 수 있는데, 이 도구들은 자기 보고의 중요성과 사용 편의성을 강조한다. 이러한 도구들은 일반적으로 통증, 외로움, 슬픔, 영적 담론, 재정적 걱정 등 삶의 질에 대한 다양한 영역을 평가하기 위해 Likert 척도를 사용한다. 삶의 질 측정 도구의 예로는 McGill Quality of Life Questionnaire (Cohen, Mount, Bruera, Provost, Rowe, & Tong, 1997), Hospice Quality of Life Index – Revised (McMillan, 1996), Multidimensional Quality of Life Scale – Cancer Version (Dibble, Padilla, Dodd, & Miaskowski, 1998)이 있다. 이러한 삶의 질 측정 도구는 신체적 안락과 증상, 사회적 연결성, 영적 걱정, 정서적 안녕,

재정적인 걱정 등 여러 영역에서 환자의 삶의 질을 평가한다.

좋은 죽음의 지지

,

이 장의 앞부분에서 우리는 "좋은 죽음"에 대한 욕구를 이해하는 것에 초점을 맞추었다. 이제 삶의 마지막에 임상적 욕구에 대한 다양한 측면을 검토했으므로, 좋은 죽음의 개념을 다시 한 번 검토해보자. "좋은 죽음"에 대한 실질적인 정의는 문헌에 없지만, 사랑하는 사람들이 환자의 좋은 죽음에 기여했다고 생각하는 요소들을 식별하는 연구들이 나오고 있다. 한 연구는 4개월에 걸쳐 다양한 참여자(유가족, 의사, 간호사, 자원봉사자, 환자, 사회복지사, 성직사)로 구성된 일련의 12개 초점 그룹을 소집하여 좋은 죽음을 지지하는 6개의 테마를 정의했다. 이러한 테마들은 명확한 의사 결정, 통증과 증상 관리, 완결, 죽음에 대한 준비, 타인을 향한 기여, 그리고 전인적 긍정이었다. 의사의 관점은 생물의학 측면에 중점을 둔 반면, 환자와 가족의 관점은 죽음의 질에 필수적인 광범위한 속성을 정의했다(Steinhauser, 2000).

연구자들은 최근 36개의 상호 심사 연구에서 좋은 죽음을 지지하는 핵심 테마를 찾아냈다. 이러한 핵심 테마에 포함되는 것은 특정 임종 과정에 대한 선호, 고통 없는 상태, 종교/영성, 정서적 안녕, 삶의 종결, 치료 선호도, 존엄성, 가족, 삶의 질, 의료진과의 관계 및 "기타"이다. 가장 자주 발생하는 테마는 임종 과정에 대한 선호(94%), 고통 없는 상태(81%), 정서적 안녕(64%)이었다. 환자들은 종교/영성을 강조할 가능성이 높았고, 반면에 가족 구성원들은 삶의 종결, 삶의 질, 존엄성, 가족의 존재에 더 집중했다 (Meier, 2016).

  분명, 좋은 죽음은 많은 요소들을 포함한다. 모든 요소들은 환자와 그들의 사랑하는 사람들 모두에게 죽음과 임종의 전인적인 측면을 나타내는 것들이다. Seasons Hospice & Palliative Care는 모든 다학제간 팀 구성원들이 환자가 정의한 완벽한 말기 경험을 만드는 데 집중하도록 가르친다. 이를 위해서는 팀원들이 환자와 가족의 선호, 욕망, 가치, 신념과 소망을 세심하게 평가해야 한다. 심리사회 사정에 포함된 질문 중 하나는 "최선의 돌봄을 제공하기 위해 우리가 당신에 대해 비의료적인 측면에서 알아야 할 세 가지는 무엇입니까?"이다. 이 질문은 환자, 가족, 간병인들 사이에서 말기 선택 논의를 편하게 할 수 있도록 고안된 카드 게임 "My Gift of Grace"(www.mygiftofgrace.com)에서 나온다. 우리가 그것을 "좋은 죽음"이라고 부르든, "완벽한 삶의 마지막 경험"이라고 부르든 간에, 중요한 점은 환자와 가족 구성원 각각에 대해 사정되어야 하며, 돌봄 계획은 그러한 욕구를 충족시키도록 고유하게 맞춤화되어야 한다는 것이다. 어떤 이들은 사랑하는 모든 사람들이 방에 모여 사후세계로 가는 길에 노래를 불러주기를 원하지만, 다른 이들은 마지막 임종을 홀로하기를 원할 것이다. 우리는 무엇이 환자들의 좋은 죽음을 구성하는지 추측할 수는 없지만, 문헌에 나타난 테마로부터 배울 수는 있다. 거의 모두가 기본적으로 통증과 증상 관리에 초점을 맞추고 있지만, 좋은 죽음의 경험은 생체의학적인 경험을 훨씬 넘는 것이라는 인식이 있다. Steinhauser(2000)는 이 개념을 강조하면서 "...말기 돌봄의 생체의학적 측면은 매우 중요하지만 단지 좋은 죽음을 향한 출발점을 제공할 뿐이다. 신체적 증상이 적절히 완화될 때 환자와 가족들은 삶의 마지막에 직면하는 중요한 심리사회적, 영적 문제들을 해결할 기회를 가질 수 있다."는 점을 분명히 했다. 음악치료사들은 좋은 죽음을 만드는데 확인된 여러 영역을 다루기 때문에 완벽한 말기 경험을 지원할 수 있는 위한 완벽한 위치에 있다.

References

Abelson, R. (2007). A chance to pick hospice, and still hope to live. The New York Times, February 10.

American Journal of Hospice and Palliative Care. (1992). Preparing for the death of a loved one. American Journal of Hospice and Palliative Care, July/August, 14-16.

American Music Therapy Association (2016). Profile of the 2016 AMTA Membership. AMTA: Silver Spring, MD.

Backer, B.A., Hannon, N. R., & Russell, N. A. (1994). Death and dying: Understanding and care, 2nd Edition, Albany, NY: Delmar Publishers.

Baker, S. T. & Seager, N. D. (1991). A comparison of the psychological needs of hospice patients with AIDS and those with other diagnoses. The Hospice Journal, 7(1-2), 61-69.

Bai, M. & Lazenby, M. (2015). A systematic review of associations between spiritual well-being and quality of life at the scale and factor levels in studies among patients with cancer. Journal of Palliative Medicine, 18(3), 286-298.

Balboni, T.A., Balboni, M., Enzinger, A.C., Gallivan, K., Paulk, M.E., Wright, A., Steinhauser, K., VanerWeele, T.J., & Prigerson, H.G. (2013). Provision of spiritual support to patients with advanced cancer by religious communities and associations with medical care at the end of life. JAMA, 173(12), 1109-1117.

Beresford, L. (1993). The hospice handbook. Boston: Little, Brown, and Company.

Bly, J. L. & Kissick, P. (1994). Hospice care for patients living alone: Results of a demonstration program. The Hospice Journal, 9(4), 21-38.

Bredin, M. (1999). Breathlessness. In S. Aranda & M. O'Connor (Eds.), Palliative care nursing: A guide to practice (pp. 143-160). Melbourne, Australia: Ausmed Publications.

Bowers, L. & Boyle, D.A. (2003). Depression in patients with advanced cancer. Clinical Journal of Oncology Nursing, 7(3), 281-288.

Burger, T. A. (2001). Pain and symptom management. In B. Poor & G. P. Poirrie (Eds.), End of life nursing care (pp. 139-174). London: Jones & Bartlett Publishers.

Bushfield, S.Y. & DeFord, B. (2010). End of Life Care & Addiction. New York: Springer Publishing Company.

Bruera, E. & Kim, N.H. (2003). Cancer pain. JAMA 290(18), 2476-2479.

Byock, I.R. (2004). The four things that matter most. New York: Atria Books.

Cagle, J.G. & Altilio, T. (2011). The social work role in pain and symptom management. In T. Altilio and S. Otis-Green (Eds.) Oxford Textbook of Palliative Social Work. New York: Oxford University Press.

Carney, M. T. & Meier, D. E. (2000). Palliative care and end-of-life issues. Anesthesiology Clinics of North America, 18(1), 183-211.

Carteret, M. (2016). Cultural Aspects of Death and Dying. Retrieved 12/22/2016 from http://www.dimensionofculture.com/2010/11/cultural-aspects-of-death-and-dying/.

Chochinov, H.M. (2012). Dignity therapy: Final words for final days. Oxford University Press.

Chochinov, H.M.,, Kristianson, L.J., Breitbart, W., McClement, S., Hack, T.F., Hassard, T., & Harlos, M. (2011). Effect of dignity therapy on distress and end of life experience in terminally ill patients: a randomized controlled trial. Lancet Oncology, 12(8), 753-762.

Code, K. & Paul, J. (1999). Group work in career support. In S. Aranda & M. O'Connor (Eds.), Palliative care nursing: A guide to practice (pp. 295-313). Melbourne, Australia: Ausmed Publications.

Cohen, M. (1993). Introduction: Spirituality, quality of life, and nursing care. Spiritual Well-Being, 2(3), 47-49.

Cohen, S.R., Mount, B.M., Bruera, E., Provost, M., Rowe, J., & Tong, K (1997). Validity of the McGill Quality of Life Questionnaire in the palliative care setting: A multi-centre Canadian study demonstrating the importance of the existential domain. Palliative Medicine, 11, 3-20.

Corr, C. A. (1992). A task-based approach to coping with dying. OMEGA Journal of Death and Dying, 24(2), 81-94.

Costello, J. & Hargreaves, S. (1998). Anticipatory grief: Families facing loss. Practice, 10(3), 44-52.

Decker, S. & Young, E. (1991). Self-perceived needs of primary caregivers of home/ hospice clients. Journal of Community Health Nursing, 8(3), 147-154.

de Leon Siantz, M.L. (2008). Leading change in diversity and cultural competence. Journal of Professional Nursing, 24(3), 167-171.

Delgado, Guay, M.O., Parsons, H.A., Hui, D., De la Cruz, M.G., Thorney, S., & Bruera,

E. (2013). Spirituality, religiosity, and spiritual pain among caregivers of patients with advanced cancer. American Journal of Hospice and Palliative Care, 30(5), 455-461.

Dibble, S. L., Padilla, G. V. Dodd, M., Miaskowski, C. (1998). Gender differences in the dimensions of quality of life. Oncology Nursing Forum, 25(3), 577-283.

Diver, F., Molassiotis, A., & Weeks, L. (2003). The palliative care needs of ethnic minority patients: staff perspectives. International Journal of Palliative Nursing, 9(8), 343-351.

Evans, N., Menaca, A., Andrew, E.V., Koffman, J., Harding. R., Higginson, I.J., Pool, R., & Gysels, M. (2012). Systematic review of the primary research on minority ethnic groups and end of life care from the United Kingdom. Journal of Pain and Symptom Management, 43(2), 261-286.

Feil, N. (2012). The Validation Breakthrough: Simple Techniques for Communicating with People with Alzheimer's and Other Types of Dementia, 3rd edition. Baltimore: Health Professionals Press.

Ferrell, B., Otis-Green., S., & Economou, D. (2013). Spirituality in cancer care at the end of life. Cancer Journal, 19(5), 431-437.

Fisher, D.J., Villines, D., & Kim, Y.O. (2010). Anxiety, depression, and pain: differences by primary cancer. Supportive Care in Cancer 18(7), 801-810.

Fulton, G., Madden, C., & Minichiello, V. (1996). The social construction of anticipatory grief. Social Science and Medicine, 43(9), 1349-1359.

Funk, L., Stajduhar, K., Toye, C. Aoun, S., Grande, G., & Todd, C. (2010). Part 2: Home-based family caregiving at the end of life: a comprehensive review of published qualitative research (19982008). Palliative Medicine, 24(6), 594-607.

Furman, C.D., Doukas, D.J., & Reichel, W. (2010). Unlocking the closed door: arguments for open access hospice. American Journal of Hospice and Palliative Care, 27(1), 86-90.

Glajchen, M. (2011). Caregivers in palliative care.. In T. Altilio and S. Otis-Green (Eds.) Oxford Textbook of Palliative Social Work. New York: Oxford University Press.

Goldberg, R.J., Mor, V., Wiemann, M., Greer, D.S., & Hiris, J. (1986). Analgesic use in terminal cancer patients: report from the national hospice study. Journal of Chronic Diseases, 39(1) 37-45.

Govere, L. (2016). How effective is cultural competence training of healthcare providers on improving patient satisfaction of minority groups? A systematic review of literature. Worldviews Evidenced Based Nursing, 13(6), 402-410.

Green, C.R. & Hart-Johnson, T. (2010). Cancer pain: an age-based analysis. Pain Med, 11(10), 1525-1536.

Hall, S., Davies, J.M., Higginson, I.J. (2014). Patterns of dignity-related distress at the end of life: a cross-sectional study of patients with advanced cancer and care home residents. Palliative Medicine, 28(9), 1118-1127.

Hall. S. Chochinov, H., Harding, R., Murray, S., Richardson, A., & Higginson, I. (2009). A phase II randomized controlled trial assessing the feasibility, acceptability and potential effectiveness of Dignity Therapy for older people in care homes: study protocol. BioMed Central Geriatrics, 9(9). https://doi.org/10.1186/1471-2318-9-9

Hart, B., Sainsbury, P., & Short, S. (1998). Who's dying? A sociological critique of the good death.' Mortality, 3(1), 65-78.

Holroyd, K.A., Holm, J.E., Keefe, F.J., Turner, J.A., Bradley, L.A., Murphy, W., Johnson, P., Anderson, K., Hinkle, A., O'Malley, W. (1992). A multicenter evaluation of the McGill Pain Questionnaire: results from more than 1700 chronic pain patients. Pain, 48(3) 301-312.

Houmann, L.J., Chochinov, H.M., Kristjanson, L.J., Petersen, M.A., Groenvold, M. (2014). A prospective evaluation of Dignity Therapy in advanced cancer patients admitted to palliative care. Palliative Medicine, 28(5), 448-458.

Horvat, L., Horey, D., Romios, P., & Kis-Rigo, J. (2014). Cultural competence education for health professionals. Cochrane Database of Systematic Reviews, 5(5). doi: 10.1002/14651858.CD009405.pub2

Irish, D.P. (1991). Multiculturalism and the majority population. In D. Irish, K. Lundquis, and V. Nelsen (Eds.), Ethnic variations in dying, death, and grief: Diversity in universality (pp. 1-3). Washington, DC: Taylor and Francis.

Jacobsen, R., Liubarskiene, Z., Moldrup, C., Christrup, L., Sjogren, P., & Samsanaviciene, J. (2009). Barriers to cancer pain mangemetn: a review of empirical research. Medicina, 45(6), 427-433.

Kastenbaum, R.J. (2004). Death, society, and human experience, 8th Edition. Boston: Alyn & Bacon Press.

Keall, R.m., Butow, P.N., Steinhauser, K.E., & Clayton, J.M. (2013). Nurse facilitated preparation and life completion interventions are acceptable and feasible in the Australian palliative care setting: Results from a phase 2 trial. Cancer Nursing, 36(3), E39-46.

Koff, T. H. (1980). Hospice: A caring community. Cambridge, MA: Winthrop Publishers.

Kubler-Ross, E. (1969). On death and dying. New York: MacMillan Publishing Company.

Kubler-Ross, E. (1974). Questions and answers on death and dying. New York: MacMillan Publishing Company.

Lindemann, E. (1944). Symptomatology and management of acute grief. American Journal of Psychiatry, 101, 144.

Lowe, J. & Archibald, C. (2009). Cultural diversity: the intention of nursing. Nursing Forum, 44(1), 11-18.

Masson, J. D. (2002). Non-professional perceptions of 'good death': A study of the views of hospice care patients and relatives of deceased hospice care patients. Mortality, 7(2), 191-209.

McMillan, S. C. (1996). The quality of life of patients with cancer receiving hospice care. Oncology Nursing Forum, 23(8), 1221-1228.

Meier, E.A., Gallegos, J.V., Montross Thomas, L.P., Depp, C.A., Irwin, S.A., Jeste, D.V. (2016). Defining a good death (successful dying): Literature review and a call for research and public dialogue. The American Journal of Geriatric Psychiatry, 24(4), 261-271.

National Consensus Project for Quality Palliative Care. (2004). Clinical practice guidelines for quality palliative care. Brooklyn, NY: Author.

Obermeyer, Z., Makar, M., & Abujaber, S. (2014). Association between the Medicare hospice benefit and healthcare utilization and costs for patients with poor-prognosis cancer. JAMA, 312(8), 1888-1896.

Oldenmenger, W.H., de Raaf, P.J., & de Klerk, C. (2013). Cut points on 0-10 numeric rating scales for symptoms included in the Edmonton Symptom Assessment Scale in cancer patients: A systematic review. Journal of Pain and Symptom Management, 45(6), 1083-93.

Otis-Green, S. (2011). Legacy building: implications for reflective practice. In T. Altilio and S. Otis-Green (Eds.) Oxford Textbook of Palliative Social Work. New York: Oxford University Press.

Parkes, C. M. (1975). The emotional impact of cancer of ear, nose, and throat on patients and their families. Journal of Laryntology and Otology, 89, 1271-1278.

Parkes, C. M. (1986). Bereavement: Studies of grief in adult life. Harmondsworth: Penguin.

Perron, V. & Schonwetter, R.S. (2001). Assessment and management of pain in palliative care patients. Cancer Control; Journal of the Moffitt Cancer Center, 8(1). Retrieved 12/21/2016 online http://www.medscape.com/viewarticle/409025 2.

Pesquera, M., Yoder, L., & Lynk, M. (2008). Improving cross-cultural awareness and skills to reduce health disparities in cancer. Medsurg Nurs, 17(2), 114-120.

Prince-Paul, M. (2008). Relationships among communicative acts, social well-being, and spiritual well-being on the quality of life at the end of life in patients with cancer enrolled in hospice. Journal of Palliative Medicine, 11(1), 20-25.

Pierson, C. M., Curtis, R. J., & Patrick, D. L. (2002). A good death: A qualitative study of patients with advanced AIDS. AIDS Care, 14(5), 587-598.

Rando, T. A. (1986). Loss and anticipatory grief. Lexington, MA: Lexington.

Rando, T. A. (1988). Anticipatory grief: The term is a misnomer but the phenomenon exists. Journal of Palliative Care, 4, 70.

Reddy, S. K. (2002). Pain management. In A. Elsayem, L. Driver, & E. Bruera (Eds.), The M.D. Anderson symptom control and palliative care handbook, 2nd Edition. (pp. 17-40). Houston: The University of Texas MD Anderson Cancer Center.

Richardson, A., Thomas, V.N., & Richardson, A. (2006). "Reduced to nods and smiles": experiences of professionals caring for people with cancer from black and ethnic minority groups. European Journal of Oncology Nursing, 10(2), 93-101.

Rykov, M. & Hewitt, G. (1991). Last songs: AIDS and the music therapist. Toronto: Music Therapy Services of Metro Toronto.

Schwartz, C. E., Mazor, K., Rogers, J., Ma, Y., & Reed, G. (2003). Validation of a new measure of concept of a good death. Journal of Palliative Medicine, 6(4), 575-583.

Shaheen, P.E., Legrand, S.B., & Walsh, D. (2010). Errors in opioid prescribing: a prospective survey in cancer pain. Journal of Pain and Symptom Management, 39(4), 702-711.

Siegel, K. & Weinstein, L. (1983). Anticipatory grief reconsidered. Journal of Psychosocial Oncology, 1, 61.

Simard, J. (2013). The End of Life Namaste Care Program for People with Dementia. Baltimore: Health Professionals Press.

Sivesind, D. M. (2002). Anxiety. In A. Elsayem, L. Driver, & E. Bruera (Eds.), The M.D. Anderson symptom control and palliative care handbook, 2nd Edition. (pp. 97-101). Houston: The University of Texas MD Anderson Cancer Center.

Stajduhar, K., Funk., L., Toye, C., Grande, G., Aoun, S., & Todd, C. (2010). Part 1: Home-based family caregiving at the end of life: a comprehensive review of published quantitative research (19982008). Palliative Medicine, 24(6) 573-593.

Steinhauser, K.E., Clipp, E.C., McNeilly, M., Christakis, N.A., McIntyre, L.M., Tulsky, J.A. (2000). In search of a good death: Observations of patients, families, and providers. Annals of Internal Medicine, 132(10) 825-32.

Steinhauser, K.E., Alexander, S.C., Byock, I.R., George, L.K., Olsen, M.K., & Tulsky, J.A. (2008). Do preparation and life completion discussions improve functioning and quality of life in seriously ill patients? Pilot randomized control trial. Journal of Palliative Medicine, 11(9), 1234-1240.

Taylor, P. (2001). Issues of suffering at the end of life. In B. Poor & G.P. Poirrier (Eds.), End of life nursing care, (pp. 175-187). London: Jones & Bartlett Publishers.

Thompson, P. M. (2002). Communicating with dementia patients on hospice. American Journal of Hospice and Palliative Care, 19(4), 263-266.

Tripp, P.D. (2009). Broken-Down House: Living Productively in a World Gone Bad. Wapwallopen, PA: Shepherd Press.

Wakefield, M. & Ashby, M. (1993). Attitudes of surviving relatives to terminal care in South Australia. Journal of Pain and Symptom Management, 8(8), 527-535.

Walters, G. (2004). Is there such a thing as a good death? Palliative Medicine, 18, 404-408.

Warden, V., Hurley, A.C., & Ladislav, V. (2003). JAMDA: The Journal of Post-Acute and Long-Term Care Medicine, 4(1), 9-15.

Weisman, A. D. (1988). Appropriate death and the hospice program. The Hospice Journal, 4(1), 65-77.

Wickham, R. (2002). Dyspnea: Recognizing and managing an invisible problem. Oncology Nursing Forum, 29(6), 925-934.

Wright, A.A., Katz, I.T. (2007). Letting go of the rope – aggressive treatment, hospice care, and open access. New England Journal of Medicine, 357(4), 324-327.

Wright, K.B. (1998). Professional, ethical, and legal implications for spiritual care in nursing. Image: Journal of Nursing Scholarship, 30(1) 81.

CHAPTER 3

,

호스피스 음악치료의 설립

문헌 고찰

이론적 관점

,

말기 돌봄에서의 음악치료는 Porchet‐Munro(1993)가 쓴 'Oxford Textbook of Palliative Medicine'에서 "음악의 특성과 잠재력, 그리고 그것이 인간에게 미치는 영향을 심리사회적, 정신적 지지의 한 형태 또는 증상 관리와 간호 돌봄에 대한 보조 중재 전략으로서의 계획적인 사용(p.555)"으로 정의되었다. 이 책에는 말기 돌봄에서 음악치료의 이론적 모델을 제공하는 다양한 이론적 논문들이 문헌에 실려 있다. Gilbert(1977)는 음악치료의 특성을 말기환자들의 임상적 욕구와 비교하고 음악치료사들이 이러한 욕구를 충족시킬 수 있도록 잘 준비되어 있다고 하였다. 그룹 음악치료 세션은 환자와 가족에 대한 지지를 제공하기 위해 사용될 수 있다. 이러한 세션에서 환자들은 삶을 회상하고 삶의 경험을 공유하며, 현재 힘든 일들에 대한 타당화를 경험하는 기회를 얻을 수 있는 동시에 말기 진단을 받은 다른 사람들과도 고민을 나눌 수 있다. 가족 음악치료 세션은 "다른 방식으로 표현하기에는 위협적일 수 있는 감정과 생각들을 말로 표현할 수 있게 해주는 수단으로 음악을 사용함으로써 죽음의 수용 단계를 지나는 과정을 도울 수 있기 때문에" 정서적 표현을 촉진하기 위한 수단으로 제안되었다(p.170).

말기 환자들의 심리 문제는 4단계로 분류되었다. '초기 단계'로도 알려진 1단계는 충격, 분노, 슬픔, 또는 취약함이 특징이다. 이러한 감정들은 환자들이 받은 진단의 말기 양상에 적응하면서 나타날 수 있다. 제2단계, 즉 "안정화" 중에는 삶의 질, 영적 지지나 정서적 안정의 필요성이 대두될 수 있다. 환자들은 자신의 말기 질환을 수용하는 단계로 나아가고 장례식 준비나 마지막 유언과 유서 준비와 같은 말기 계획을 세우기 시작한다. 제3단계, 즉 "질병 진행"에서 환자는 죽음, 계속되는 독립성 상실을 넘어 통증과 슬픔의 증가, 임박한 죽음에 대한 두려움을 경험할 수 있다. "마지막 단계, 사망"으로 불리는 최종 단계에서는 환자가 타인과 분리되어 고립될 수 있다. 영적 또는 초자연적 경험이 발생할 수 있으며, 환자는 질병의 진행 또는 약물 관련 부작용과 관련된 혼란을 겪을 수 있다. 이 모든 단계들에서, 환자와 가족 모두를 위한 대처 기술로 음악치료의 사용이 제안되었다. 저자는 질병이 진행됨에 따라 환자의 욕구에 맞게 조절하는 환자 선호 음악의 사용을 권고한다(West, 1994).

음악치료는 정서적 지지 및 완화의료 환자들이 심리정신적 경험에 참여하기 위한 수단으로 활용되어 왔다. Salmon(1993, 1995)은 말기 환자들의 감정 처리를 돕기 위한 음악치료의 사용을 설명한다. 저자에 따르면, 음악과 감정은 상징적인 언어라는 점에서 유사하다. 그것들은 동시에 존재하는(상충될 수 있는) 테마를 포함할 수도 있고, 둘 다 시간 속에서 움직이며, 관계로 구성되어 있다. 음악치료는 완화의료 환자들이 그들의 감정 세계를 경험하고 여행할 수 있는 안전한 환경과 표현 수단을 제공한다. 음악치료사들은 의미 있는 경험을 할 수 있도록 하면서 환자, 치료사, 음악을 포함하는 신성한 공간 또는 독립적인 공간을 제공한다. 이 때문에 음악치료는 완화의료에서 깊이 있는 경험(심리정신적 과정)을 도출하고 지원할 수 있다. Salmon(2001)에 따르면 "음악은 깊고, 이미지와 기억을 떠올리며, 감각과 공명하고, 사람을 평범한 인식의 범위 너머로 이동하게 하는 언어...로 말한다."고 하였다(p.143). 이 과정은 치료사와 환자가 정서적, 영적, 육체적 영역을 유동적으로 움직일 때 환자에게 의미, 이해, 평화, 창조의 기회를 제공한다. Munro(1978)도 정서적 지지를 위한 음악치료의 사용 이론을 지지하며, "음악의 다차원적 특성은 의식의 여러 단계에 닿게 한다."(p.1030)고 명시하고 있다. 삶의 마지막에 음악치료를 사용함으로써 삶의 질이 크게 향상되었다(Hilliard, 2005).

O'Callahan(1993)은 완화의료 환경에서 뇌 기능 장애를 가진 사람들의 의사소통의 수단으로 음악치료를 할 것을 제안한다. 그녀는 음악치료가 지지상담 제공, 비언어적 표현 수단의 허용, 가족 지지 및 환자와의 의사소통 장려, 삶의 회고와 타당화 유도, 가족 및 의료 제공자들과의 유대감 조성, 그리고 침상에서의 편안함 제공을 위해 사용되어야 한다고 권고한다. 의사소통을 용이하게 하기 위한 가능한 음악치료 기법에는 작곡, 즉흥 연주 및 노래, 구조적 연주 및/또는 노래, 라이브 또는 녹음된 음악 듣기, 그리고 음악치료 세션에서 만든 노래로 녹음 만들기 등이 있다. 또한, O'Callahan은 음악치료사가 환자 담당 의료진들과 환자의 가족들에게 녹음된 음악의 적절한 사용에 대해 조언자 역할을 할 것을 제안한다.

음악치료가 완화의료의 통증 관리를 제공할 수 있다는 이론이 세워졌고, O'Callahan(1996a)은 음악치료의 사용에 관한 4가지 이론적 관점을 제시했다. 이러한 관점들에는 음악과 통증 사이의 심리적 관계, 통증 조절에 관련된 척추 메커니즘, 엔돌핀의 역할, 그리고 정신 생리학적 이론이 포함된다. O'Callahan에 따르면, 음악치료의 사용은 음악의 선택에 대한 환자의 선호도, 음악의 볼륨, 친숙하거나 낯선 음악을 연주해야 하는지에 대한 세심한 사정을 필요로 한다. 특정 유형의 뇌손상이나 악성종양으로 인한 장애가 있는 환자들은 오른쪽 측두엽에 손상을 입었을 수 있으며 음악이 고통스러울 수 있다. 따라서 음악의 사용은 반드시 스태프들에 의해 모니터되어야 한다. 통증 관리를 위한 다양한 음악사용에는 희망을 심어주기 위한 노래 만들기, 청음 마취를 위한 녹음된 음악 듣기, 심리 치료를 용이하게 하기 위한 라이브 음악, 의사소통을 위한 라이브 음악이 포함되었다. O'Callahan에 따르면 음악은 통증 관리를 도울 뿐만 아니라, 인간의 영혼에 자양분을 공급한다.

Music Therapy at the End of Life (Dileo & Loewy, 2005)의 본문에는 영적인 지지를 제공하고, 관계 종결과 삶의 종결을 제안하며, 치매에 걸린 사람들에게 도움을 주기 위한 음악치료의 사용을 보여주는 많은 장들이 있다. 또한 노래 만들기, 치료사가 작곡한 노래의 사용, 자장가, 헌신적인 음악, 치료사 목소리의 임상적 사용, 즉흥 연주, 음악 명상, 환경적 음악, 그리고 음악과 심상을 포함한 음악치료 중재의 유형에 더 깊이 초점을 맞춘 장들도 있다. 본문에는 다수의 저자들의 시각과 다양한 관점이 풍부하지만, 모두 말기의 환자와 가족들을 위한 다면적인 욕구를 충족시키는데 있어서 음악치료의 중요성을 아주 잘 보여준다.

호스피스 환자와 가족의 다차원적 욕구필요를 충족시키는 데 있어 음악치료의 다양한 사용을 보여주는 이야기, 기사, 사례 연구들이 책으로 발표되고 있는데, 그러한 책 중 하나가 저자들이 능숙하게 환자와 가족들과의 말기 음악치료 경험의 여정에 우리를 데려가는 Amy Clements－Cortes'와 Sara Varvas Klinck(2016)의 Voices of the Dying and Bereaved: Music Therapy Narratives이다. 음악요법이 이완, 고통스러운 과거의 치유, 관계 지지, 삶의 종결에 어떻게 활용될 수 있는지에 대해 3가지 풍부한 사례 이야기가 제공된다. 한 사례 연구에서, 우리는 음악치료가 어떻게 심리치료학적 관점에서 초년에 경험했던 트라우마를 치유하고 삶의 마지막 단계를 편하게 해주는지를 볼 수 있다. 다른 사례에서는 관계지지에서 노래 만들기의 힘을 밝혀내며, 마지막 사례에서는 어떻게 Bonny Method of Guided Imagery and Music(BMGIM)이 영적 고통을 줄이고 에너지를 증가시키며 가족들과의 관계 종결에 도움을 줄 수 있는지를 보여준다. 폭 넓고 다양한 음악치료 기법과 이들에 대한 적응증과 금기증, 사용 시 고려사항에 대해 설명한 챕터도 있다. 또한 사별가족 음악치료에 대한 이야기도 제공된다. 독특한 사례들 속에서 유사한 주제를 전하는 사례 연구는 Islene Runningdeer(2013)의 Musical Encounters with the Dying: Stories and Lessons와 Nigel Hartley(2014)의 End of Life Care: A Guide for Therapists, Artists, and Arts Therpists에 발표되었다.

질적 관점

,

이 책에는 말기 돌봄에서 음악치료의 사용을 보여주는 프로그램 설명과 사례 연구가 풍부하게 담겨져 있다. 음악치료 프로그램은 다양한 국제적 관점에서 설명되어 왔다. 문헌에 기술된 것들에는 호주, 미국, 독일, 일본, 영국 및 캐나다의 관점이 포함되어 있다(Hogan, 1996; Mandel, 1993; Marr, 1996; Nakagami, 1997; Salmon, 2001; Starr, 1999; Weber, 1996). 이 문헌은 다양한 목표와 치료 기법을 보여주지만 공통의 주제가 부각되어 왔다. 설명된 호스피스 완화의료 음악치료 프로그램은 대부분 다학제간 팀의 다양한 구성원들이 환자를 음악치료사에게 의뢰하는 의뢰기반의 프로그램이다. Mandel(1993)은 호스피스 음악치료 프로그램의 전반적인 목표를 환자와 가족에게 서비스를 제공하고, 직원과 자원봉사자에게 음악의 사용을 교육하고, 음악 자원 라이브러리를 개발하고, 사별가족 지원을 제공하는 것이라고 설명한다. 환자들은 의뢰, 사정, 치료 계획의 과정을 통해 서비스를 받는다. 음악치료사의 업무 중 하나는 호스피스 직원에게 환자를 음악치료 프로그램에 확인하고 의뢰하는 훈련을 시키기 위한 교육 워크숍을 제공하는 것이다.

호스피스 완화의료에서 환자를 음악치료에 의뢰하는 이유는 문헌에 기록되어 있다. 고립, 우울증, 영적 담론, 문화적 장벽, 고통스러운 신체적 증상을 경험한 환자들은 음악치료에 의뢰 되었다(Hogan, 1996). Nakagmi(1997)도 48명의 환자 진료기록을 분석하여 음악치료 의뢰 이유를 기록했다. 이 연구에서는 한 명의 환자가 두 가지 이상의 임상적 이유로 의뢰한 경우도 있기 때문에 총 의뢰 이유의 수(N)는 48보다 크다. 불안, 외로움, 고독, 우울증 같은 정신적 문제가 의뢰의 77%(n=37)를 넘었다. 22건의 경우 신체적인 문제가 의뢰 이유였다. 여기에는 고통, 불면증, 의식의 변화가 포함되었다. 가족에 대한 정신적 지원, 가족 간 갈등, 사회적 상호작용을 포함한 사회적 이슈는 전체 의뢰 중 13건이었다. 3개의 사례는 영적 문제에 대한 의뢰와 연관되었는데, 특히 환자가 긍정적으로 느끼지 못하는 것과 인간적 존엄성의 결핍을 겪고 있는 것과 관련 있었다. Starr(1999)의 또 다른 논문에서는 간호사와 사회복지사가 의뢰의 주요 출처로 확인되었다. 이러한 전문가들은 의사소통에 문제가 있거나, 통증이나 불안을 경험했거나, 혼란스러워 하거나, 우울증, 고립감, 동요 또는 흥분성으로 고생하는 환자들을 의뢰했다.

음악치료사들은 삶의 마지막 가까이에 있는 환자와 가족들이 대면하는 다양한 문제들에 대한 치료법을 문서화했다. 이러한 논문들의 대다수에서, 음악치료사가 환자와 음악과의 역사적 관계, 그들이 선호하는 음악, 리듬감과 조성, 그리고 삶 속에서 음악의 사용을 확인하는 음악치료 사정의 필요성을 분명히 했다. 환자 관련 문제나 돌봄 계획 욕구는 사정에 포함되며, 음악치료 중재의 목표가 파악된다(Hilliard, 2001, Mandel, 1991, 1993; Munro, 1984; Starr, 1999).

사례 연구를 통해 연구자들은 음악치료가 환자의 임상적 욕구를 어떻게 다루는지를 보여 주었다. 문헌에 반영된 음악치료사들이 다루는 목표는 다음과 같다: 치료적 라포 형성; 위안 제공; 가족 간의 의사소통과 지지 장려; 통증과 증상 관리; 불안 감소; 활동 통제; 편안함과 영적 지원 제공; 종결 촉진; 정서적 표현과 슬픔의 표현 수단 제공; 스트레스 감소; 가족 대처기술 증진; 부정과 고립을 통한 작업; 독립성, 자존감, 비언어적 의사소통 및 호흡 능력 증가; 자기 가치와 존엄성의 감정 유지; 환자와 가족의 통제력 회복 지원; 추모식이나 장례식 또는 생일이나 결혼과 같은 특별한 이벤트 계획; 죽음에 맞서기, 통찰력 얻기, 기분 상승, 삶의 질 향상(Colligan, 1987; Foxglove & Tyas, 2000; Hilliard, 2001, 2003; Mandel, 1989; Marr, 1996; Munro, 1984; O'Callaghan, 1984, 1996b; O'Connor, 1989; Robertson-Gillam, 1995; Starr, 1999; Trauger-Querry &Haghighi, 1999; Weber, 1996).

음악치료사들이 이러한 프로그램 설명과 사례 연구에서 활용해온 다양한 기법들은 다음과 같다: 악기 연주; 심상 유도; 자유 즉흥 연주(보컬과 악기); 노래와 시 쓰기; 환자의 음악 모음집 분류 및 리뷰; 교회 성가대 방문과 같은 지역사회 자원 사용; 노래 선곡 촉진; GIM(Guided Imagery and Music), 음악 감상, 회상과 음악, 가사 분석, 언어 처리, 음악치료 이완 기법(MTRT), 예술 활동과 결합된 음악, 음악과 병행하여 성서 읽기, 행동 수정 음악, 동질성 원리를 통한 음악사용(Colligan, 1987; Erdonmez, 1995; Hilliard, 2001; Hogan, 1996; Lindenfelser, 2011; Mandel, 1989, 1991; Munro, 1984; O'Callaghan, 1990, 1995, 1996b, 1997; Salmon, 1989; Skaggs, 1997; Teut, 2014; Trauger-Querry & Haghighi, 1999; Warth, 2016; Whittall, 1991). 이와 같은 기법들에는 정신분석학에서부터 인지 행동 음악치료에 이르기까지 다양한 이론들이 반영되어 있다. 이러한 각각의 사례 연구에서 저자들은 말기 돌봄에서 음악치료의 고유한 과정을 보여주었다. 또한 이 연구들은 음악치료사들이 환자의 개별적인 욕구에 따라 어떻게 각 세션을 설계했는지를 보여주었다.

현상학적 연구는 말기 질환을 앓고 있는 사람들을 위한 음악치료 과정을 조사하는 데 사용되었다. Forinash(1989)는 음악치료 경험 내에서 반복되는 현상을 탐구하기 위해 이 연구 방법론을 사용할 것을 권장했다. 그녀는 이러한 현상들이 "…본질의 기초를 형성한다. 이러한 본질들이 경험의 복잡성을 반영하고 우리가 우리의 일을 좀 더 깊이 이해할 수 있도록 해줄 것이라는 것이 나의 전제다."(p.75)라고 언급했다. Forinash와 Gonzalez(1989)는 현상학적 연구 방법을 사용하여 음악치료가 전이성 유방암에 걸린 42세 여성의 임종 과정에서 어떻게 안락함을 주었는지를 기록하였다. Forinash(1990)는 10명의 참가자들과 함께 음악 과정을 기록한 또 다른 현상학적 연구에서는 음악치료 세션에서 말기 질환 진단을 받아들이기 위한 노력, 환자와 사랑하는 사람/가족 간의 관계, 말과 음악을 통한 감정의 표현과 생각과 감정을 전달하는 매개체로서의 음악과 같은 본질들이 나타났다고 결론지었다. 9명의 참가자를 대상으로 한 연구에서는 현상학적 연구 방법론을 사용하여 완화의료에서의 16가지 음악치료 카테고리를 식별했다. 이러한 카테고리에 근거하여, 연구자는 "음악치료는 종종 영적으로 경험하여, 참가자들의 죽음에 대한 수용을 재확인하거나, 그 후의 삶을 생각하도록 하거나, 삶의 의미에 눈을 뜨게 하거나, 또는 사랑과 친절을 함께 하는 행운의 경험을 성찰하게 한다"(Hogan, 1999, p.249)고 결론지었다.

O'Callahan(1996b)은 수정근거이론과 내용분석을 사용하여 39명의 말기 질환자가 작곡한 노래의 가사 테마를 분류했다. 노래에 나타난 테마는 추억, 메시지, 자기성찰, 칭찬, 배우자에 대한 반성, 역경에 대한 자기표현, 심상과 기도였다. 저자는 "노래 만들기가 완화의료 환자들에게 그들이 삶을 살아갈 수 있게 해주는 인생에서의 중요한 테마를 창조적으로 표현할 수 있는 기회를 제공하여, 죽을 때까지 존재하는 것을 피할 수 있게 해준다."고 결론지었다(p.89). O'Callahan(2001)은 또 다른 연구에서 근거이론과 주제 분석을 사용하여 음악치료 세션에서 나타나는 '자기 가치와 자기 인식

의 감정 도출', '역경을 보다 긍정적인 경험으로 전환', '인간관계와의 연관성, 그리고 다양한 정서적 반응의 도출'과 같은 테마들을 입증했다.

양적 측면

"

말기 질환자에 대한 음악치료의 효과를 입증한 더 많은 경험적 연구들이 문헌에 등장하고 있다(표 1 참조). 초기 연구들은 작은 표본 크기로 이루어졌으며 치료 조건 간에 유의미한 차이가 없는 것으로 나타났다(Calovini, 1993; Curtis, 1986; Whittall, 1989). 비록 무작위화가 부족했고 사용된 표본 크기가 상대적으로 작았지만, 음악치료의 유의미한 효과가 입증되었고, 이후 음악치료가 기분을 고조시키고 고통을 줄이며(Longfield, 1995), 환자의 영성에 긍정적인 영향을 주었다(Wlodarczyk, 2003)는 증거를 제시했다. 더 큰 표본 크기를 가진 경험적 연구가 문헌에 나타났는데, 이들은 말기 돌봄과 관련된 다양한 임상 결과에 대한 음악치료의 효과를 입증했다. Gallagher(2001)는 ex-post facto pre/post-test 디자인을 활용한 시범 연구에서 말기 질환자 90명에게서 종속변수인 통증, 기분, 불안, 숨가쁨에 대한 음악치료의 효과를 평가했고, 음악치료 세션 후 종속변수의 유의미한 개선이 발견되었다. Krout(2001)는 80명의 호스피스 환자를 대상으로 pre/post-test 디자인을 적용한 연구에서 음악치료 후에 편안함, 통증, 이완에 대한 유의미한 차이를 발견했다. 호스피스 돌봄을 받는 요양원 거주자들의 치료에 음악치료의 사용을 기록에는 ex – post facto 디자인이 사용되었다. 이 데이터는 음악치료사와 다른 호스피스 직원이 직접 돌봄에 소요되는 시간과 제공하는 세션의 수에서 유의미한 차이를 보여 음악치료사들이 연구한 다른 호스피스 전문가들(즉, 간호사, 사회복지사)보다 침상에서 더 많은 시간을 보냈음을 보여 주었다. 그뿐만 아니라 이 연구는 음악치료사들이 다학제간 호스피스 팀의 다른 분야에서는 다루지 않는 돌봄 계획 욕구를 충족시킨다는 것을 보여주었다(Hilliard, 2004).

표 1. 호스피스 완화의료 음악치료의 양적 연구

Author	Year	Pub. Type	Research Design	Significant Differences	N	Dependent Variables
Bailey	1983	Journal	pre/post	Yes	50	tension—anxiety, vigor, mood
Curtis	1986	Journal	alternating treatment; randomized Ss	no	9	pain relief and relaxation
Whittall	1989	conference paper	pilot study; pre/post test	no	8	heart and respiratory rate, extremity temperature
Calvoini	1993	Master's Thesis	pre/post test	no	11	state anxiety
Longfield	1995	Master's Thesis	quasi—experimental pre/post test	Yes	8	mood and pain

Abbott	1995	Master's Thesis	pre/post test No	no	28	quality of life
Gallagher	2001	Journal	pilot study ex post facto pre'post test	Yes	90	pain, mood, anxiety, shortness of breath
Krout	2001	Journal	pre/post test	Yes	80	quality and length of life; time of death
Hilliard	2003	Master's Thesis	Clinical trial' randomized Ss	yes	80	quality and length of life; time of death
Wlo-darczyk	2003	Master's Thesis	ABAB; counter- blance	yes	10	Spirituality
Batzner	2003	Master's Thesis	experimental randomized Ss	no	15	discomfort behaviors
Hilliard	2004	Journal	ex post facto	yes	80	time and duration of MT provided; needs treated by MT
Gallagher. Lagman Waslh, Davis, & LaGrand	2006	Journal	multiple evaluative measures, pre/ post test	yes	200	patient pain, mood, anxiety, shortness of breath and family mood, facial expressions, verbalizations
Horne-Thomp-son	2008	Journal	patient self-report post intervention	yes	25	Anxiety

Bradt, Dileo, Grocke & Magill	2011	Journal	meta-analysis	yes	3731	blood pressure, respiratory rate, heart rate, pain, anxiety
Clements-Cortes	2011	Journal	pre/post-test, visual analog scale, randomized Ss	yes	40	pain, physical comfort
Liu, Burns, Hilliard, Stump, & Unroe	2015	Journal	retrospective analysis	yes	4804	reasons for referral to MT at home- emotional and spiritual support, quality of life, isolation vs. in the nursing home - isolation, quality of life, emotional and spiritual support
Burns, Perkins, Tong, Hilliard, & Cripe	2015	Journal	retrospective, cross-sectional analysis	yes	10,534	spirituality and respiratory distress

호스피스 완화의료에서는 삶의 질이 다른 무엇보다도 중요하다. 음악치료
가 가정 호스피스 프로그램을 이용 중인 말기암환자들의 삶의 질에 미치는
효과에 대한 연구가 이루어져 왔으며 문헌으로 기록되었다. 한 연구에서는

80명의 성인을 대상으로 가정환경에서의 일상적인 호스피스 돌봄(통제집단)과 가정환경에서의 일상적인 호스피스 돌봄 및 음악치료 세션(실험집단)의 2가지 돌봄 조건 중 하나에 무작위로 배정하였다. 각 집단은 성별과 연령을 맞추었으며, 음악치료 조건은 인지행동 음악치료 접근법을 활용한 라이브 음악 중재로 구성되었다. 실험 대상자들은 최소한 2회의 음악치료 세션을 받았고, 세션은 환자의 사망 시점까지 계속되었다. 삶의 질은 29개의 자기보고 측정 문항으로 가정 호스피스 서비스를 받는 암 환자들을 위해 특별히 고안된 Hospice Quality of Life Index‒R(HQOL-R)로 측정하였다. 사회복지사는 통제집단의 피험자를 대상으로 다음 세션 후에 HQOL‒R을 실시했다. 실험집단에 대해서는 음악치료사들이 음악치료 세션 후에 측정을 실시했다. 통계 분석 결과 그룹 간에는 유의미한 차이가 있어 음악치료를 받은 사람이 통제집단의 사람들보다 삶의 질이 더 높았다는 것을 알 수 있었다. 더욱이 실험집단에서의 첫 번째와 두 번째 음악치료 세션 사이에도 유의미한 차이가 있었다. 따라서 이 데이터는 음악치료가 삶의 질을 높이고 피험자가 음악치료를 많이 받을수록 삶의 질이 높아진다는 것을 보여주었다(Hilliard, 2003). 이 연구는 임의 추출법을 활용하고 진단을 통제하며, 연령과 성별에 따라 그룹을 일치시키고, 거주지를 통제한 최초의 경험적 연구이기 때문에 의미가 있다.

음악치료가 말기 돌봄에서 임상 문제에 미치는 영향을 조사하는 양적 연구는 발전해오고 있으며 점점 정교해지고 있다. 적절한 표본 크기를 가진 엄격히 통제된 연구에서는 일반화의 장점이 있기 때문에 경험적 관점에서 음악치료를 평가하는 것이 중요하다. 말기 문제를 다루는데 있어서 음악치료를 뒷받침하는 데이터는 증가하고 있으며, 이러한 데이터는 호스피스 완화의료 음악치료에서 근거중심 접근을 형성하는 데 도움이 되고 있다. 임상가는 최선의 돌봄 접근을 보장하기 위해 자신의 중재를 평가할 필요가 있고, 환자는 결과를 뒷받침하는 데이터가 있는 중재에 접근할 필요가 있다. 그뿐만 아니라 삶의 마지막이 가까운 사람들에게 음악치료의 효과를 보여주기 위해 질적 연구와 양적 연구를 모두 다 포함하는 문헌들이 필요하다. 환자에게 매우 필요한 이 서비스를 이용할 수 있도록 관리자와 의료진은 음악치료를 지지하는 데이터를 제공해야 하며, 그렇기 때문에 두 가지 유형의 연구를 모두 반영하는 지식 체계를 갖추는 것이 중요하다.

임상 음악치료

프로그램 개요

,

의뢰서, 평가서 및 진행 노트와 같은 문서 양식은 물론 샘플 정책 및 절차를 포함하여 임상 음악치료 프로그램 기록에 대한 세부사항은 이 책의 후반부에서 제공되며, 이 부분에서는 말기 돌봄에서의 음악치료에 대한 임상적 기반과 함께 제안된 철학, 샘플 세션, 사례 연구들을 제공한다. 대부분의 호스피스 음악치료 프로그램은 의뢰 기반 프로그램이며 음악치료에 적합한 환자와 가족을 식별하기 위해 다학제간 팀의 구성원에게 의존한다. 의뢰는 우울증, 불안, 통증, 가족 갈등 또는 말기 동요와 같은 임상적인 이유라면 무엇이든 할 수 있다. 음악치료사는 다학제간 팀원들이 적절한 환자들을 확인하고 추천할 수 있도록 하기 위해 교육을 자주해야 한다. 이러한 형태의 교육은 호스피스 신입사원에게 호스피스 오리엔테이션 중 제공되는 경우가 많으며, 음악치료 프로그램 현장 설명회에서도 제공된다. 또한 음악치료사는 각 임상 팀 회의에 참석하며, 회의에서 고려되고 있는 환자의 문제를 해결하기 위한 수단으로 음악치료를 제안할 수 있다.

일단 음악치료사가 의뢰를 받으면 환자 및 가족과 접촉하여 초기 음악치료 방문을 준비한다. 일반적으로 음악치료 사정은 이 방문 동안에 완료된다. 호스피스 돌봄을 받고 있는 환자들은 호스피스 의뢰를 받기 전에 여러 차례 건강 진단을 받은 적이 있기 때문에, 수많은 사정에 대한 기본적인 정보를 요청받아 왔다. 따라서 호스피스 음악치료사는 사정을 위한 방문이 친근하고 비공식적인 방문으로 느껴지도록 해야 한다. 음악치료 의뢰 전에 호스피스 프로그램 내에서 간호사와 사회복지사들이 자신들의 사정을 위해 환자들에게 수많은 질문을 했을 것이다. 따라서 환자들은 음악치료사의 질문에 대답하며 사정과정을 완료하는 데 쉽게 지칠 수 있다.

음악치료 사정은 치료사가 환자를 방문하기 전에 호스피스 의무기록의 검토를 통해 시작할 수 있다. 의무기록으로부터 연령, 생년월일, 진단, 최근의 병력(이것이 새로운 진단인지 아닌지 여부), 신체적 한계(보행 수준), 환자의 의사소통 가능 여부, 가족 체계 또는 돌봄 상태와 관련된 정보 등 기본적인 인구통계학적 정보를 수집할 수 있다. 연령, 생년월일, 진단 및 환자의 집 주소 등 대부분의 기본 정보는 의무기록 페이스시트(요약 의료 기록서)에서 확인할 수 있다. 간호 평가는 환자의 신체적 상태와 관련된 많은 정보를 제공하며, 상담자의 심리사회적 평가는 환자의 심리사회적 이력, 가족, 경력 및 정신 상태에 대한 정보를 제공한다.

음악치료사가 환자를 방문했을 때는 이미 그 환자에 대한 기본적인 의료, 신체적, 그리고 심리사회적 정보를 알고 있다. 대부분의 사정 방문은 치료사가 자신을 소개하고 환자에게 "어떤 종류의 음악을 좋아하세요?"라고 물어보는 것으로 시작된다. 환자가 의사소통을 할 수 없는 경우, 주 간병인에게 이 질문을 하는 것이 적절하다. 음악적 선호도는 음악치료 사정의 중요한 부분이다. 호스피스 돌봄에서 환자가 선호하는 음악을 제공하는 것은 음악치료사의 책무이다. 어떤 음악치료사들은 환자가 요구하는 노래를 정확하게는 모를 수도 있지만, 그 자리에서 환자를 위해 부르거나 연주할 수 있는 같은 장르의 노래를 알고 있을 것이다. 그런 다음 음악치료사는 다음 방문을 위해 환자가 요청한 노래를 배우겠다고 약속한다. 환자가 요청한 노래를 배우려는 이러한 헌신은 치료적 관계 전반에 걸쳐 유지되어야 한다.

사정의 이 부분에서는 환자의 과거 음악 관계에도 주목한다. 치료사는 "당신은 합창단에서 노래를 부르거나 악기를 연주한 적이 있으세요?"라고 물어봐도 좋다. 환자가 음악을 연주한 이력이 있다면 이 질문은 잠재적으로 환자에게 회상의 순간이 될 수 있다. 예를 들어, 환자는 20대 초반 군악대에서 트롬본을 연주했으나 지난 수년간 연주하지 않았다는 이야기를 해 줄 수도 있다.

환자가 과거에 어떻게 음악을 사용했는지 치료사가 확인하는 것도 중요하다. "당신의 삶에서 음악이 어떤 역할을 했나요?"라고 물어봄으로써 치료사는 환자가 사교, 춤, 오락, 감정 표현 또는 동기를 위해 음악을 사용했는지 확인할 수 있다. 환자들은 또한 특정 종류의 음악을 듣는 동안 알코올이나 물질을 남용하는 것과 같이 부적당한 방법으로 음악을 사용했을 수도 있다. 또한, 환자들은 특정 음악과 부정적인 연관이 있을 수 있다. 이는 환자가 이혼을 경험하는 것과 같은 삶의 어려운 시기와 음악이 연관되어 있을 때 종종 발생한다. 반면에 이런 종류의 음악을 듣는 것은 환자에게 오랫동안 지속되어 온 갈등을 해결할 기회를 줄 수도 있다. 환자는 치료사에게 특정 유형의 음악을 요청할 것이다.

음악치료사가 환자를 위해 노래하거나 연주할 때, 치료사는 음악에 대한 환자의 반응을 관찰하는 것이 중요하다. 환자들은 음악적(손뼉을 치면서 리듬을 유지하는가? 음 높이에 맞춰 노래를 부를 수 있는가?), 표현적(음악이 진행되는 중 정동에 어떤 변화가 있는가?―미소, 울음, 웃음?), 그리고 육체적(발가락을 두드리고, 일어나 앉고, 춤출 수 있는가?)으로 반응할 수 있다. 치료사는 음악에 대한 이외의 모든 반응들을 관찰해야 한다.

최초 사정 시 목표와 방문 빈도를 결정한다. 또한, 음악치료사는 돌봄 계획 욕구나 해결해야 할 문제들을 파악한다. 돌봄 계획에는 통증 및 불편함, 호흡 패턴 변화, 말기 진정 또는 동요, 삶의 질 저하, 감각 기능 저하, 대처 장애, 심리사회적 장애(우울증, 불안, 두려움, 부정, 분노 등), 신경학적 상태 변화, 예견된 슬픔, 가정 관리 부족(간병인 지원), 정신적 걱정 또는 다른 관찰된 것들이 포함된다.

확인된 돌봄 계획 욕구는 호스피스 다학제간 팀 회의에서 보고된다. 음악치료사 역시 이러한 욕구, 사용된 음악치료 중재, 환자의 다학제간 돌봄 계획 내에서의 방문 빈도 등을 기록한다. 이 돌봄 계획 내에서, 다양한 전문가들(간호사, 상담사, 성직자, 자원봉사자, 의사, 영양사, 음악치료사)은 환자의 욕구를 해결하는 데 사용될 그들의 중재를 문서화한다.

호스피스 돌봄에서 치료 계획은 진행 중인 과정이다. 왜냐하면 환자의 욕구는 질병의 진행 중에 자주 바뀌기 때문이다. 따라서 음악치료사는 매 회기 시작 때마다 간략한 사정을 실시한다. 예를 들어, 환자는 통증 관리를 위한 음악치료 의뢰를 받았을 수 있다. 음악치료사는 음악치료 시간 외에 통증 관리를 위해 음악을 사용하는 방법을 환자에게 교육하면서 여러 세션을 제공하여 통증을 성공적으로 해결한다. 일정 기간이 지나 통증 문제는 해결되었을 수도 있다. 음악치료사가 환자에게 통증이 있을 것으로 예상하며 다음 방문을 했을 때, 환자는 육체적으로는 편안해진 반면 정서적으로 혼란스러워하는 것을 발견할 수 있다. 그러면 음악치료사는 통증 관리를 준비해 왔더라도 환자의 정서적 욕구에 즉각적으로 대응해야 한다.

때로는 환자가 사망하기 전에 음악치료를 중단해야 할 필요가 있다. 이 같은 일은 주로 환자가 더 이상 호스피스 돌봄의 의료 기준을 충족하지 못하여 호스피스 프로그램에서 퇴원할 때 많이 발생한다. 이는 일반적으로 질병 진행 속도가 매우 느리거나 환자가 안정되거나 오진이 발생한 경우이다. 또 다른 경우로는 음악치료 돌봄 계획 욕구가 해결되어 음악치료를 종결하는 경우도 있다. 이는 음악치료사가 장례 계획, 특별한 행사 계획(결혼식 또는 생일 축하) 또는 사랑하는 사람에게 선물로 노래를 만드는 것과 같은 특별한 프로젝트를 진행하도록 의뢰를 받았을 때 종종 발생한다. 중단은 보통 환자, 가족, 치료사 간에 상호 합의하여 결정한다.

환자가 중단에 동의했거나 호스피스 프로그램에서 퇴원한 경우 음악치료사는 세션 내에서 중단과 관련된 문제를 다룬다. 대부분의 경우 중단은 계획되어 있으며, 치료사들은 음악치료 종결을 준비할 수 있도록 환자와 시간을 보낸다. 그렇게 함으로써, 그들은 종결에 대한 그들의 생각과 느낌에 대해 이야기하고 음악치료 과정 전반에 걸쳐 얻은 성과들을 확인한다. 또한 음악치료사는 환자에게 음악치료 이후의 활동(즉, 교회 성가대원들이나 녹음된 음악을 사용하는 자원봉사자들의 방문)을 추천하기도 한다.

음악치료 철학

,

음악치료는 믿을 수 없을 정도로 다양한 전문직이며, 이러한 다양성은 그 분야를 대단히 풍요롭게 해준다. 음악치료사들은 자신들이 훈련받은 이론적 방향성이 있겠지만, 호스피스에서는 호스피스 돌봄의 기본 철학을 수용하는 것이 중요하다. 호스피스 돌봄의 신조에는 다음이 포함된다.

- 환자들은 자율적일 권리가 있다. 호스피스 종사자들은 비록 그 결정에 동의하지 않을지라도 환자의 자기 결정을 존중한다.
- 환자의 경험은 무엇이든지간에 환자가 말하는 그대로이다. 이는 모든 경험에 해당되는데 그 중 가장 일반적인 것은 통증이다.
- 비불법: 호스피스 종사자는 환자/가족의 가치 체계를 따르며 항상 해를 끼치지 않도록 노력한다.
- 박애: 호스피스 종사자는 의식적으로 환자와 가족을 위해 '선'을 위해 모든 노력을 기울인다.
- 비판단: 호스피스 종사자는 환자의 신념, 생활 방식, 가치, 문화 및 종교적/영적 관행을 존중하기 위해 노력한다.

요컨대, 환자의 욕구와 관심사가 가장 중요하다. 이것은 일반적으로 대부분의 치료적 관계에 해당하지만 말기 돌봄에서는 훨씬 더 중요하다. 예를 들어, 호스피스 환자들이 그들의 하루를 칵테일로 시작하기로 한다면 그것은 그들의 선택이다. 상담자는 다른 형태의 대처를 제안할 수 있지만, 환자가 고집한다면 호스피스 팀은 환자를 위해 그에 맞춰 준다. 대부분의 사람들에게 죽어 가고 있는 시기가 생활방식을 바꿀 시점은 아니다. 반면에, 환자들은 죽기 전에 알코올 중독 극복의 성취감을 느끼고자 술을 끊는 것을 선택할 수도 있다. 호스피스 돌봄의 기본적 신조 안에서는 환자가 말하는 것이 무엇이든 그대로이다.

이 극단적인 버전의 환자 중심 업무는 치료사가 환자와 그 가족의 수시로 변화하는 욕구를 충족시키기 위해 중재 방법을 지속적으로 조정하고 변경하도록 만든다. 전반적으로 호스피스 돌봄은 각각의 환자와 가족을 위해 매 순간을 가능한 최고의 순간으로 만들어주는 돌봄의 철학을 채택하고 있다. 호스피스 돌봄의 대부분의 상담자들은 대처 개선, 감정 표현 제안, 타당화 제공, 회상과 사회화를 통한 기분 고조, 가정 체계 내의 의사소통 개선 또는 문제점 중재를 위해 일한다. 호스피스 상담사는 다양한 철학적 배경을 가지고 훈련되어 있으며, 각각은 자신만의 고유한 상담을 제공한다. 그러나 대부분의 사람들은 호스피스 돌봄에서 제공하는 시간이 너무 짧아서 정신분석 상담을 할 수 없다는 것을 인정한다. 정신역학 훈련의 배경은 동기, 욕구, 개성을 이해하는 데 유용할 수 있지만, 이러한 유형의 상담은 종종 말기 돌봄에서는 금지된다.

본 저자가 고안한 호스피스 음악치료 프로그램에는 인간중심적 접근을 결합한 인지행동 음악치료가 사용되어 왔으며, 연구 결과는 호스피스 환자의 삶의 질을 높이는 데 이를 사용할 것을 뒷받침한다(Hilliard, 2003). 기본적인 수준에서 인지행동 요법은 인식, 행동, 정서를 다룬다. 이 요법들은 이들 영역 중 하나에서의 변경이나 수정이 다른 영역에서도 변화를 일으킬 수 있다는 것을 인정한다(Dobson, & Dozois, 2001). 인본주의심리학은 합리적인 결정을 내리는 각 개인의 힘을 강조하며(Feist, 1990), 치료사가 "다른 사람에게 완전한 집중과 완전한 성의를 가진 한 사람으로" 관계를 맺을 것을 요구한다(Fromm, 1964, p.184). 인간중심요법의 핵심은 일치, 무조건적이고 긍정적인 존중과 공감이다(Raskin & Rogers, 1989). 현재 저자의 접근방식은 인간중심요법과 인본주의적 심리학을 활용하고 있지만, 기반 철학은 다른 접근방식을 포함시키기 위한 확장과 함께 인지행동 접근에 있기 때문에 인지행동 음악치료(CbxMT)라고 한다. 인지행동 음악치료 접근법 내에서 음악치료 중재는 확인된 문제를 해결하고 라이브 음악 대화 내에 내재된 과정을 존중하면서 감정 표현을 허용하도록 설계된다. 능동적인 듣기, 공감, 타당화, 인지 재구조, 인지행동 수정 및 행동 수정과 같은 심리치료 기법이 이 접근법 내에서 일반적으로 사용된다.

인지행동 음악치료 접근방식을 사용하는 호스피스에서는 수많은 음악치료 기법이 활용된다. 여기에는 노래 선곡, 음악유도 회상, 노래, 라이브 음악 감상, 가사 분석, 악기 연주, 노래 패러디, 노래 만들기, 동질성의 원리, 즉흥 보컬 및/또는 연주, 그리고/또는 선물할 노래 만들기 등이 포함된다.

라이브 음악의 사용은 호스피스 완화의료 음악치료에서 매우 중요하며 가능할 때마다 사용해야 한다. 라이브 음악이 녹음된 음악보다 더 유익하다는 것은 연구로도 뒷받침될 뿐만 아니라(Standley, 2000), 환자들이 라이브 음악을 더 선호한다. 치료적 관계의 친밀감은 주로 라이브 음악 경험 때 느낄 수 있다. 게다가 라이브 음악 중재는 환자의 필요에 따라 템포나 강약 같은 음악적 특성을 바꿀 수 있다. 라이브 음악을 만드는 능력도 음악치료사를 특별하게 만드는 요인이다. 상담가와 간호사가 녹음된 음악을 재생할 수 있는 반면, 음악치료사들은 라이브 음악 중재를 통해 훨씬 더 많은 것을 제공할 수 있다. 따라서 호스피스 완화의료 음악치료는 라이브 음악 중재로 구성되어야 한다. 녹음된 음악은 음악치료사가 환자들에게 음악을 사용하여 자신의 고통을 관리하도록 가르칠 때 적절하다. 음악치료사는 24시간 내내 함께할 수 없지만 녹음된 음악은 쉽게 구할 수 있기 때문이다.

이 모델의 음악치료에서 선곡을 돕는 것은 주로 환자와 가족에게 자율권을 주고, 의사 결정을 촉진하며, 개인의 선택을 존중하기 위한 것이다. 호스피스 환자는 노래를 선택하기 위해 계기가 필요할 수 있으며, 음악치료사는 노래 목록이나 장르 선택권을 제공함으로써 환자가 의미 있는 선택을 할 수 있도록 도울 수 있다. 다른 경우, 환자들은 음악에 대해 분명한 선택을 한다. 예를 들어, 배우자나 사랑하는 사람과 나눈 특별한 노래를 요청할수 있다. 만약 환자들이 치료사가 즉석에서 노래하고 연주할 수 없는 곡을 요청을 하면, 치료사들은 가능한 다음 방문 때까지 그 노래를 배워오겠다고 약속한다. 다양한 인터넷 검색을 사용하면서, 음악치료사들은 잘 알려지지 않은 노래들도 훨씬 더 쉽게 찾을 수 있게 되었다. 선곡의 과정은 환자들이 치료사에게 표현하는 생각이나 감정을 이끌어내는 경우가 많으며, 어떤 경우에는 단순히 선택된 노래를 듣는 것만으로도 타당화나 기분 상승을 제공한다.

음악 유도 회상은 환자의 생활 경험을 타당화하고 기억의 공유를 촉진하기 위해 사용된다. 환자들은 종종 과거의 중요한 경험과 관련된 노래(예: 30년대의 러브송은 환자에게 아내에 대한 구애를 회상하도록 자극할 수 있다)를 요청하거나, 의미 있는 경험을 하던 시절의 노래(예: Billie Holiday의 많은 공연에 참석한 환자가 그녀의 노래를 요청할 수 있다)를 요청하기도 한다. 음악치료사는 환자와 가족이 특정한 시간을 회상하도록 특별히 장려할 목적으로 노래를 선택할 수 있다. 그 노래를 부른 후, 치료사는 환자와 가족들이 기억과 삶의 경험을 공유할 수 있도록 개방형 질문을 한다. 이러한 질문의 예로는 "그 노래가 인기가 있었을 때 무엇을 하고 있었나요?", "이 노래는 무엇을 연상시키나요?" 등이 있다. 때때로 환자와 가족들은 그들의 관계에 중요한 시기, 예를 들어 환자가 가족 중 누군가의 삶에 특별한 영향을 주었을 때를 반영하는 노래를 선택한다. 이러한 유형의 삶의 회고에 참여하는 것은 삶에서 중요한 사건들을 되돌아 볼 기회를 주고, 또한 인생 경험의 의미도 타당화 해주기 때문에 말기 환자들에게 중요하다.

환자와 가족은 수동적 또는 능동적으로 음악에 참여할 수 있다. 수동적인 참여는 대부분 환자들이 신체적으로 너무 아파서 라이브 음악 대화를 할 수 없을 때 발생한다. 너무 숨이 차서 노래하거나 악기를 연주할 수 없는 경우도 있다. 또 다른 경우로는 반혼수상태 또는 무반응 상태일 수 있다. 그러나 다른 사람들은 수줍음을 많이 타거나 내성적이어서 음악치료 경험에 수동적으로 참여할 수도 있다. 반면에 적극적으로 참가하는 경우에는 환자와 가족이 함께 노래를 부르고, 악기를 연주하거나, 노래 작사에 적극적으로 참여한다. 치료사와 함께 노래를 부르는 환자들은 특히 감정을 언어화하는 것이 불편하거나 위협적일 때 음악을 감정 표현과 타당화의 한 형태로 사용하는 경우가 많다. 다른 환자들은 기분을 좋게 하거나 영적 지지를 위해 노래를 사용한다. 어떤 환자들은 지역사회 합창단이나 교회 성가대에서 활동해오던 가수였을 수 있으며, 이러한 환자들에게 있어 음악치료사와 함께 노래하는 것은 그와 같은 경험으로 돌아갈 수 있도록 해주며 그들의 대처 능력을 증가시킨다.

가족 구성원들은 종종 환자와 의사소통을 하기 위해 치료사와 환자와 함께 노래를 부른다. 이는 삶의 질을 높여 주며 질병의 진행으로 인해 제한적일 수 있는 의미 있는 경험의 기회를 제공한다. 반응이 없는 환자의 경우 가족 구성원은 환자에게 편안함을 주거나 사랑과 존중의 감정을 전달하기 위한 방법으로 치료사와 함께 환자에게 노래를 불러줄 수 있다.

음악치료사들은 종종 환자와 가족에게 다양한 악기 연주를 권한다. 이는 가족 중에 음악치료 시간에 참여하는 사람들이 많은 경우에 특히 도움이 된다. 악기를 연주하는 것은 다른 연령대의 사람들(어린이부터 조부모까지)이 환자가 선호하는 음악 체험에 참여하게 하는 방법이다. Orff‒Schulwerk에서 훈련된 음악치료사들은 오르프 원리를 이용하여 가족 세션에서 음악을 창조하고 즉흥적으로 연주하는 경우도 있다. 이러한 경우에 가장 많이 사용되는 악기에는 글로켄슈필, 메탈로폰, 실로폰 및 리듬 악기가 포함된다. 다른 경우에 음악치료사는 단순히 탬버린, 쉐이커, 핸드드럼 또는 기타 리듬 악기 등의 악기들을 제공하고, 환자와 가족이 음악을 따라 연주하도록 한다. 가족 밴드를 만드는 것은 음악치료사들이 가족들이 서로 유대감을 형성하고 가까워지도록 돕는 한 가지 방법이다.

악기를 연주하는 가족 접근 외에, 음악치료사들은 가족이 없을 때도 환자들이 치료사와 함께 연주하도록 권장한다. 치료사가 탬버린과 같은 리듬 악기를 환자의 손이 닿는 곳에 단순히 두는 수도 있다. 노래하는 동안 환자는 자연스럽게 악기를 들고 따라 연주하기 시작한다. 다른 경우에는 치료사의 권유로 환자가 연주하게 되지만, 치료사는 연주할지 여부에 대한 환자의 선택을 존중한다. 악기를 연주하는 동안 즉흥 연주가 일어날 수 있으며, 치료사는 반주를 통해 환자를 받쳐줄 수 있다. 또 다른 옵션은 환자가 음성이나 악기로 연주하는 것을 치료사가 음악적으로 반영하는 것이다.

옴니코드나 오토하프는 치료사가 환자에게 비교적 쉽게 악기를 연주하도록 가르칠 수 있기 때문에 호스피스 음악치료에 유용하다. 화음 변경을 위해 코딩 시스템(노래의 화음이 변경되는 곳에 컬러코드 화음)을 사용함으로써 환자는 노래에 반주를 할 수 있다. 이것은 음악적으로 의욕이 넘치지만 질병의 진행(예: 호흡곤란, 기관절개술, 구강암 또는 후두암)으로 인해 노래를 부를 수 없는 환자들에게 도움이 된다. 때로는 환자가 너무 약해져서 독립적으로 연주할 수 없거나 코드 변화가 환자(예: 치매 환자)에게 너무 어려울 때, 치료사는 환자의 손을 보조하며 연주를 도와줄 수 있다. 악기를 연주하는 것은 신체적, 정서적, 영적, 사회적 고통의 전환에 유용할 수 있다. 또한 악기는 감정 표현을 도울 수 있고 삶의 질을 향상시키면서 자존감과 자아수용을 증가시킬 수 있다.

라이브 음악을 들으며 수동적으로 음악치료를 하는 환자들은 주로 이완이나 기분 전환을 목적으로 한다. 특정 진단(예: 폐암, 폐기종, 만성폐쇄성폐질환)은 호흡곤란이나 숨가쁨을 일으킬 수 있다. 드문 경우지만 호흡곤란 환자가 실제로 노래를 따라 부르며 음악 대화에 적극적으로 임하기도 한다. 일부 환자들은 그 결과로 기분이 좋아졌다고 보고 하는 경우도 있다. 그러나 대부분의 경우 환자들은 따라 부르거나 적극적으로 참여하기엔 숨이 너무 가쁘며, 그렇게 함으로써 오히려 증상을 개선시키기 보다는 악화시킬 수 있다. 이러한 환자들을 위해 음악치료사는 요청받은 노래를 부르고 연주하여 환자가 듣도록 해준다. 보통 라이브 음악은 전체 세션 동안 계속되며, 환자는 일반적으로 잠들거나 음악이 진행되는 동안 휴식을 취한다.

기분, 불안 수준, 고통 지각을 바꾸기 위해 음악치료사들은 세션 기법으로 동질성의 원리를 적용할 수 있다. 동질성의 원리는 환자의 기분이나 통증 수준에 맞추기 위해 템포, 강약 등의 음악적 개념을 활용한다. 치료사는 환자의 기분이나 통증 인식을 바꾸기 위해 점차적으로 음악을 바꾼다. 예를 들어, 심한 통증을 느끼는 환자의 경우, 치료사는 환자의 불편함에 맞추어 다소 시끄럽고 빠른 환자 선호 음악을 연주하는 것으로 시작할 수 있다. 이것은 환자의 주의를 고통으로부터 음악을 향하도록 유도한다. 환자가 음악에 점점 빠져들고 편안해짐에 따라 치료사는 점차 음악의 속도를 늦추고 조용하게 연주한다. 이 과정 동안 음악은 멈추지 않고, 치료사는 환자가 더욱 편안해질 때까지 여러 곡을 연결하여 연주한다. 환자들은 일반적으로 이 기법에 잘 반응하며, 많은 사람들이 통증 지각이 감소하거나 세션 중에 잠이 든다고 보고한다. 이런 종류의 경험은 또한 매우 불안하거나, 호흡곤란 관련 불안을 겪고 있거나, 임종기에 말기 동요를 경험하는 환자들에게도 효과가 있다. 동질성의 원리는 또한 우울증을 앓는 환자의 기분을 좋게 하는 데 도움을 주기 위해 역으로 사용될 수 있다.

노래 가사 분석은 상담을 용이하게 하고, 통찰력을 얻을 수 있는 기회를 주며, 감정 표현을 장려하고, 타당화를 제공하는 데 종종 사용된다. 가사 분석은 종종 상담과 관련된 경험을 유도할 수 있기 때문에 음악치료사는 언어치료 기술을 훈련 받을 필요가 있다. 미국의 음악치료 훈련은 상당히 다양하며, 일부 음악치료사들은 음악치료나 상담, 또는 사회복지에 관한 대학원 교육을 통해 심리치료나 상담기법을 훈련받아 왔다. 다른 사람들은 이 영역의 전문 교육을 받기도 한다. 모든 호스피스 환자에게는 석사 수준의 상담사가 배정된다. 따라서 음악치료사가 언어 치료 기술에 익숙하지 않다면, 호스피스 상담원과 합동 방문이 상당히 성공적일 수 있다. 이런 경우 음악치료사가 노래를 부르며 가사분석에 대한 논의를 시작한다. 그후 상담자는 필요한 언어 치료를 계속한다. 호스피스에서 일하는 음악치료사들은 이러한 합동 세션이 효과적이라는 의견을 전했다.

가사 분석은 환자의 경험이나 현재 감정 상태에 어떤 식으로든 의미가 있거나 관련이 있는 노래를 환자나 치료사가 선택하는 것으로 시작하는 경우가 가장 많다. 노래를 부른 후 치료사는 노래의 의미에 대한 논의를 원활히 하기 위해 질문을 던진다(즉, "그 노래는 무엇을 의미하나요?", "이 가사에 담긴 메시지는 무엇인가요?"). 환자에게는 제3자의 문제(예: 노래 가사를 통해)를 논하는 것이 더 쉬운 경우가 많다. 가사에 대해 논의한 후, 치료사는 환자에게 "이 노래에서 자신을 어떻게 보세요?", "가사는 어떻게... 당신을 묘사하나요?", 또는 "이 노래와 당신이 어떻게 관계가 있나요?"와 같은 질문을 통해 가사 내용을 환자 자신과 연관시키는 것을 돕는다. 이러한 질문들은 환자들이 자신을 말로 표현할 수 있는 기회를 제공한다. 상황에 따라 치료사는 일반적으로 이러한 상담 세션 동안 타당화 또는 인지재구조를 제공한다. 우울증이나 예견된 슬픔과 같은 문제는 종종 가사 분석을 사용하여 다룬다.

환자가 중요한 사건이나 생활 속의 사람들을 되돌아보면서 노래 패러디나 노래 쓰기를 이용할 기회가 생긴다. 노래 패러디는 익숙한 멜로디를 사용하지만 가사를 환자 고유의 가사로 대체하는 반면, 노래 쓰기 경험은 독창적인 가사뿐만 아니라 독창적인 멜로디와 조화로운 구조를 만들어낸다. 환자들은 노래 패러디 활동을 하면서 특별히 의미 있는 곡을 선택하고 가사를 간단히 다시 쓰는 경우도 있다. 다른 경우, 환자는 즉흥 연주에서 새로운 노래가 나오는 즉흥 음악치료 경험을 할 수도 있다. 일부 환자들의 경우, 환자가 노래 소리를 선택할 수 있도록 음악치료사가 다양한 키와 반주 스타일을 연주해 줄 수 있다. 선택된 키에 맞춰 즉흥 보컬과 반주로 멜로디를 만들 수 있지만, 때로는 음악치료사가 독창적인 멜로디를 연주할 수도 있다. 환자가 자신의 노래를 가장 잘 표현하는 멜로디를 선택할 수 있게 해주는 것이다. 가사는 멜로디와 하모니가 모두 완성된 후에 쓸 수도 있고, 환자가 음악의 스타일을 선택하기 전에 쓸 수도 있다. 시구나 편지가 노래의 가사를 만들어 내는 경우가 많고, 환자는 글의 분위기와 가장 잘 맞는 것 같은 음악을 선택한다. 이 노래들은 환자가 사망한 후에 유산을 제공한다. 유족들은 대부분 사랑하는 사람이 남겨준 이런 특별한 선물을 소중히 여긴다.

호스피스 돌봄 중에 특별한 이벤트가 발생할 수도 있다. 어떤 환자들은 생일이나 결혼기념일을 축하할 수도 있다. 만약 의학적으로 안정되어 퇴원하게 되면 호스피스에서 축하 파티가 있을 수도 있다. 어떤 사람들은 죽기 전에 오랜 동반자와 결혼을 할지도 모른다. 음악치료사들은 연주할 음악을 환자와 함께 선택하며 이처럼 특별한 행사에 음악을 제공하는 데 적극적인 역할을 할 수 있다. 때때로 환자나 가족들은 실제로 치료사와 함께 음악을 연주한다. 함께 노래 부르는 것은 생일이나 결혼기념일 같은 행사에서 꽤 인기가 있으며, 환자와 배우자를 위해 음악치료사가 결혼기념일에 추억의 노래를 불러주기를 원할 것이다. 치료사는 심지어 그 커플에게 특별한 노래들의 노래집을 만들어 줄 수도 있다. 이러한 특별한 행사는 삶의 질을 높이고 의미 있는 경험을 창조하는 데 도움이 된다.

음악치료사들은 또한 장례식이나 추도식을 계획하는데 도움을 주기 위해 환자 및 가족들과 협력한다. 때때로 환자들은 연주될 모든 음악을 선곡하기 원할 것이고, 어떤 환자들은 음악치료사와 함께 추도식에서 연주될 노래를 함께 작곡하기 원할 수도 있다. 질병의 진행으로 인해 통제력을 상실한 환자들은 추도식에서 공연할 음악가의 오디션을 주관하는 것이 도움이 될 수 있다. 추도식의 음악 선곡을 장악함으로써 환자는 자신의 삶에서 통제감을 되찾게 된다. 가족들이 사전에 추도식 계획을 하지 않았다면, 환자 사망 후 신속하게 계획을 세워야 한다. 이런 경우 음악치료사는 주로 추도식에서 노래를 불러달라는 요청을 받고, 가족들에게는 음악 선곡을 권장한다. 음악치료사는 고인과 친분을 쌓아왔기 때문에 장례식이나 추도식에서 연주하게 하는 것은 가족에게 매우 특별한 일이 될 수 있다. 또한 치료사는 추도식에서 가족들에게 추가적인 정서적 지지를 제공할 수 있다.

호스피스 완화의료 음악치료사는 '그 순간에' 환자와 가족들과 함께할 수 있는 능력이 있어야 한다. 환자에게 치료사가 완전히 - 물리적으로, 정서적으로, 영적으로 - 함께 한다는 것을 전달하면 환자에게 편안함을 준다. 치료사는 양질의 음악치료 서비스 제공을 위한 숙련된 기술과 함께, 진정으로 긍정적인 관심과 연민의 감정을 가질 필요가 있다. 이것은 특히 매일 많은 환자들을 보는 전업 호스피스 음악치료사에게는 아주 힘든 경험이 될 수 있다. 이런 종류의 일을 하는 음악치료사들은 선입견을 버리고 그들의 환자들을 위해 존재하도록 돕는 다양한 대처 기술을 배운다. 어떤 사람은 환자 방문 사이에 커피를 마시며 잠시 휴식을 취하고, 어떤 사람은 기도나 명상을 하고, 많은 사람들은 한 환자의 집에서 다른 환자 집으로 운전하면서 차 안에서 음악을 들으며 그들만의 음악치료에 참여한다.

나는 각각의 환자를 보기 전에 잠시 동안 집중하는 것이 도움이 된다는 것을 알았다. 환자의 집이나 병실에 도착하면 간단한 명상을 하고 조용히 나 자신에게 "이 사람을 위해 마음을 열고 함께하게 해주세요. 제가 당신의 지혜의 전달자이자 사랑의 표현이 되기를 원합니다."라고 말한다. 이런 종류의 일을 하는 동안, 나는 이 간단한 문장으로 내 자신을 훈련시키는 것을 배웠다. 즉시 긴장이 풀리고 다른 모든 선입견을 잠시 잊어버리게 된다. 환자에게 완벽한 문장을 말해준 세션이 있었는데 그것이 어디로부터 왔는지 알지 못한다. 그 문장이나 치료적 기술은 내가 받은 훈련과 경험을 넘어선 것이지만 나는 그것을 완벽하게 구현했다. 마치 내가 나보다 더 현명하고 사랑이 넘치는 고차원적인 힘의 대변자 역할을 하고 있는 것 같았다. 나는 비록 신앙심이 깊은 사람은 아니지만 큰 믿음이 있고 나의 영성을 포용한다. 나는 모든 호스피스 완화의료 음악치료는 신성한 작업이라고 믿는다. 게다가, 각각의 치료사와 환자의 상호작용은 신성하고 명예로운 만남이다. 치료사가 다시 방문하기 전에 일부 환자가 사망하기 때문에 이러한 상호작용 중 일부는 마지막이 될 것이다. 죽음은 심오한 경험이며, 죽음의 최종성은 놀라운 일이다.

나의 첫 번째 호스피스 담당자 Marcia Norman은 나에게 호스피스 업무의 힘을 가르쳐 주었다. 그녀는 항상 환자의 관심사와 욕구를 우선시하고, 호스피스 업무가 신성하다는 것을 옹호하며, 직원에게 환자와의 상호 작용에서 최고의 돌봄을 제공할 수 있는 권한을 부여했다. 그녀는 "호스피스는 독특하고 특별합니다. 왜냐하면, 많은 경우에, 제대로 할 수 있는 기회가 한 번뿐이기 때문입니다!"라고 말했다. 이 말은 나에게 엄청난 압박이 되었고 매 세션이 완벽해야 한다고 생각하게 만들었지만, 나는 그렇지 않다는 것을 배웠다. 그녀가 의미한 것은 호스피스 종사자들이 항상 치료의 질을 향상시키기 위해 노력하면서 그들의 일을 존중하고 환자와 가족을 위해 진실로 함께해야 한다는 것이었다. 내가 환자들을 방문하기 전에 말하는 간단한 명상은 나의 의도에 집중하는데 도움이 되며, 내 환자들은 내 세션으로 위안과 타당화를 받는다고 보고했다. 이러한 위안과 타당화의 정도가 음악치료 중재나 나의 치료적 특성에 얼마나 효과적인지 확인하기는 어렵다. 나는 결코 그들을 나누지 않을 것이기 때문에 내게는 중요하지 않다. 나는 호스피스 음악치료사이다.

문화적 다양성

,

죽음은 위대한 평등자라고 일컬어져왔다. 우리의 삶에서 우리를 어떤 식으로 구분하든 간에, 우리 모두는 궁극적으로 삶의 마지막을 경험할 것이고, 우리의 정치, 문화, 민족, 종교, 성적 지향, 성별 또는 사회경제적 지위에 상관없이 모두 죽을 것이다. AMTA(2017) 회원 조사에 따르면 음악치료사의 대다수가 백인 여성이다. 그들의 환자 대상이 모든 인류를 대표한다는 점을 고려하면, 이 다양하지 않은 전문가 집단은 매우 다양한 대상자들을 위해 일해야 한다.

단순한 인터넷 검색은 돌봄 전문가들이 다양한 대상자들을 위해 일하는 데 도움이 되는 풍부한 정보와 자원을 제공한다. 우리는 우리가 봉사하는 다양한 문화의 모든 뉘앙스를 배울 수는 없지만, 문화적 다양성에 대한 사고방식을 채택할 수는 있다. 우리가 누구인가에 대한 강한 뿌리를 갖고 있다면 우리 자신의 한계를 쉽게 인식하고 솔직하게 공유할 수 있다. 거기서부터 우리는 탐구심을 마음에 품고 문헌과 우리가 섬기는 가족들에게서 다양한 믿음과 그 문화의 가치에 대해 배울 수 있다.

미국 보건복지부는 문화 건강의 관점에서 간병인으로서 생각하는 방법에 대한 정보가 가득한 웹사이트를 제공하고 있으며, https://www.thinkculturalhealth.hhs.gov/ 에서 확인할 수 있다. 사실, 레퍼토리의 측면에서 인터넷은 호스피스 음악치료사들이 쉽게 세계 음악을 이용할 수 있게 했고, 많은 그룹들이 그들의 음악을 쉽게 접할 수 있게 만들었다. 예를 들어, 말일 성도 예수 그리스도 교회(Church of Jesus Christ of Latter Day Saints, www.lds.org)와 여호와의 증인(Jehovah's Witnesses, www.jw.org)은 그들의 음악을 출판하고 자신들의 웹사이트에 올렸다. 스마트폰이나 태블릿에서 호스피스 음악치료사들은 그들이 서비스하는 환자와 가족의 음악을 빠르고 쉽게 배울 수 있다. 문화적인 에티켓과 존중은 쉽게 접근할 수 있고, 호스피스 음악치료사가 다음과 같이 말하는 것이 도움이 된다. "사회복지사가 당신의 신앙이 당신에게 정말 중요하다고 알려주었습니다. 인터넷에서 좀 읽어봤지만, 저는 같은 종교가 아니라 잘 모르니 저에게 알려 주시면 함께 있는 시간 동안 항상 당신의 전통을 존중해 드리겠습니다."

"The Center of Music Therapy in Life Care"(이하 "센터")에서 우리는 지역사회의 전문가들로부터 레퍼토리를 가르치기 위한 전용 시간을 도입했다. 미국에서 라틴계 인구가 1970년 960만 명에서 2014년 5500만 명 이상으로 급격히 증가했기 때문에(Krogstad &Lopez, 2015) 호스피스 환자가 요청할 수 있는 라틴어 음악 레퍼토리의 다양성에 초점을 맞추고 있으며, 많은 곡들이 이 장 내의 레퍼토리에 수록되어 있다. 호스피스 돌봄 접근과 관련하여 우려가 있었던 다른 대상자들이 있으며, NHPCO는 서비스를 충분히 받지 못했던 이 대상자들의 접근을 증가시키기 위해 노력해왔다. 이러한 대상자에는 라틴계, 아프리카계 미국인, 중국인, 그리고 다양한 신앙 공동체가 포함된다(NHPCO, 2017). 호스피스 현장에서의 우리의 경험은 음악치료사들이 라틴계뿐만 아니라 아프리카계 미국인들과, 유대인 환자와 가족들을 위해 레퍼토리를 확장할 필요가 있다는 것을 보여주었다. 우리가 센터에서 가르치는 레퍼토리 개발 강좌 중 하나는 Gospel and Motown으로, Motown 음악은 Gospel 안에 깊이 뿌리를 두고 있다. 게다가 많은 호스피스들이 유대인 호스피스 서비스를 만들기 위한 전용 자원을 가지고 있고, 음악치료사들 또한 이 분야에서 그들의 지식과 레퍼토리를 확장하도록 요구받아 왔다. 그 점을 고려할 때, 그 다음으로 필요한 것은 호스피스 음악치료사들이 아프리카계 미국인들과 유대인들의 삶의 마지막을 위해 일하는 것을 도울 수 있도록 그들 공동체 내의 전문가들이 제공하는 전용 공간이다.

말기의 Gospel 음악

Taryn R. Thomas, MA, MT-BC

Certified Hospice & Palliative Care Music Therapist

Webster College Dictionary(2003)는 Gospel을 "그리스도, 신의 왕국, 그리고 구원에 관한 기독교의 메시지"라고 정의하고 있다. 이러한 정의에 기초하여, Gospel 음악(이후 복음성가로 번역함)으로 알려진 예술 형식은 신자를 위로하고 강화하며 교화시키기 위해 예수 그리스도의 복음을 전파하는 것에 초점을 둔 노래들을 기반으로 한다. Gospel의 메시지는 Johann Sebastian Bach의 Jesu' Joy of Man's Desiring와 같은 고전 작품부터 Kanye West의 Jesus Walks와 같이 힙합과 노래에 이르는 음악 장르로 대표된다. 본문에서의 Gospel이라는 용어는 아프리카계 미국인 교회의 전통적인 Gospel 양식을 지칭할 것이다.

복음성가(gospel music)는 평생 동안의 생명줄로 제시된다. "평생 동안의 생명줄"은 본 저자가 음악치료에서 모든 종류의 음악사용을 가장 잘 설명하는 말이다. 생명줄은 "사람을 안전한 곳으로 내려주는 밧줄선"으로 정의된다(Webster College Dictionary, 2003). 치료사와 클라이언트 사이의 관계에서 음악은 안전하면서 정서적, 영적, 신체적 안녕을 위한 지침으로 붙잡을 수 있는 것을 나타낸다. "온전한 삶"은 존재로서 완전해 지는 것, 또는 자기 내부의 평화에 관계되는 것을 의미한다. 보다 자세한 설명은 저자의 연구에서 찾을 수 있다(Thomas, 2009).

저자의 경험에 따르면, 복음성가를 요청하는 암 환자와 말기 환자들은 일반적으로 전통적인 복음성가를 언급한다. 이는 그들이 어린 시절부터 접해온 음악이기 때문으로 친숙하고 안전하며 위로가 된다. 이러한 환자들을 위한 복음성가는 또한 그들의 신앙을 표현과 수용을 위한 배출구를 제공한다. 이 노래들은 강력한 가사를 가지고 있으며 문화적인 경험과 영적 연결의 큰 부분을 차지한다.

이어지는 내용은 말기에 복음성가를 사용하는, 보다 실용적인 접근 및 그에 대한 3가지 음악적 형태에 대한 설명, 그리고 말기 돌봄에서 자주 요청되는 음악 예시와 레퍼토리 목록이다. 3가지의 형태는 다음과 같다.

찬송가: 일반적으로 교회에서 사용되는 음악 구성으로 대개 반복되는 주제의 이야기를 말하는 절, 반복적인 구절 또는 후렴구를 포함하고 있다.

복음성가/전통적인 교회곡: 대대로 내려오는 흑인 교회에서 대단히 친숙한 노래들. 이것들은 대개 음악가는 물론 가수들에게도 즉흥적이다. 이러한 노래의 기원은 알 수 없으며, 주로 코드 진행 I–IV–V–I를 활용한다.

찬양과 예배곡: 종종 오늘날 교회에서 보다 현대적인 예배 노래로 언급된다.

음악 예시

,

노래의 일부분만 사용하는 것은 친숙함을 통해 위안을 주는 효과적인 방법이다. 노래의 악절은 메들리의 형태로 사용될 수 있다. 즉, 찬송가, 예배 노래, 복음성가에서 나오는 멜로디이다.

───────────────── 예시 1 ─────────────────

"How great is our God,

(상황에 따라: 가족이 있거나 환자가 깨어 있는 경우, '함께 노래해 주세요')

"how great is our God,

all will see how great is our God"

"Then sings my Soul, my savior God to thee,

how great thou art, how great thou art"

"You came from heaven to earth to show the way

From the earth to the cross, my debt to pay,

From the cross to grave

From the grave to the sky, Lord I lift your name on high"

───────────────── 예시 2 ─────────────────

"What a mighty God we serve,

What a mighty God we serve

Angels bow before him,

Heaven and earth adore him,

What a mighty God we serve."

"God is Great and greatly to be praised,

God is great in my soul,

God is great and greatly to be praised,

God is great in my soul"

음악적 용어

,

다음은 성가대와 성도들을 위해 복음성가에 사용되는 3가지 음악적 용어들이다. 성가대 지휘자와 예배 지도자들은 음악가, 가수, 그리고 성도들과의 의사소통을 위해 수신호를 사용한다.

Padding은 단 2~3개의 코드만으로 음악을 계속 유지하는 것을 말한다. 음악의 파트 사이를 채우는 것(padding)은 한 곡에서 다른 곡으로 넘어가는 동안 유지될 수 있다. 이는 또한 치료사에게 자신의 감정을 관리하고 방안의 음악의 효과에 대해 감지할 수 있는 기회를 줄 뿐만 아니라, 환자/가족을 다른 노래로 이끌거나 심지어 그들만의 표현을 만들 수 있는 기회를 제공할 수 있다. 또한 음악을 들으면서 기도와 명상을 할 수 있는 공간을 제공할 수 있다.

Turn. 반복해야 할 악절이 있을 때, 구절 끝에 마이너 코드를 연주하거나 마이너 음으로 부르는 것이 그 악절을 반복하는 효과적인 방법이다.

━━━━━━━━━━━━━━━ 예시: ━━━━━━━━━━━━━━━

E7 Am- D9

Turn: How great thou art, how great thou art,

*D9은 악절을 반복하기 위해 되돌아갈 때 중심점으로 사용 된다

G

To end: How great thou art, how great thou art

Drive. 부르기와 응답하기에서 반복해야 할 단어나 구절이 있을 때, 드라이브는 리드 싱어가 신앙고백의 형태로 자신의 뉘우침을 가지고 꾸미고 애드리브를 할 수 있는 여지를 준다. 코드 변형은 끝이 없지만, 전통적인 복음성가에서 드라이브를 하기 위한 가장 친숙한 진행 중 하나는 C7에서 F7 베이스 라인 연주일 것이다.

━━━━━━━━━━━━━━━ 예시: ━━━━━━━━━━━━━━━

Chord: C7   F7   C7   F7
Bass Line: C - D - D# - E -   F A - A# - B - C - D - D# - E - F
God is Great   God   is   great

Call: God is great-Response: God is great

Call: He picked me up-Response: God is great

Call: and turned me around - Response: God is great

Call: He placed my feet - Response: God is great

Call: On solid ground - Response: God is great

말기 돌봄 복음성가 레퍼토리 목록

,

찬송가

Amazing Grace

John Newton

Blessed Assurance

Text: Fanny J. Crosby 1820 – 1915, Music: Phoebe P. Knapp 1839 – 1908

Great is Thy Faithfulness

Thomas Chisolm

Hold to God's Unchanging Hand

Jennie Wilson

Holy, Holy, Holy

Text: Reginald Heber, Music: John B. Dykes

How Great Thou Art

Text: Carl Boberg 1859−1940, English Translation: Stuart K. Hine 1899−1989

Leaning on the Everlasting Arms

Text: Elisha A. Hoffman, Music: Antony J. Showalter

My Faith Looks Up to Thee

Text: Ray Palmer 1808−1887, Music: Lowell Mason 1792−1872

Oh How I Love Jesus

Text: Frederick Whitfield, Music: 19th Cent. USA melody

Precious Lord

Thomas Dorsey

'Tis So Sweet to Trust in Jesus

Text: Lousia M. R. Stead, c. 1850−1917 Music: Willial J. Kirkpatrick 1838−1921

We'll Understand it Better By and By

Text, Music: Charles Albert Tindley; arr. F. A. Clark

When We All Get to Heaven

Text: Eliza E. Hewitt, Music: Emily D. Wilson

복음성가/전통적인 교회곡

Bless that wonderful name of Jesus

Traditional

Glory, Glory Hallelujah

Traditional

He's Sweet I Know

Traditional

I'm So Glad

Traditional

What a Mighty God we Serve

Traditional

God is Great and Greatly to be Praised

Traditional

He's Worthy to be praised

Donnie Harper

My God is Real

Kenneth Morris

Oh I Want to See Him

R. H. Cornelius

Through It All

Andre Crouch

위 제목들은 다음에서 찾을 수 있다. The New National Baptist Hymnal (2001/1977) Nashville, TN: Triad Publications or African American Hymnal (2001) Chicago IL

현대 예배곡

Alpha and Omega

Israel Houghton and Erasmus Mutanbira

As the Deer

Martin J. Nystrom

He Has Made Me Glad

Leona Von Brethorst

How Great is our God

Chris Tomlin

I Love You Lord Today

William Hubbard

Lord I Lift Your Name on High

Rick Founds

There is None Like You

Lenny LeBlanc

이즈코르: 유대인 환자를 위한 말기 돌봄에서의 음악치료

Yelena Zatulovsky, MA, LCAT, MT-BC, CCLS
Certified Hospice & Palliative Care Music Therapist

나의 경력은 제2차 세계 대전 이후 내 가족을 포함하여(수년이 지났지만) 많은 이민자들을 받고 많은 유대인 인구를 가진 대도시의 Veteran's Administration Hospital에서 시작되었다. 그 결과, "유대인"이라고 기재된 환자/거주자에게 의뢰를 받는 것은 드문 일이 아니었다. 사실, 내가 첫날 맨 처음 들어간 방에는 유대인이라고 밝힌 두 남자가 살고 있었는데 그들은 완전히 다른 사람들이었다.

유대인들의 관계는 본질적으로 종교적이거나 문화적이거나 혹은 둘 다일 수 있기 때문에, 이들을 대상으로 하는 것에는 복잡성과 이분법이 있다. Merriam－Webster(2003)는 문화를 "같은 장소나 시간에 사람들이 공유하는 일상생활(다양한 또는 삶의 방식으로서)의 특징" 뿐만 아니라 "인종, 종교, 사회적 집단의 관습적 신념, 사회적 형태, 물질적 특성"으로 정의하고 있다. 반면에 종교는 그 자체의 성서, 예배 장소, 의식, 인정된 지도자, 그리고 신성과 거룩함에 대한 일련의 믿음을 가진 신앙 전통이다. 유대교는 두 가지 모두에 걸쳐있다.

위의 상황에서 왼쪽의 신사는 폴란드와 러시아 사이에 자주 소유권이 변경되는 국경에서 온 세속적인 유대인으로, 통역을 맡은 전쟁포로로 전쟁에서 아슬아슬하게 탈출했다. 스페인계 칠레 출신의 세파르디 남성인 오른쪽의 신사는 "쇼아에서 살아남은 것은 행운이지만, 내 아이들의 죽음으로 나의 일부도 죽었다"고 말했다. 해방 후, 그는 전쟁 전에 칠레에 파견되었던 형과 재회했다. 비록 그들의 종교적 정체성이 "유대인"으로 정의되었고, 어떤 면에서는 공유된 전쟁 경험을 가지고 있었지만, 문화적으로 이 사람들은 언어, 음식, 경험, 신념이 매우 달랐다.

Asaf - 가족의 Kinah

,

지난 20년 가까이 나는 삶의 마지막을 맞이하는 사람들과 함께 여행하는 특권을 누려왔다. 하지만 "유대인" 환자 의뢰를 받을 때, 항상 잠시의 멈춤이 있다. Sadovnik(2016)은 이를 가장 잘 표현했는데, 유대인 자신임에도 불구하고, 나는 "...외국인으로 비춰질 것을 염려하고 있으며, 어떻게 하면 나를 아웃사이더로 인식한 집단에 치료를 제공할 수 있을까 하는 생각을 하고 있다." 이것은 음악치료사들이 흔히 맞닥뜨리는 어려움, 즉 친밀한 시기에 접어들고 있지만 공동의 이야기 없이 빨리 라포를 쌓고 신뢰를 얻어야 한다는 것이다. 나는 이 아웃사이더라는 개념이 나의 공유된 정체성을 고려할 때 이상하게 보일 수도 있다는 것을 인정한다. 이것은 Asaf의 이야기를 통해 더 잘 설명될 수 있다. Asaf는 신경외과 의사가 나를 가족에게 소개하기 1년 전에 뇌종양 진단을 받은 4살짜리 소년이었다. 그는 각각 이전 수술보다 효과가 떨어지는 3번의 수술을 받았다. 우리가 처음 만났을 때 Asaf의 가족을 "절박하며 무엇이든 할 것입니다... 그래서 그들은 심지어 음악치료까지 고려하고 있습니다."라며 접근이 어려울 것이라고 설명하였다. 나는 그의 신경외과의사와 수년간 함께 일해 오며 그를 절대적으로 신뢰하고 있었지만, 그들의 기대가 무엇인지 갈피를 잡지 못했다. 그들은 매우 분리되고 폐쇄된 공동체로서 외국인들이 그들의 문턱을 거의 넘지 못하게 하는 하시드 유대인이었기 때문에 나는 조심해서 접근했다. 더구나 Asaf는 남자였고, 남성들은 직계 가족이 아닌 여성의 목소리로 노래를 듣는 것은 금지되어 있었다. 우리가 소개를 하고 내가 사정하는 동안, 그의 어머니는 그들의 절박함이 상당 부분 아이의 외적인 성격 변화 때문이라고 말했다. "고통이 그의 유일한 표현이 되었고 나는 내 아이가 이렇게 고통받는 것을 볼 수가 없어요." 음악치료사로서의 나의 역할을 전달하면서, 나는 몇 가지 중요한 정보를 얻을 수 있었다. Asaf는 말을 배웠으나 발달 단계의 중요한 시점에 진단을 받아, 그가 배운 얼마 안 되는 말이 빠르게 퇴행되었다. Asaf가 진단을 받은 시점부터 집안에서는 생일이나 주요 행사들을 거의 기념하지 않았다. 가족들은 자신들의 기대에 따라 나뉘어졌는데, 즉 직계 가족(부모와 9남매 모두)은 그의 죽음을 준비하고 있는 반면, 친척들과 공동체는 여전히 부정하고 있었고, 도움을 주고자 하는 그들의 바람에도 불구하고 친척들은 종종 그들의 '희망의 결핍'으로 인해 외면당하는 것처럼 느꼈다. 그들의 랍비는 그들과 공동체를 동시에 지원하는 것이 어려운 듯 보였다. 그 순간 나는 나의 내적 두려움이 어머니의 그것들과 닮았다는 것을 깨달았다. 그녀 역시 가족의 고통을 줄일 수단이 없는 외부인이었다. 환자 – 가족 중심 돌봄(www.ipfcc.org)의 4가지 원칙이 다시 한 번 떠올랐다. 나는 임상적 선택으로 그녀에게 내가 가졌던 초기의 망설임을 표현하여 사실상 이 여정에서 우리의 결합이 될 기반을 다졌다. 나는 그녀에게 우리가 함께 답을 찾을 것이라고 약속했고, 그 답이 존재하지 않더라도 우리는 함께 하기로 했다. 사실상 나는 그녀에게 그들이 혼자 걷게 하지 않겠다고 약속한 것이다.

나의 첫 번째 목표는(가족의 허락을 받아) 랍비와 접촉하는 것이었다. 관습을 엄수하는 유대인들의 어떤 종파에게도 랍비는 말기 과정을 돕거나 방해하는 열쇠가 될 수 있다. 그는 문지기로서 임상적, 심리사회적 논의에 그를 끌어들임으로써 가족에 대한 통찰력을 얻을 수 있고 공동체의 지지를 얻을 수 있으며, 그의 사람들의 욕구에 대한 이해와 민감성을 연상시키는 관계를 조성할 수 있다. 랍비의 관점은 매우 귀중한 것이었다. 그는 매일 가족을 방문했고(Asaf가 입원했을 때와 집에 있을 때 모두), 어머니가 언급한 "고통"이 다면적이라는 것을 나와 공유했다. 그는 특히 Asaf가 최근 수 개월간 몇 차례 생리적인 고통만을 겪고 있는 것을 관찰했다고 거듭 반복하며, 내가 큰 통찰력을 얻게 된 FLACC 척도와 비언어적 표시를 검토하는데 도움을 주었다. Asaf의 의료진도 나중에 같은 사실을 확인했다. 우리는 함께 그녀가 "고통"을 시작점으로 제시하는 데 기여한 몇 가지 요인을 확인했는데, 여기에는 의사소통의 장벽, 감소하는 공동체의 지원, 임상 팀의 교육의 단편적인 흡수, 그리고 그의 생애를 통해 집에서 Asaf를 보살피는 것에 대한 두려움 등이 포함된다(그들은 첫 해의 대부분을 병원에서 '살면서' 보냈다). 랍비와 나는 우리만의 작은 IDT(다학제팀)를 결성했고, POC(돌봄계획)의 일환으로 그는 지역사회를 담당하고 나는 직계 가족을 담당하기로 했다. 그의 가장 큰 공헌은 내가 Asaf와 함께 노래하는 것을 허락한 것이라고 가족들은 말할 것이다.

나는 우리의 초기 방문 때 다양한 어린이 노래를 배우고 가져갔지만, 그가 적극적으로 참여하도록 동기부여를 한 노래는 거의 없었다. 항상 내가 들어설 때 그 아이는 미소 지으며 나에게 다가왔기 때문에(처음에는 걸어서 왔으나 기력이 쇠하면서 나를 향해 팔을 뻗기만 할 수 있었다) 이 도전의 가장 중요한 부분은 라포가 아니었다. 우리는 애를 먹고 있었는데 초기 방문했을 때 한번은, 나는 그가 다양한 소리를 내면서 텔레토비를 보고 있는 것을 알아챘다. "라라"라는 소리가 편하게 나왔고 내가 똑같이 따라하자 그는 킥킥거리며 더 많이 '말'했다. 나는 모음과 자음의 다양한 조합을 시도했고, 결국 감출 수 없는 감격과 함께 우리는 "라카 라카"라는 우리의 말을 찾았다! 그것은 우리가 함께 배울 수 있는 어떤 멜로디에도 우리의 노래가 되었다. 그 초기 방문에서 그는 내가 듣고 온 아이들의 노래에 매료되었지만, 고통스러울 때는(몸이) 좀 더 친숙하고 문화적인 멜로디 선(i/iv/i/iv--V7/i)에 끌리곤 했다. 약간의 설득과 랍비의 도움을 받아 그의 어머니는 이것에 대해 관찰할 수 있게 되었고, 이 가족에게 일어나고 있는 더 깊은 사회적, 실존적 문제들을 탐구할 기회를 부여했다. Asaf는 거의 100% 가까이 노래에 참여했기 때문에(내가 거기에 없을 때도) 나는 그에게 음성을 주기 위해 다양한 어조로 "라카 라카"를 사용하기 시작했다. 우리는 우리의 언어가 아니라 그의 언어를 통해 의사소통을 배웠다.

랍비와 몇몇 임상 팀원들, 그리고 나는 Asaf의 생이 끝나갈 즈음의 임종 간호를 포함하여 이 가족을 지지하기 위해, 그들이 할 수 있는 구체적이고 실질적인 것들을 강조하는 여러 공동체 모임을 주최했다. 그들은 모두 Asaf가 가장 좋아하는 노래를 그의 '언어'로 배웠고, 그것은 그에게 가장 큰 위안을 주었다. 우리는 각각 낯선 사람이 되는 것에 대한 두려움과 감정을 가지고 아름다운 것을 창조했다. Asaf는 샤바트(안식일)를 지난 일요일 아침 일찍 세상을 떠났고 그 날 땅에 묻혔다. 그의 인생은 그의 부모님과 형제, 가족, 친구, 당직 간호사, 랍비, 그리고 내가 그의 곁에서 그의 노래를 부르는 것으로 끝이 났다. "생명의 마지막 순간에, 고인의 곁에 있는 사람은 아무도 떠날 수 없다. 환자에게 방해될 사람을 제외하고는…이 세상에서 다음 세상으로 가는 사람을 지켜보는 것은 가장 존경할 만한 일이다"(National Institute for Jewish Hospice, no date). 그것은 그에 대한 우리의 mitzvah(선물)였고, 진정으로 혼돈에서 벗어나 평화를 창조할 수 있는 특권이었다.

Regina - 마지막에서 빛 찾기

,

"How I love the depths of your gentle eyes,

How I long to press my lips to them!

This dark night separates us, my love,

And the dark, troubled steppe has come to lie between us···

Death is not terrible, we've met with it more than once in the steppe

And here it looms over me once again,

You await my return, sitting sleepless near a cradle,

And so I know that nothing will happen to me!"

(Тёмная ночь/Dark is the Night, Bogoslovsky and Agatov, 1943).

Dark I s the Night는 호스피스를 여행하는 Regina에게 커다란 빛을 주었다. Regina는 홀로코스트 생존자인 87세의 유태인 여성으로(마찬가지로 생존자이며 동시에 호스피스 혜택을 받고 있는)배우자와 함께 살았으며, 딸 중 한 명이 같은 건물에 살면서 주 간병인이자 법적 건강관리 대리인으로 활동했다. 이 곡은 첫날부터 우리의 세션에 스며들어 교육과 열린 소통을 위한 발판이 되어 고요하고 아름다운 죽음을 만들었다.

　1984년, 생존자 본인(그리고 이후 노벨상 수상자)인 Elie Wiesel은 제1회 International Conference of Children of Holocaust Survivors의 기조연설자로 서서 "그들[홀로코스트 생존자들]이 남은 나날을 품위 있게 살아가게 해 달라."고 간청했다. 이것이 내가 어떤 충격적인 사건의 생존자의 의뢰를 받을 때 내 머릿속을 스쳐가는 생각이다. 그러나 임상가로서 홀로코스트 생존자들과 함께 일하는 데는 특유의 복잡성이 있다.

　기억의 보존과 이전은 생존자의 후손들이 맡아야 할 가장 중요한 임무... 우리는 귀하고 연약한 유산을 위임받았다. 홀로코스트의 여파로 우리들 각자와 우리의 아이들과 우리 아이들의 자녀들도 아우슈비츠, 벨젠, 그리고 다른 모든 수용소와 게토, 나치 유럽의 숲과 비밀 은닉처에서 나온 것처럼 우리 자신을 바라보아야 한다. 그리고 그러기 위해서는 우리, 우리의 아이들, 그리고 우리 아이들의 자녀들이 우리의 일부가 될 때까지 부모와 조부모의 기억 속에 최대한 몰입함으로써 과거를 발견해야 한다.(Rosensaft, 2011, para. 4, para. 36)

사실상, 우리의 환자들만 PTSD의 증상을 포함한 재발된 트라우마를 경험하는 것이 아니라, 그들의 자녀들과 손자손녀들도 2차적인 트라우마를 겪게 되었다. 사회복지사는 이를 인지하고 사례 매니저 간호사, 랍비 성직자, 그리고 나를 포함하여 우리의 접근방식을 동기화하기 위해 회의를 열었다. 그녀는 Regina의 남편이 음악치료에 대해 부정적인 말을 했다고 알려주었다. 소개 전화에서, 그는 "이번 한 번만 해 보고 또 할지 결정하겠습니다."라고 말했다. 나는 도전을 좋아하기 때문에 속으로 빙그레 웃었다.

　의뢰의 이유는 신체, 심리사회, 영적의 세 가지였다. 울혈성 심부전이라는 호스피스 진단으로 Regina는 호흡 패턴의 변화, 약화, 미세한 운동기능의 저하 등을 자주 경험하게 되는데, 이 모든 것이 불안과 자기 정체성의 상실(그녀는 평생 화가로 활동 했었다)을 가져온다. 이 불안은 심리사회적으로 대처와 우울증 악화의 원인이 되었다. 그녀의 딸은 후자에 가장 신경을 썼고, 게다가 아버지는 예견된 슬픔의 괴로움이 더 심해졌기 때문에 복합적 애도의 위험이 있었다. 그 팀은 가족 전체의 대처 메커니즘을 관찰하는 데 있어서 경계를 늦추지 않았으며, 대리외상의 가능성이 더 크다는 것을 인정했다. 영적인 관점에서 보면 Regina와 그녀의 남편은 오랫동안 보수적인 회당의 일원이었고, 그들의 믿음을 유지하는 것은 매우 중요했다. 그러나 그들의 기능이 쇠퇴하면서 그들은 Shul(유대교회)에 계속 참석할 수 없었다. 더군다나 그들은 이민자 공동체를 지원하는 데 헌신하는 교육 단체의 설립자들이었지만, 공동체 방문객들을 받지 않았다.

나는 Regina, 남편, 딸, 그리고 성인 손주들이 있는 곳을 찾아 그들의 아름다운 집으로 들어갔다. Regina와 그녀의 남편은 작은 구석에 나란히 앉아 있었는데, 나는 그들 맞은편에 앉아 일종의 원형을 이루고 있었다. 딸과 손주들은 그들이 나를 "알아보기" 위한 시간을 주기위해 몇 가지 집안일을 한다면서 양해를 구했다. 그녀의 남편은 한동안 내 이름을 곰곰이 생각해 보더니 내 출신과 경험, 가족에 대해 엄청나게 많은 질문을 했다. 그는 연결될 공통점을 찾고 있었다. 나는 몇몇 질문에 대답하고 다른 질문들을 방향을 바꾸었고, 결국 관계와 통합의 원천인 나의 기본 언어로 되돌아갔다. 그가 앉은 자세를 고치고 어깨를 내린 것을 알아차린 것은 이때였다. 그는 공공연하게, 간헐적으로 영어와 러시아어(그들 모두가 이해하지만 "많이 잊어버린 언어")를 번갈아 사용했고, 홀로코스트 경험의 일면을 공개했다. 현재에 남아 있으면서, 나는 그것이 음악과의 관계가 부족한 것이 아니라, 오히려 잃어버린 시간, 고통, 그리고 살아남지 못한 사람들과의 유대 관계와 연관된 것들이 의뢰서 상의 불안을 야기했다는 것을 알게 되었다. 나는 우리가 서로에게서 배우게 될 것을 인정하면서 대응했고, 다시 겸허한 마음으로 나를 그들에게 맞추었다. 정서적 유연성을 가져온 것은 사실 전쟁 이전의 기억이었는데, 그 이유는 그들이 잃어버린 많은 부모, 형제, 친구들에 대한 추억을 불러일으켰기 때문이다. 우리는 그들에게 익숙하고 편안함을 주는 안전한 음악 공간인 예배식에서 시작하기로 동의했다. 첫 음부터 Regina는 노래를 부르기 시작했고 그녀의 남편은 빙그레 웃었다. 그는 "얼마 동안" 그녀의 목소리를 듣지 못했다고 말했다. 우리는 계속해서 다른 제목의 노래들을 부르면서 그들을 성찰과 삶의 회고에 간헐적으로 참여시켰다. 내가 가장 좋아하는 곡들 중 하나인 '우리가 단결하여 함께 살면 얼마나 좋은가'

라는 의미를 지닌 론도 형태의 성가 *Hine Ma Tov*를 끝냈을 때, Regina는 이디시 민요를 요청했고, 나와 그녀의 남편 모두 놀랐다. 그녀가 나에게 삶의 종결에 대한 바람과 여러 가지 면에서 이 마지막 통로에 대한 수용의 신호를 보낸 것은 이 지점이었다. 나는 그녀의 남편을 바라보며 동의를 구한 뒤, 두 사람 모두를 위해 내가 여기 있다고 공개적으로 말했다. 그러면서 만약 그가 불편하다면, 그러나 그녀가 이것을 탐구할 필요가 있다면, 그룹 시간과 일대일 시간을 위한 시설을 만들겠다고 약속했다. 그는 동의한다는 듯이 고개를 끄덕였고, 뺨에 눈물 한 방울이 흘러내리며 나에게 그녀의 부탁을 들어주라고 손짓했다. 숨이 막히는 듯한 음색이 사라지고 그녀의 목소리가 커졌다. 3/4 박자는 그녀의 숨결을 안정시켰다. 그녀 스스로도 놀라했고, 그녀의 남편은 지체 없이 "내일 그리고 그 후에 매일 다시 와줄 수 있을까요?"라고 물었다. 나는 그들에게 매주(여러 계층의 필요로 인해 팀에서 사전에 합의한 빈도) 방문할 예정이지만 우리의 세션은 우리가 봉사하고 있는 모든 가족의 필요를 충족시키기 위해 변경될 수 있다고 얘기해주었다: "우리는 모든 사람들과 균형을 유지하고 있습니다. 우리는 당신이 가장 필요로 할 때 여기에 있을 겁니다." 우리는 Regina에게서 Dark is the Night로 끝나는 노래들의 목록을 달라는 숙제를 받으며 세션을 끝냈다. 이는 나의 이전 평가를 더욱 확실하게 해주는 것이었다.

우리는 종종 팀원들을 우리의 세션에 참여하게 했는데, 우리는 라포를 형성해 가면서 공동의 목표를 만들었다. 생리학적 욕구가 충족되고 편안해진 후, 우리는 수정된 새로운 표현 수단을 찾아내어 그녀의 '새로운' 자아를 받아들이는 것을 막는 Regina의 내적 갈등을 탐구했다. 우리는 그녀를 먼 가족과 직계 자녀 및 손주들과 다시 연결시켜 주고, 또한 그녀를 '떠나보내'

고 그녀가 죽은 후에도 그들이 서로 연결되어 있을 것이라는 평안을 줄 수 있는 유산을 만들고자 했다. 이 팀은 배우자와 가족이 그들 자신의 표현을 할 수 있는 기회를 제공했고, 그들의 보살핌 목표를 일치시키는 교육을 제공했다. 그러나 Dark is the Night는 가사 분석과 우리가 대화하는 방식으로는 할 수 없는 애도를 할 수 있게 해주었다. Regina와 그녀의 가족은 다른 시각으로 시작했지만, 그녀에게 목소리와 통제력을 주면서 그들의 시야는 좁혀졌다. 팀은 그 길이 수렴되는 과정에서 그들을 포괄적으로 지원할 수 있었고, 그들이 Regina의 선언을 찾을 수 있도록 도와주었다. "죽음은 끔찍하지 않습니다, 우리는 그것을 한 번 이상 겪어봤습니다...그리고 나는 내게 아무 일도 일어나지 않을 것을 알고 있습니다!" Regina에게 그것은 삶의 마지막 날들에서의 평화, 그녀의 가족이 단결된 채로 남아있을 것을 아는 평화, 그리고 그녀의 기억과 함께 희망으로 남을 평화를 의미했다.

Esther: 음악이 금지될 때

,

나의 한계를 인정하지 않는 것은 경험 많은 임상가로서 중대한 해악이 될 것이다. 나는 몇몇 환자들의 필요를 충족시키는데 성공하지 못하기도 했고, 음악치료를 금지해야할 때도 있다. 알츠하이머로 호스피스 진단을 받은 76세의 Esther는 음악치료 서비스의 제한과 중단에 관한 귀중한 교훈을 주었다. 또한 홀로코스트의 생존자인 Esther는 전쟁이 시작되었을 때 사춘기 초기에 있었고, 그녀의 대가족 중 유일하게 살아남은 사람이었다. Esther는 치매 진단에 따른 일반적인 어려움과 함께, 빈번히 플래시백과 지속적인 악몽을 경험했다. Rykov의 말에 따르면

> 홀로코스트 생존자들에게는 … 해결되지 않은 슬픔, 무서운 기억을 불러일으킬 수 있는 건강관리 관련 감각적 체험, 그리고 만성 불안 및/또는 우울증, 과민증, 분열증, 수면 장애, 정신 생리학적 장애 등의 PTSD 증상과 같은 정신적 결과들이 있다. (2001, p.69)

Esther는 여러 가지 촉매제를 내놓았다. 내가 Esther를 방문하는 동안 그녀는 내가 들어갈 때 자주 미소를 짓고 손으로 내 얼굴을 가볍게 쓰다듬어 주곤 했지만, 어떤 형태이든 음악 – 노래, 녹음, 즉흥, 기악 – 이 있는 순간, 그녀는 개인적으로 고용한 보조원만이 위로할 수 있는 걷잡을 수 없는 눈물을 터뜨리곤 했다. 내가 오기 이전의 음악치료사는 더 잘 했지만 플루트를 사용할 때뿐이었다. 타지에 살고 있는 환자의 딸과 여러 번 통화를 했는데, 한 번은 그녀의 어머니가 수용소에서 겪었던 경험에 대해 이야기를 나누었다. Esther는 일찍이 형제들과 떨어져 지내면서 자연스레 다른 아이들에게 이끌렸다. 특히 여동생과 닮은 어린 소녀가 Esther에게 보살핌을 받았지만 유감스럽게도 수용소에서 살해되었다. 몇 번의 조언을 하면서 그녀의 딸은 Esther와 그녀의 가족의 남은 사진을 내게 보여주었고, 희미하긴 하지만 그녀의 여동생은 나와 닮은 점이 있었다. 그 순간 나는 Esther의 말기 경험을 도울 수 없다는 것이 분명했다. 나는 그녀에게 지속적인 지원을 위해 다른 음악치료사에게 의뢰했고, 그녀의 요청이 있을 때에만 이따금씩

그녀의 딸이 함께 있는 곳으로 방문했다. Esther와의 케이스에서도 성취는 있었다. 그녀는 내가 나의 임상적 전문기술의 경계를 인식했기 때문에 평화로운 죽음을 맞이했다.

나는 종종 Esther, Regina, Asaf, 그리고 내가 함께 걸을 수 있는 특권을 가진 모든 환자와 가족들에 대해 생각하고, 그들에게 감사하며, Asaf를 기억하고, 그의 교훈을 아주 자주 전해준다. 우리가 스쳐가는 모든 환자와 가족은 아웃사이더가 되는 경험을 하며 말기 여정에는 익숙하지 않다. 우리의 해결책은 그들에게서, 그들과 함께 배움으로써 그 격차를 좁히는 것이어야 한다.

이러한 사례와 관련된 몇 가지 교육적인 주석과 용어 설명이 있다.

- Rabbis & Cantors – 가족의 관습에 따라 음악치료사를 안내하고 강력한 조력자가 될 수 있다.
- Yizkor: 추억. 이것은 또한 고인을 기념하여 촛불을 켜는 추도식, 추모 기도, 매년 기념하는 제사를 일컫기도 한다.
- Shoah: 홀로코스트.
- Torah: 유대인의 율법으로 히브리 성서로 알려진 가장 중요한 종교 문서이다.
- Shabbat: 금요일 해질녘부터 시작해서 토요일 해질녘에 끝나는 안식일.
- Mitzvah: 계명, 선행, 선물.
- Kinah: 애도.
- Shul: 유대교 회당.
- Shemira: 죽은 사람의 몸을 감시하는 종교 의식.

- Shomrim: 고인의 시신을 주재하는 유태인 단체.
- Shiva: 사망 직후의 애도기간. 유대인들은 7일 동안 시바를 앉는다.
- Hashem: 하나님.
- 유대에는 종교행위가 다른 두 가지 주요 문화가 있다. Ashkenazim은 유럽 출신의 유태인이고 Sephardim은 스페인, 중동(모로코, 이라크, 예멘) 출신 유대인이다.
- 유대인의 종교 관념은 정교에서 보수주의, 개혁주의, 세속주의 등 다양할 수 있으며 어느 나라에서 왔는지에 따라 달라질 수 있다.
- 삶의 마지막 순간, 죽어가는 개인 앞에서 아무도 떠날 수 없다.
- 사망 후 영혼이 빠져나갈 수 있도록 창문을 열어야 한다.
- 사망 후 시신만 혼자 남겨두어서는 안 된다. 직원들은 장례식장이나 Shomrim이 도착할 때까지 누군가 시신과 함께 앉을 수 있도록 시설을 만들어야 한다.

유대인 환자들을 위한 음악에 관한 정보

,

Rykov(참고문헌 참조)는 유대인 음악에 대한 좋은 개요를 제공한다. 몇몇 특성은 다음과 같다.
- 보컬 음악이 널리 퍼져 있다.

- 음악에 대한 존경심이 크다. 예를 들어, *Torah*는 종종 성가로 만들어진다.
- 노래는 종교적이거나 세속적일 수 있다. 예배 음악은 본문의 운율에서 파생되어 불규칙적일 수 있다.
- 단음계가(장음계 보다) 자주 사용되며, 슬프거나 우울한 것으로 간주되지 않는다.
- 유대인 음악에서 사용되는 모드는 종종 지역 및 문화적 기원과 관련이 있다.
- 음악에 능동적이고 수동적인 참여 모두 위의 *Asaf*(여성이 남성에게 노래를 부르는 경우)와 마찬가지로 제한이 있을 수 있다. 가족들에게 그들의 관행에 대해 물어보는 것이 가장 좋다.
- 직계 가족 구성원의 사망 후 첫 해에는 음악이 허용되지 않는다.

이 대상자들과 함께 사용할 수 있는 레퍼토리

,

히브리 – 예배식

Adon Olam

Avinu Malkenu – Rosh Hashana를 위해, 새해의 축전

Dayenu – 이집트 빈민가에서 이스라엘이 해방된 것을 기념하는 봄의 유

월절 기념행사.

Eileh Cham'dah Libi – Kabbalat Shabbat의 일부; 예배식과 세속주의 중간에 적합. 이것은 문자 그대로 성가이며 "이것이 내 마음의 바람이니 / 자비를 베풀어 우리를 외면하지 마소서."를 의미함.

Eshet Chayil – 안식일에 남편이 그 집의 여자를 존경하고 존경하여 부름.

Hine Ma Tov

Kol Nidre – 속죄의 날인 Yom Kippur 전야제.

L'cha Dodi – 금요일 해질녘에 낭독.

Ose Shalom

Shalom Alechem

S'vivon – *Hannukah*를 위해.

히브리 – 세속주의

Bashana Haba'a – 공식적으로 '다음 해'라는 의미의 춤

Dodi Li

Hatikva – 이스라엘 국가.

Hava Nagila – 축하의 노래.

Shalom Chaveyrim – "우리가 다시 만날 때까지 평화를"로 번역되는 전통적인 민요.

Siman Tov – 축하의 노래.

Tsena Tsena

V'Shamru Bnei Yisrael – 안식일 기도.

Yerushalayim Shel Zahav – 문자 그대로 "황금의 예루살렘"으로 번역된

다. 이것은 본질적으로 이스라엘 제2의 국가로서 어느 누구의 레퍼토리에도 들어 있어야 한다. 이미지를 불러일으키는 훌륭한 작품.

Yiddish – 민요

Bai Mir Bistu Shen

Belz – 우크라이나 서부의 한 도시. 홀로코스트 생존자들과 함께 사용할 때는 이 점을 유의.

Oifn Pripitchik – 알파벳을 배우기 위한 어린이 노래. 자장가로도 쓸 수 있다.

Papirosn – 1920년대에 쓰여진 담배에 관한 노래.

Rozhinkes Mit Mandlen – 전통적인 자장가.

Rumania, Rumania

Tumbalalaika – 러시아의 전통 악기 Balalaika를 가리킨다.

Yidishe Mame – 어머니에 대한 공경의 노래. 잘 알려진 영어 가사도 있다.

기타

Donna Donna – 이것은 말 그대로 송아지가 도살되는 이야기인 만큼 조심해서 사용해야 한다. 홀로코스트 생존자들로부터 몇 가지 강한 반응을 이끌어낼 수도 있지만, 재개된 트라우마가 남아 있다면 시작될 수도 있다.

Far From the Home I love – *Fiddler on the Roof* 중에서. 다양한 실존적, 사회적 경험을 탐구하는 좋은 진입점이 될 수 있다.

O Mein Papa – 전통적으로 독일 민요지만 특정 세대의 유대인들에게 잘 알려져 있다. 그것은 본질적으로 아버지에 대한 존경의 노래다.

Sabbath Prayer – Fiddler on the Roof 중에서, 환자 및/또는 가족의 서로에 대한 축복에 기초하여 가사를 쉽게 수정할 수 있는 훌륭한 작품이다.

Sunrise, Sunset – Fiddler on the Roof 중에서, 삶의 주기에 잘 맞는 작품이다.

일반적인 호스피스 레퍼토리

호스피스 환자는 일반인으로 구성되며 신생아부터 100세 이상까지 연령대가 다양하고 모든 문화적, 정신적 배경을 대표할 수 있으며, 각계각층에서 나오기 때문에 호스피스 음악치료 레퍼토리를 전부 알 수는 없다. 그러나 중요한 것은 빨리 읽고 배울 수 있는 능력이다. 치료사들은 종종 모르는 노일이다. 이 노래들은 환자와 가족에게 깊은 의미를 가질 수 있고 음악치료 시간에 임상적으로 중요한 내용을 드러낼 수도 있다.

　다음 장에서 살펴 볼 기술 중 하나는 같은 장르 내에서 여러 곡을 함께 묶는 능력을 필요로 한다. 이는 통증, 불안, 동요의 치료에서 동질성의 원리로 쓰인다. 또한 평화로운 환경을 조성하고 임종이 임박한 환자와 밤샘 간호하는 사람들을 지지하는 데 활용된다.

　익혀야 하는 음악의 시작점을 제공하기 위해, 미국 전역의 19개 주에 있는 26개 커뮤니티에서 매우 다양한 환자들과 함께 일하는 53명의 정규 호스피스 음악치료사를 조사했다. 아래 표는 음악치료사들에게 임상 음악의 짤막한 정보 역할을 했던 2주 이내의 기간 내에 가장 많이 요청된 노래들의 최소한을 보여 준다. 이는 모든 연령의 모든 진단을 받은 말기 환자들과 그 가족들을 위한 레퍼토리 개발의 참조를 제공한다.

SUM	Artist/Genre/Origin	Song
## ##	Christian	Amazing Grace
348	Pine Ridge Boys	You Are My Sunshine
232	Christian/Hymn	How Great Thou Art
191	Louis Armstrong	What a Wonderful World
187	Irving Berlin	Blue Skies
174	Christian	In the Garden
169	Jazz	Fly Me to the Moon
154	The Wizard of Oz (Musical)	Over the Rainbow
146	The Peerless Quartet	Let Me Call You Sweetheart
138	Cuba	Guantanamera
136	Doris Day	Sentimental Journey
136	Mexico	Cielito Lindo
110	Elvis Presley	Can't Help Falling in Love
102	Popular Oldies	It Had To Be You
99	John Denver	Take Me Home, Country Roads
95	Christian	Old Rugged Cross
92	The Sound of Music (Musical)	Edelweiss
80	The Beatles	Let It Be
76	Johnny Cash	I Walk the Line
73	Bobby McFerrin	Don't Worry, Be Happy
72	Kay Starr	Side By Side
72	Patti Page	Tennessee Waltz
72	Patsy Cline	Crazy
71	Breakfast at Tiffany's	Moon River
69	Hank Williams	Hey Good Lookin'
68	Christian	What a Friend We Have in Jesus
67	Consuelo Velasquez	Besame Mucho
66	Folk/Western	Home on the Range
62	Popular Oldies	Daisy Bell (Bicycle Built for Two)
62	Popular Oldies	Show Me the Way to Go Home
62	Popular Oldies	Ain't She Sweet

61	Edith Piaf	La Vie En Rose
61	Popular Oldies	Que Sera Sera
61	Johnny Cash	Ring of Fire
60	Christian	Blessed Assurance
59	Christian	Just a Closer Walk with Thee
57	Christian	Jesus Loves Me
57	Ben E. King	Stand by Me
56	Popular Oldies	Blue Moon
56	Glenn Miller Orchestra	Chattanooga Choo Choo
56	Popular Oldies	Five Foot Two
56	James Taylor	You've Got a Friend
54	Nat King Cole	L–O–V–E
51	Oklahoma! (Musical)	Oh What a Beautiful Morning
49	Popular Oldies	Dream a Little Dream of Me
49	Patriotic/Irving Berlin	God Bless America
48	Bill Withers	Lean on Me
47	Gospel	This Little Light of Mine
45	The Andrews Sisters	Don't Sit Under the Apple Tree
45	Christian	I'll Fly Away
45	The Temptations	My Girl
39	Popular Oldies/Irving Berlin	Always
39	Frank Sinatra	My Way
39	Willie Nelson	On the Road Again
38	The Beatles	I Wanna Hold Your Hand
38	Elvis Presley	Love Me Tender
38	The Beatles	Here Comes the Sun
36	Tin Pan Alley	Take Me Out to the Ballgame
35	Spanish	De Colores
34	Christian	Precious Lord
34	Popular Oldies	Til We Meet Again
33	Osvaldo Farres	Quisaz, Quisaz, Quisaz (Perhaps, Perhaps, Perhaps)

32	John Lennon	Imagine
31	Moises Simon	El Manisero
31	Gospel	His Eye is on the Sparrow
31	Elvis Presley	Hound Dog
31	Popular Oldies/Cole Porter	Don't Fence Me In
30	Folk	My Bonnie Lies Over the Ocean
29	The Jackson Five	I'll Be There
29	The Sound of Music (Musical)	My Favorite Things
28	Spiritual	Down By the Riverside
28	Johnny Nash	I Can See Clearly Now
28	Christian	It Is Well With My Soul
28	Popular Oldies	Sunny Side of the Street
27	Porgy and Bess (Musical)	Summertime
26	Christian/Spiritual	He's Got the Whole World
25	Christian/Contemporary	In Christ Alone
25	Patsy Cline	Walkin' After Midnight
25	Carousel (musical)	You'll Never Walk Alone
24	Otis Redding	Dock of the Bay
24	Christian	Peace Like a River
24	Mexico	Solamente Una Vez
24	Johnny Cash	Folsom Prison Blues
24	Franz Schubert	Ave Maria
23	Luis Aguile	Cuando Sali de Cuba
23	Gospel	Take My Hand, Precious Lord
22	Noel Estrada	En Mi Viejo San Juan
22	Leonard Cohen	Hallelujah
22	Roy Rogers & Dale Evans	Happy Trails
22	John Denver	Leaving on a Jet Plane
21	Christian	On Eagles Wings
20	Popular Oldies/Doris Day	By the Light of the Silvery Moon
20	Spiritual	Swing Low Sweet C hariot
20	Popular Oldies	When the Red, Red Robin

20	Frank Sinatra	New York, New York
19	Christian	Let There Be Peace On Earth
19	Bobby Capo	Piel Canela
19	Los Tigres del Norte	Un Dia A La Vez
18	Gene Autry	Back in the Saddle Again
18	The Sound of Music (Musical)	Climb Every Mountain
18	Folk/American	Shenandoah
18	Woody Guthrie	This Land is Your Land
17	Patriotic	America the Beautiful
17	Christian	Because He Lives
17	Bob Dylan	Blowin' in the Wind
17	Ray Charles	Georgia on my Mind
17	Christian/Hymn	Give Me Jesus
17	Folk/American	I've Been Working on the Railroad
17	Christian	Peace in the Valley
17	The Drifters	Under the Boardwalk
17	Popular Oldies/Irish	When Irish Eyes are Smiling
16	Simon & Garfunkel	Bridge Over Troubled Water
16	Ray Charles	Hit the Road Jack
15	Guys and Dolls (Musical)	A Bushel and a Peck
14	Jazz	All Of Me
14	Patriotic	Caissons Go Rolling Along
14	The Beatles	Hey Jude
14	Dolly Parton	Jolene
14	Bob Dylan	Make You Feel My Love
14	Bette Midler	Rose (The)
14	Los Panchos	Sabor a Mi
14	Oh, Kay! (Musical)	Someone to Watch Over Me
14	The Sound of Music (Musical)	Sound of Music
14	Dean Martin	That's Amore
14	Eagles	Hotel California
13	Los Panchos	Ahora Seremos Felices

13	Navy Song	Anchors Aweigh
13	Eusebio Delfin	En el Tronco de un Arbol
13	Jazz/George Gershwin	I've Got Rhythm
13	Cuba	La Paloma
13	Popular Oldies	Shine on Harvest Moon
13	Nat King Cole	Unforgettable
13	Country	When We All Get to Heaven
13	My Wild Irish Rose (Movie)	Wild Irish Rose
13	Popular Oldies	You Make Me Feel So Young
13	Country	One Day At a Time
12	Popular Oldies	Baby Face
12	Popular Oldies	Bye Bye Blackbird
12	Johnny Cash	Daddy Sang Bass
12	The Beatles	In My Life
12	Kenny Rogers	Love Lifted Me
12	Popular Oldies	Moonlight Bay
12	Christian/Hymn	Near the Cross
12	Louis Armstrong	When You're Smiling
12	Folk/Mexico	La Bamba
12	Folk	Red River Valley
11	Thomas "Fats" Waller	Ain't Misbehavin'
11	Popular Oldies	As Time Goes By
11	Popular Oldies	I'll Be Seeing You
11	Babes in Arms (Musical)	My Funny Valentine
11	Bette Midler	Wind Beneath My Wings
11	Hank Williams	Your Cheatin' Heart
10	Roberto Cantoral	El Reloj
10	Christian/Gospel	I've Got a Mansion
10	Roger Miller	King of the Road
10	Christian/Hymn	Leaning on the Everlasting Arms
10	Christian/Gospel	Precious Memories
10	Otis Redding	Sitting on the Dock of the Bay

10	The Music Man (Musical)	Til There Was You
10	Fred Astaire	Way You Look Tonight [The]
10	Josh Groban	You Raise Me Up
10	Carl Perkins	Blue Suede Shoes
9	Bola de Nieve	Ay Mama Ines
9	Parlor Song	Beautiful Dreamer
9	Yiddish	Bei Mir Bist Du Shon
9	Popular Oldies	Church in the Wildwood
9	Folk	Danny Boy
9	Folk/American	House of the Rising Sun
9	Hank Williams	I Saw the Light
9	Popular Oldies	I'm Looking Over a Four Leaf Clover
9	Trio Matamoros	La Mujer de Antonio
9	Fleetwood Mac	Landslide
9	The Tokens	Lion Sleeps Tonight [The]
9	Jazz	Misty
9	Folk/American	Oh Susannah
9	Los Panchos	Perfidia
9	Gonzalo Roig	Quiereme Mucho
9	Bobby Day	Rockin' Robin
9	Singing' in the Rain (Musical)	Singing in the Rain
9	Simon & Garfunkel	Sound of Silence
9	Popular Oldies	Stardust
9	Bob Marley	Three Little Birds
9	Song of the South (Movie)	Zippity Doo Dah
9	Cinderella (Disney)	A Dream is a Wish Your Heart Makes
8	Christian	Alabare
8	Elvis Presley	All Shook Up
8	Patriotic	Battle Hymn of the Republic
8	Willie Nelson	Blue Eyes Cryin' in the Rain
8	Van Morrison	Brown Eyed Girl
8	The Carpenters	Close to You

8	Tom Jones	Delilah
8	Christian	Dios Esta Aqui
8	Elvis Presley	Don't Be Cruel
8	Mexico/Jose Alfredo Jimenez	El Rey
8	James Taylor	Fire and Rain
8	Alphaville	Forever Young
8	Rolling Stones	Going Home
8	Popular Oldies	I'm Forever Blowing Bubbles
8	Josh Turner	Long Black Train
8	Creedence Clearwater Revival	Proud Mary
8	Osborne Brothers	Rocky Top
8	Christian/Hymn	Shall We Gather at the River
8	Folk	She'll Be Coming 'Round the Mountain
8	Christian/Hymn	Sweet By and By
8	Vicente Fernandez	Volver Volver
8	Folk	Yankee Doodle
8	George Gershwin/Jazz	I Got Rhythm
7	Peter Paul and Mary	500 Miles
7	Dean Martin	Ain't That a Kick in the Head
7	Bing Crosby	Amor Amor Amor
7	Eagles	Desperado
7	The King and I (Musical)	Getting to Know You
7	Peru	La Flor de la Canela
7	Christian/Hymn	Morning Has Broken
7	Christian	Peace Flowing like a River
7	Nelson Pinedo	Quien Sera (Sway)
7	Trio Matamoros	Son de la Loma
7	Christian/Gospel	Sweet Beulah Land
7	Neil Diamond	Sweet Caroline
7	Christian/Gospel	This World Is Not My Home
7	Perry Como	Catch a Falling Star
7	Elvis Presley	Jailhouse Rock

7	Christian	Lord's Prayer [The]
7	Christian/Gospel	When The Saints Go Marching In
6	Jorge Negrete	Alla En El Rancho Grande
6	Patriotic	America
6	Popular Oldies	Band Played On [The]
6	Frankie Yankovic	Blue Skirt Waltz
6	James Taylor	Carolina in the Morning
6	George Hamilton IV	Early Morning Rain
6	Albert Hammond	Echame a mi la Culpa
6	Jazz	Elmer's Tune
6	Frank Sinatra	I've Got You Under My Skin
6	Popular Oldies	Keep on the Sunny Side
6	Celia Cruz	La Vida Es Un Carnaval
6	Mexico	Las Mañanitas
6	Bill Withers	Lovely Day
6	Jimmy Buffet	Margaritaville
6	Spanish	Mi Ranchito
6	Eagles	Peaceful Easy Feelin'
6	Peter Paul and Mary	Puff the Magic Dragon
6	Christian/Hymn	Rock of Ages
6	Patriotic	Star Spangled Banner
6	Christian/Gospel	Unclouded Day [The]
6	Christian/Hymn	Victory in Jesus
6	The Beatles	Yellow Submarine
6	Patriotic	You're a Grand Old Flag
6	Folk/Israeli	Hava Nagila
6	The Isley Brothers	Twist and Shout
5	Jewish	Adan Olam
5	Everly Brothers	All I Have to Do Is Dream
5	Country	Always On My Mind
5	The Beatles	Blackbird
5	Loretta Lynn	Coal Miner's Daughter

5	Christian	Como no Creer en Dios
5	Christian/Hymn	Cuan Grande Es El (How Great Thou Art)
5	Panama	El Tambor del Alegria
5	Popular Oldies	Happy Days are Here Again
5	Dolly Parton/Whitney Houston	I Will Always Love You
5	Irish-American	Irish Lullaby (Roo Ra Loo Ra Loo Ral)
5	Christian	Just a Little Talk with Jesus
5	Rhythm and Blues	Kansas City
5	Mexico/Folk	Keep Me In Your Heart
5	Folk/Ballad	Scarborough Fair
5	Los Panchos	Sin Ti
5	Popular Oldies	Smile
5	Eva Cassidy	Songbird
5	Christian/Spiritual	Stand in the Need of Prayer
5	Patti Page	That Doggie in the Window
5	A Chorus Line (Musical)	What I Did For Love
5	Christian/Contemporary	When I Get Where I'm Going
5	Pete Seeger	Where Have All the Flowers Gone
5	Orquesta Aragon	Yo Vendo Unos Ojos Negros
5	Frankie Avalon	You Are Mine
5	Sam Cooke	You Send Me
5	Popular Oldies	It's Only a Paper Moon
5		May the Good Lord Bless and keep You
4	Marvin Gaye and Tammi Terrell	Ain't No Mountain High Enough
4	Adele	All I Ask
4	Juan Gabriel	Amor Eterno
4	Spanish/Popular Oldies	Aquellos Ojos Verdes (Those Green Eyes)
4	Etta James	At Last

4	Christian/Hymn	Be Still My Soul
4	Popular Oldies	Beer Barrel Polka
4	Benny More	Bonito Y Sabroso
4	Joni Mitchell	Both Sides, Now
4	Carlos Gardel	Caminto (Tango)
4	Frank Sinatra	Chicago
4	The Sound of Music Musical)	Do Re Mi
4	Yiddish	Dona Dona
4	Duke Ellington	Don't Get Around Much Anymore
4	Kansas	Dust in the Wind
4	Christian	God Be With You Til We Meet Again
4	Israel	Hatikvah
4	Christian/Hymn	Here I Am Lord
4	Popular Oldies	High Noon
4	New York in June	How About You
4	Christian/Gospel	I Can't Even Walk Without You Holding My Hand
4	Patsy Cline	I Fall to Pieces
4	Pete Seeger	If I Had A Hammer
4	Jimmy Rodgers	In The Jailhouse Now
4	Frozen (Disney)	Let It Go
4	Christian/Hymn	Lily of the Valley
4	Popular Oldies	Look for the Silver Lining
4	Popular Oldies	Lullaby of Broadway
4	Spanish	Maria Bonita
4	Spanish	Mas Alla Del Sol
4	Popular Oldies	Moonglow
4	Glenn Miller	Moonlight Serenade
4	Popular Oldies	My Adobe Hacienda
4	Christian/Hymn	Nearer My God to Thee
4	Joey Dee and the Starliters	Peppermint Twist
4	Juan Gabriel	Querida

4	Italian	Santa Lucia
4	Popular Oldies	School Days
4	Bill Haley & His Comets	Shake, Rattle, and Roll
4	Christian/Hymn	Softly and Tenderly
4	Popular Oldies	Springtime in the Rockies
4	Folk/American	Streets of Laredo [The]
4	A Fiddler on the Roof (Musical)	Sunrise Sunset
4	Eagles	Take it Easy
4	Popular Oldies	To Each His Own
4	Popular Oldies	Too Marvelous for Words
4	Folk/Yiddish	Tumbalalaika
4	Chubby Checker	Twist [The]
4	The Drifters	Up on the Roof
4	George Jones	Walk Through This World With Me
4	Ernest Tubb	Waltz Across Texas
4	Christian/Hymn	When the Roll is called Up Yonder
4	Popular Oldies	White Cliffs of Dover
4	The Beatles	With a Little Help From My Friends
3	The Beatles	All My Loving
3	John Denver	Annie's Song
3	Around the World in 80 Days (Movie)	Around the World
3	Christian/Hymn	As the Deer
3	Jorge Negrete	Ay Jalisco No Te Rajes
3	The Supremes	Baby Love
3	Christian/Contemporary	Be Not Afraid
3	Michael Jackson	Billie Jean
3	Roy Orbison	Blue Bayou
3	Fats Domino	Blueberry Hill
3	Eddy Arnold and his Tennessee Plow Boys	Bouquet of Roses

3	Everly Brothers	Bye Bye Love
3	Barry Manilow	Can't Smile Without You
3	James Taylor	Carolina in My Mind
3	Christian/Hymn	Come Thou Fount of Every Blessing
3	Anne Murray	Could I Have This Dance
3	Jazz	Darktown Strutters Ball
3	Christian/Gospel	Down to the River (To Pray)
3	Ma Rainey	Easy Rider
3	Popular Oldies	Girl of my Dreams
3	Popular Oldies	Glory of Love
3	Billie Holiday	God Bless the Child
3	Christian/Gospel	God on the Mountain
3	Spanish	Gracias a la vida
3	Christian/Hymn	Great Is Thy Faithfulness
3	Popular Oldies	Hail, Hail, the Gang's All here
3	Creedence Clearwater Revival	Have You Ever Seen the Rain
3	Tin Pan Alley	Hello My Baby
3	Hello, Dolly! (Musical)	Hello, Dolly!
3	David Bowie	Holy Holy
3	Simon & Garfunkel	Homeward Bound
3	Christian/Contemporary	How Great is Our God
3	Christian/Contemporary	I Can Only Imagine
3	Christian/Gospel	I Wouldn't Take Nothing for my Journey Now
3	Cher	If I Could Turn Back Time
3	Jazz	I'll Be Loving You Always
3	Jim Croce	I'll Have To Say I Love You in a Song
3	Hank Williams	I'll Never Get Out of This World Alive
3	The Monkees	I'm a Believer
3	Hank Williams	I'm So Lonesome I Could Cry
3	Tom Jones	It's Not Unusual
3	Christian	Jesus on the Main Line

3	Chuck Berry	Johnny B. Goode
3	Three Dog Night	Joy to the World (Teremiah was a Bullfrog)
3	Christian/Hymn	Just As I Am
3	Patriotic/Military	Marine's Hymn
3	Dean Martin	Memories Are Made of This
3		Milly
3	Aretha Franklin	Natural Woman
3	Popular Oldies/Jazz	Our Love is Here to Stay
3	Christian/Gospel	Over Into Gloryland
3	The Andrews Sisters	Pennsylvania Polka
3	The Muppet Movie	Rainbow Connection [The]
3	Christian/Contemporary	Serenaded by Angels
3	Jewish	Shalom Aleichem
3	Popular Oldies	Sidewalks of New York
3	Spiritual	Sometimes I Feel Like a Motherless Child
3	Jazz	Stormy Weather
3	Spanish/Christian	Sublime Gracia
3	Four Tops	Sugar Pie Honey Bunch
3	The Fantasticks (Musical)	Try to Remember
3	The Jackson Five	Way You Make Me Feel [The]
3	Gospel	We Shall Overcome
3	Children's	Wheels on the Bus [The]
3	Robert MacArthur Crawford	Wild Blue Yonder (The US Air Force)
3	Folk/American	Yellow Rose of Texas
3	The Beatles	Yesterday
3	Pop Ballad	You Belong to Me
3	Popular Oldies	You Made Me Love You
3	Carlos Gardel	Adios Muchachos
3	Classical	Caro Mio Ben
3		Wish You Were Here

3		Paint it Black
2	Dolly Parton	9 to 5
2	Billy Rae Cyrus	Achy Breaky Heart
2	Bill Withers	Ain't No Sunshine
2	Christian	Angels Watching Over Me
2	Elvis Presley	Are You Lonesome Tonight
2	Christian/Hymn	Are You Washed in the Blood
2	Folk/Korean	Arirang
2	Danny & the Juniors	At the Hop
2	Rock	Bad Reputation
2	The Beatles	Because
2	Bobby Darin	Beyond the Sea
2	Elvis Presley	Blue Hawaii
2	The Andrews Sisters	Boogie Woogie Bugle Boy
2	Los Tres Diamantes	Buenas Noches Mi Amor
2	Elton John	Can You Feel the Love Tonight
2	Folk/American	Clementine
2	Country	Cold, Cold Heart
2	The Beatles	Come Together
2	Spanish	Costumbres
2	Statler Brothers	Counting Flowers On the Wall
2	Smokey Robinson	Cruisin'
2	Popular Oldies	Cruising Down the River
2	Spanish	Cuando Calienta el Sol
2	Pop	Dance With My Father
2	Christian	Do Lord
2	Manfred Mann	Do Wah Diddy Diddy
2	Stevie Wonder	Don't Know Why
2	Creedence Clearwater Revival	Down on the Corner
2	Petula Clark	Downtown
2	Country	Drinkin' My Baby Goodbye
2	Folk/German	Du du Leigst Mir im Herzen

2	Country	El Paso
2	Mexico	El Rancho Grande
2	Christian	Es Cristo quien te llama
2	Country	Far Side Banks of Joran
2	Gospel	Farther Along
2	Sting	Fields of Gold
2	Wicked (Musical)	For Good
2	Christian/Hymn	For the Beauty of the Earth
2	Power Ballad	Freebird
2	Country	Ghost Riders in the Sky
2	The Beach Boys	God Only Knows
2	Tony Bennett	Good Life [The]
2	The Music Man (Musical)	Goodnight My Someone
2	Bill Withers	Grandma's Hands
2	Folk	Green Grow the Rushes 0
2	AntonioAguilar	Hace un Año
2	The Turtles	Happy Together
2	The Beatles	Hello
2	Pat Benatar	Hit Me With Your Best Shot
2	B.J. Thomas	Hooked on a Feeling
2	Hard Rock	I Love Rock and Roll
2	Christian	I Love You Lord
2	Parlor Song	I Love You Truly
2	Christian	I Need Thee Every Hour
2	Sarah McLachlan	In The Arms of an Angel
2	Folk/Korean	Island Baby
2	Bill Monroe	Kentucky Waltz
2	Celia Cruz	La negra tiene Tumbao
2	Country	Lead Me Home
2	Rock	Losing My Religion
2	George Strait	Love Without End Amen
2	Popular Oldies	Ma, He's Making Eyes At Me

2	Folk/American	Man of Constant Sorrow
2	Christian/Gospel	Mercy Walked in
2	Glen Miller	Moonlight Cocktail
2	Christian/Hymn	Oh How I Love Jesus
2	Woody Guthrie	Oklahoma Hills
2	Children's	Old MacDonald Had a Farm
2	Les Miserables (Musical)	On My Own
2	Patriotic/Wisconsin State	On Wisconsin
2	Christian/Hymn	Pass Me Not Oh Gentle Savior
2	Billy Joel	Piano Man
2	Bing Crosby/Andrews Sisters	Pistol Packin' Mama
2	The Marvelettes	Please Mr. Postman
2	Gospel	Poor Wayfaring Stranger
2	Roy Orbison	Pretty Woman
2	B.J. Thomas	Raindrops Keep Fallin' on my Head
2	Nat King Cole	Ramblin' Rose
2	Country	Rawhide
2	Popular Oldies	Red Sails in the Sunset
2	John Denver	Rocky Mountain High
2	Christian/Spanish	Santa Maria del Camino
2	Jewish	Shalom Haverim
2	The Temptations	Since I Lost My Baby
2	Roberta (Musical)	Smoke Gets in Your Eyes
2	Doctor Zhivago (Movie)	Somewhere My Love
2	Paul Simon	St. Judy's Comet
2	Led Zeppelin	Stairway to Heaven
2	John Denver	Sunshine on My Shoulders
2	James Taylor	Sweet Baby James
2	Christian/Gospel	Take Me To the King
2	Andrew Gold	Thank You For Being a Friend
2	Christian	Thank You Lord For Your Blessing On Me
2	Cindy Lauper	Time After Time

2	Christian/Hymn	Tis So Sweet to Trust in Jesus
2	Christian/Hymn	Trust and Obey
2	Little Richard	Tutti Frutti
2	Spanish	Un beso y una flor
2	Maria Teresa Vera	Veinte Años
2	Puerto Rico	Verde Luz
2	Folk/American	Wabash Cannonball
2	Freddy Fender	Wasted Days and Wasted Nights
2	The Carpenters	We've Only Just Begun
2	Sam Cooke	What a Wonderful World (This Would Be)
2	Popular Oldies	When I Fall In Love
2	Popular Oldies	When You Were Sweet Sixteen
2	Folk	Wild Mountain Thyme
2	Hank Thompson	Wild Side of Life
2	Christian	Will the Circle Be Unbroken?
2	Mud Slide Slim and the Blue Horizon	You Can Close Your Eyes
2	Country	You Never Even Called Me by My Name
2	Tarzan	You'll Be In My Heart
2	Frank Sinatra	Young at Heart
2	Randy Newman	You've Got a Friend in Me
2		Nel Cor Piu Non Mi Sento
2		In the Mood
2		Oh You Beautiful Doll
1	Simon & Garfunkel	59th Street Bridge Song (Feelin' Groovy)
1	Christian/Hymn	A Mighty Fortress Is Our God
1		A Song About Mama
1	Kathy Young	A Thousand Stars
1	Christian/Hymn	Abide with Me
1	Bob Seger	Against the Wind
1	Brad Paisley	Ain't Nothing' Like

1	Carrie Underwood	All American Girl
1	John Legend	All Of Me (Loves All Of You)
1	Frank Sinatra	All the Way
1	Los Panchos	Alma Corazon y Vida
1	Christian/Gospel	Amen
1	Don McLean	American Pie
1	Popular Oldies	Anniversary Waltz [The]
1	Bobby Darin	Artificial Flowers
1	Folk	Auld Lang Syne
1	Jazz	Autumn Leaves
1	Jim Croce	Bad Bad Leroy Brown
1	Beach Boys	Barbara Ann
1	Christian/Hymn/Irish	Be Thou My Vision
1	Hank Williams	Beyond the Sunset
1	Jazz	Black Coffee
1	Folk	Black is the Color of My True Love's Hair
1	Elvis Presley	Blue Spanish Eyes
1	Simon & Garfunkel	Boxer [The]
1	Helen Kane	Button Up Your Overcoat
1	Simon Diaz	Caballo Viejo
1	Consuelo Velasquez	Cachito
1	Folk/Scottish	Caledonia
1	The Mamas & the Papas	California Dreamin'
1	Popular Oldies	Candy
1	Gary Numan	Cars
1	Les Miserables (Musical)	Castle on a Cloud
1	Folk Rock	Cats in the Cradle
1	Toña La Negra	Cenizas
1	Richard Smallwood	Center of My Joy [The]
1	ABBA	Chiquitita
1	Folk Rock	Circle Game
1	Folk	City of New Orleans

1	Spanish	Colita Que Tenta Ser
1	The Supremes	Come See About Me
1	Spanish/Selena	Como la Flor
1	Irving Berlin/White Christmas	Count Your Blessings (Instead of Sheep)
1	Julie London	Cry Me a River
1	Pop	Dancing in the Sky
1	ABBA	Dancing Queen
1	8Ball & MJG	Daylight
1	Days of Wine and Roses (Movie)	Days of Wine and Roses
1	Peter De Rose	Deep Purple
1	Les Miserables (Musical)	Do You Hear the People Sing
1	Florence and the Machine	Dog Days Are Over Down
1	Popular Oldies	By the Old Mill Stream
1	Elton John	Dreamland
1	Fleetwood Mac	Dreams
1	The Drifters/Ben E. King	Drift Away (Gimme the Beat Boys)
1	Christian	El Amor de Dios es Maravilloso
1	Spanish	En Honduras
1	Spanish	Eres Tu
1	The Police	Every Breath You Take
1	Survivor	Eye of the Tiger
1	ABBA	Fernando
1	Chabuca Granda	Fina Estampa
1	Tom Petty	Free Fallin'
1	The Beach Boys	Fun, Fun, Fun
1	Country	Gambler [The]
1	The Beatles	Get Back
1	The Temptations	Get Ready
1	Brazil	Girl from Ipanema
1	Folk/American	Go Cubs Go

1	Blake Shelton	God Gave Me You
1	The Young Rascals	Good Lovin'
1	Elvis Presley	Good Luck Charm
1	Folk/American	Goodnight Irene
1	George Jones	Grand Tour
1	The Judds	Grandpa, Tell me 'Bout the Good Ol' Days
1	Lulu Belle & Scotty	Grandpa's Getting Younger Every Day
1	Folk/English	Greensleeves
1	Christian	Hallelujah (chorus of praise)
1	Traditional	Happy Birthday
1	Popular Oldies	Harbor Lights
1	I'd Rather Be Right (Musical)	Have You Met Miss Jones
1	Andy Williams	Hawaiian Wedding Song
1	George Jones	He Stopped Loving Her Today
1	Jehovah's Witness	He Will Call
1	Elvis Presley	Heartbreak Hotel
1	Ricky Nelson	Hello Mary Lou
1	The Beatles	Help
1	Christian/Hymn	Holy, Holy, Holy
1	Jazz	How High the Moon
1	Ellie Goulding	How Long Will I Love You
1	Marvin Gaye	How Sweet It Is to be Loved By You
1	Bill Gaither	I Believe in a Hill Called Mount Calvary
1	Hank Williams	I Can't Help It If I'm Still In Love With You
1	Les Miserables (Musical)	I Dreamed a Dream
1	James Brown	I Feel Good
1	Marvin Gaye	I Heard It Through the Grapevine
1	Lee Ann Womack	I Hope You Dance
1	The Lion King (Disney)	I Just Can't Wait to be King
1	Popular Oldies	I Love You for Sentimental Reasons

1	Sarah McLachlan	I Will Remember
1	Bread	If
1	Elvis Presley	We Never Meet Again
1	Popular Oldies	I'll Take You Home Again
1	Duke Ellington	In a Sentimental Mood
1	G. Parsons	In My Hour of Darkness
1	Elvis Presley	In The Ghetto
1	In the Good Old Summertime (Movie)	In the Good Old Summertime
1	Bill Monroe & the Bluegrass Boys	In the Pines
1	Irish	Irish Blessing
1	Irish	Irish Rover [The]
1	Stevie Wonder	Isn't She Lovely
1	Duke Ellington	It Don't Mean a Thing (If it Ain't Got That Swing)
1	Four Tops	It's the Same Old Song
1	Johnny Cash	Jackson
1	Christian	Jesus Is All the World To Me
1	Christian/Gospel	Jesus Nevah Fail
1	Gaithers	Jesus, Jesus, Jesus
1	Smokey Robinson	Just to See Her
1	Country	Kiss An Angel Good Morning
1	Sixpence None the Richer	Kiss Me
1	Stevie Wonder	Knocks Me Off My Feet
1	The Louvin Brothers	Knoxville Girl
1	Christian	La Guadalupana
1	The Beatles	Lady Madonna
1	Cuba/Miguel Matamoros	Lagrimas Negras
1	Donna Summer	Last Dance [The]
1	Irish	Last Rose of Summer [The]
1	Doobie Brothers	Listen to the Music

1	Tanya Tucker	Little Too Late to do the Right Thing Now
1	Tim McGraw	Live Like You Were Dyin'
1	Folk/Scottish	Loch Lomond
1	Christian	Lord Bless You and Keep You [The]
1	Christian/Contemporary	Lord I Lift Your Name on High
1	Nursery	Los Pollitos Dicen
1	Popular Oldies	Love Is A Many Splendored Thing
1	Bob Dylan	Love That Faded [The]
1	Eagles	Love Will Keep Us Alive
1	Frank Sinatra	Love's Been Good to Me
1	The Threepenny Opera	Mack the Knife
1	Christian	Mansion Over the Hilltop
1	Jimmy Cliff	Many Rivers to Cross
1	Cats (Musical)	Memory
1	Spiritual	Michael Row the Boat Ashore
1	Los Armadillos de la Sierra	Mis Tiempos Pasados
1	Patriotic/Missouri State	Missouri Waltz
1	Patti Page	Mocking Bird Hill
1	Elton John	Mona Lisas and Mad Hatters
1	Paul Simon	Mother and Child Reunion
1	Bob Dylan	Mr. Tambourine Man
1	Simon & Garfunkel	Mrs. Robinson
1	Spanish	Munequita Linda
1	Folk/Irish	My Belfast Love
1	Jehovah's Witness	My Father My God and Friend
1	Nat King Cole	Nature Boy
1	Lady Antebellum	Need You Now
1	Cole Porter	Night and Day
1	Me and Juliet (Musical)	No Other Love Have I
1	Jimmie Davis	Nobody's Darling But Mine
1	Christian/Hymn	Nothing But the Blood

1	Julio Jaramillo	Nuestro Juramento
1	Italian	O Sole Mio
1	Dean Martin	Object of My Affection [The]
1	Parlor Song	Old Black Joe
1	Patti Page	Old Cape Cod
1	Christian/Contemporary	Open the Eyes of My Heart
1	Christian/Contemporary	Our God (Is Greater)
1	Israel Kawakawiwa'ole	Over the Rainbow/Wonderful World
1	Anital Bryant	Paper Roses
1	Popular Oldies	Peg of My Heart
1	John Denver & Placido Domingo	Perhaps Love
1	Christian	Pescador de Hombres (Fisher of Men)
1	Jimmy Heap	Please Release Me
1	Christian	Prayer of St. Francis
1	Puerto Rico	Preciosa
1	Ricardo Arjona	Puente
1	Harry Nilsson	Puppy Song [The]
1	The Lettermen	Put Your Head on My Shoulder
1	Celia Cruz	Que Le Den Candela
1	The Carpenters	Rainy Days and Mondays
1	Spanish	Recuerdos de Ipacarai
1	Alan Jackson	Remember when
1	Fleetwood Mac	Rhiannon
1	Grateful Dead	Ripple
1	Andra Day	Rise Up
1	Garth Brooks	River [The]
1	Nickleback	Rockstar
1	The Drifters/Ben E. King	Save the Last Dance for Me
1	Taylor Swift	Shake it Off
1	Jewish	Shema Israel
1	Christian	Shout to the Lord

1	Jazz	Sixteen Tons
1	Hymn/South African	Siyahamba
1	John Denver	Slow Train A—Coming
1	Pop	Song for You Far Away
1	Christian	Soon and Very Soon
1	Death Cab for Cutie	Soul Meets Body
1	Tammy Wynette	Stand By Your Man
1	Christian	Standing on the Promises
1	Irving Berlin	Suppertime
1	Elvis Presley	Suspicious Minds
1	Eurythmics	Sweet Dreams (Are Made of This)
1	Christian/Hymn	Sweet Hour of Prayer
1	Sweet Rosie O'Grady (Movie)	Sweet Rosie O'Grady
1	Patriotic/Military	Taps
1	No, No, Nanette (Musical)	Tea for Two
1	Crosby, Stills, Nash & Young	Teach Your Children
1	Eagles	Tequila Sunrise
1	John Denver	Thank God I'm a Country Boy
1	Nancy Sinatra	These Boots Are Made For Walkin
1	B. B. King	Thrill is Gone [The]
1	Buddy Holly	Thue Love Ways
1	Jim Croce	Time in a Bottle
1	Italian	Time to Say Goodbye
1	Bob Dylan	Times They are a Changin' [The]
1	Bee Gees	To Love Somebody
1	Jehovah's Witness	To Whom Do We Belong
1	John Denver	Today
1	George Jones	Today I Started Loving You Again
1	Buck Owens	Together Again
1	The Carpenters	Top of the World
1	Country	Travelin' Soldier
1	Christian	Tu Fidelidad

1	Don Williams	Tulsa Time
1	Pete Seeger	Turn, Turn, Turn
1	Children's	Twinkle Twinkle Little Star
1	Ides of March	Vehicle
1	Italian	Volare (Nel blu dipinto di blu)
1	Country	Wagon Wheel
1	Katrina and the Waves	Walking on Sunshine
1	Ernest Tubb	Walking the Floor Over You
1	Sarbra Streisand	Way We Were [The]
1	ChuckWillis	What Am I Living For
1	Jehovah's Witness	What Sort of Person Should I Be
1	Marvin Gaye	What's Going On?
1	Christian	When I See Jesus
1	Country	Where the Soul Never Dies
1	The Beatles	While My Guitar Gentle Weeps
1	Popular Oldies	While Strolling Through the Park One Day
1	Popular Oldies	Whispering Hope
1	The Rolling Stones	Wild Horses
1	Folk/Irish	Wild Rover
1	Cat Stevens	Wild World
1	Folk/American	Wildwood Flower
1	Cat Stevens	Wind [The]
1	Ferlin Husky	Wings of a Dove
1	Harry Nillson	Without You
1	Gordon Lightfoot	Wreck of Edmund Fitzgerald [The]
1	Christian	Yo Tengo Gozo en im Alma
1	Stevie Wonder	You Are the Sunshine of my Life
1	Kasey Cisyk	You Light Up My Life
1	George Strait	You Look So Good In Love
1	Moody Blues	Your Wildest Dreams
1	Carly Simon	You're So Vain

1	Country	You've Been Lonesome Too
1		Se Tu Mami
1		I've Been Everywhere
1		V Loonnom Seeyanee
1		Anoush Hayrenik
1		Ey Oochnem
1		Moon Represents My Heart
1		Tan Yuen Zhen Cheng Chio
1		Sing Sing Sing
1		Think of Me
1		We Will Rock You
1		Someone Like You
1		Mustang Sally
1		Sweet Sweet Smile
1		My Little Grass Shack
1		Golddust Woman
1	J.S. Bach	Prelude in C Major
1		I Don't Know Why (I Just Do)
1		Satin Doll
1		Yade Man Kon
1		Frere Jacque
1		La Mer (Beyond the Sea)
1		Dirait–on
1		I Left My Heart in San Francisco
1		The Winner Takes It All
1		Hasta Mi Final

References

Abbott, C. M. (1995). The effects of music therapy on the perceived quality of life of patients with terminal illness in a hospice setting. Unpublished master's thesis: Western Michigan University; Kalamazoo, MI.

Bailey, L.M. (1983). The effects of live music versus tape-recorded music on hospitalized cancer patients. Music Therapy, 3(1), 17-28.

Batzner, K. W. (2003). The effects of therapist vocal improvisation on discomfort behaviors of inpatient hospice clients. Unpublished master's thesis. University of Kansas; Lawrence, KS.

Bogoslovsky, N. & Agatov, V. (1943). Тёмная ночь. USSR.

Bradt, J., Dileo C., Grocke, D., & Magill, L. (2011). Music interventions for improving psychological and physical outcomes in cancer patients. Cochrane Database Systematic Reviews, 10(8), CD006911.doi:10.1002/ 14651858.CD006911.pub2.

Burns, D., Perkins, S., Tong, Y., Hilliard, R., & Cripe, L. (2015). Music therapy is associated with family perception of more spiritual support and decreased breathing problems in cancer patients receiving hospice care. Journal of Pain and Symptom Management 50, 225-231.

Calovini, B.S. (1993). The effect of participation in one music therapy session on state anxiety in hospice patients. Unpublished master's thesis: Case Western Reserve University.

Clements-Cortes, A. (2011). The effect of live music vs. taped music on pain and comfort in palliative care. Korean Journal of Music Therapy, 13(1), 105-121.

Clements-Cortes, A. & Varvas Klinck, S. (2016). Voices of the Dying and Bereaved: Music Therapy Narratives. Dallas: Barcelona Publishers.

Colligan, K. G. (1987). Music therapy and hospice care. In B. Kanas (Ed.) You Bring out the Music in me: Music in nursing homes. (Pp. 103-122). New York: Haworth Press.

Curtis, S.L (1986). The effect of music on pain relief and relaxation of the terminally ill. Journal of Music Therapy, 23(1) 10-24.

Dileo, C. & Loewy, J. (2005). Music Therapy at the End of Life. Cherry Hill, NJ: Jeffrey Books.

Dobson, K. S. & Dozois, D. J. A. (2001). Historical and philosophical bases of the cognitive-behavioral therapies. In K. Dobson (Ed.) Handbook of cognitive

-behavioral therapies. (pp. 3-39). New York: The Guilford Press.

Erdonmez, D. (1995). A journey of transition with Guided Imagery and Music. In C. A. Lee (Ed.) Lonely waters. (Pp. 125-137). Oxford: Sobell Publications.

Feist, J. (1990). Theories of personality, 2nd edition. Fort Worth: Holt, Rinehart and Winston, Inc.

Forinash, M. (1989). Research in music therapy with the terminally ill: A phenomenological approach. In J. A. Martin (Ed) The next step forward: Music therapy with the terminally ill (pp. 73-77). Bronx, NY: Calvary Hospital.

Forinash, M. (1990). A phenomenology of music therapy with the terminally ill. Unpublished doctoral dissertation, New York University. Ann Arbor: UMI Dissertation Information Service.

Forinash, M. & Gonzalez, D. (1989). A phenomenological perspective of music therapy. Music Therapy, 8(1) 35-46.

Foxglove, T. & Tyas, B. (2000). Using music as a spiritual tool in palliative care. European Journal of Palliative Care, 7(2) 1-5.

Fromm, E. (1964). The heart of man. New York: Harper and Row.

Gallagher, L.M. (2001). Developing and using a computerized database for music therapy in palliative care. Journal of Palliative Care 17(3) 147-154.

Gallagher, L. M., Lagman, R., Walsh. D. Davis, M.P., & LeGrand. S. B. (2006). The clinical effects of music therapy in palliative medicine. Supportive care in cancer, 14(8), 859-866.

Gilbert. J.P. (1977). Music therapy perspectives on death and dying. Journal of Music Therapy, 14(4) 165-171.

Hartley, N. (2014). End of Life Care: A Guide for Therapists, Artists, and Arts Therapists. London: Jessica Kingsley Publishers.

Hilliard, R. E. (2001). The use of music therapy in meeting the multidimensional needs of hospice patients and families. Journal of Palliative Care,17(3) 161-166.

Hilliard, R. E. (2003). The effects of music therapy on the quality and length of life of people diagnosed with terminal cancer. Journal of Music Therapy, 40(2) 113-137.

Hilliard, R. E. (2004). A post-hoc analysis of music therapy services for residents in nursing homes receiving hospice care. Journal of Music Therapy, 41(4) 266-81.

Hilliard, R.E. (2005). Enhancing quality of life for people diagnosed with a terminal illness. In C. Dileo & J. Loewy (Eds.) Music Therapy at the End of Life (pp. 19-24). Cherry Hill, NJ: Jeffrey Books.

Hogan, B. (1996). Music therapy at the end of life: Searching for the rite of passage. In D. Aldridge (Ed.) Music therapy in palliative care: new voices (pp. 68-81). London: Jessica Kingsley Publishers.

Hogan, B. (1999). The experience of music therapy for terminally ill patients: A phenomenological research project. In R. R. Pratt & D. E. Grocke (Eds.) MusicMedicine 3: Musicmedicine and music therapy: Expanding horizons (pp.242-254).

Horne-Thompson, A., & Grocke, D. (2008). The effect of music therapy on anxiety in patients who are terminally ill. Journal of Palliative Medicine, 11(4), 582-590.

Krogstad, J. & Lopez, M. (2015). Hispanic Population Reaches 55 Million but Growth Has Cooled. Retrieved 9/12/17 from http://www.pewresearch.org/fact-tank/2015/06/25/u-s-hispanic-population-growth-surge-cools/

Krout, R. E. (2001). The effects of single-session music therapy interventions on the observed and self-reported levels of pain control, physical comfort, and relaxation of hospice patients. American Journal of Hospice and Palliative Care 18(6) 383-390.

Lindenfelser, K.J.Hense, C., & McFerran, K. (2011). Music Therapy pediatric palliative care: Family-centered care to enhance quality of life. American Journal of Hospice and Palliative Medicine, 29(3), 219-226.

Liu, X., Burns, D., Hilliard, R., Stump, T., & Unroe, K. (2015). Music therapy clinical practice in hospice: Differences between home and nursing home delivery. Journal of Music Therapy, 52, 376-393.

Longfield, V. (1995). The effects of music therapy on pain and mood in hospice patients. Unpublished master's thesis: Saint Louis University.

Mandel, S. E. (1989). A music therapy-in-hospice case study. Thanatos, Fall 7-8.

Mandel, S. E. (1991). Music therapy in the hospice: 'Musicalive'. Palliative Medicine, 5 155-160.

Mandel, S. E. (1993). The role of the music therapist on the hospice/palliative care team. Journal of Palliative Care, 9(4) 37-39.

Marr, J. (1996). "At home with music therapy. In B. Broadstock, N. Cumming, D. E.

Grocke, C. Falk, R. McMillan, K. Murphy, S. Robinson, & J. Stinson (Eds.) Aflame with Music. (Pp. 123-129). Melbourne: Centre for Studies in Australian Music.

Merrian-Webster. (2003). Webster's college dictionary. New York: Barnes and Noble Books.

Mondanaro, J. F. (2016). Multiculturally focused medical music psychotherapy in affirming identity to facilitate optimal coping during hospitalization. Music Therapy Perspectives, 34(2), 154-160.

Munro, S. (1978). Music therapy in palliative care. Canadian Medical Association Journal, 119, 1029-1034.

Nakagami, Y. (1997). Hospice program and palliative medicine. Gan To Kagaku Ryoho, 24(7) 792-9.

National Institute for Jewish Hospice. (No Date). A Jewish patient and the time of death.

National Hospice and Palliative Care Organization (2017). Underserved Communities. NIIPCO. Retrieved 9/11/17 from https://www.nhpco.org/underserved-communities

O'Callaghan, C. C. (1984). Musical profiles of dying patients. The Australian Music Therapy Association Bulletin, 7(2), 6-11.

O'Callaghan, C. C. (1993). Communicating with brain-impaired palliative care patients through music therapy. Journal of Palliative Care, 9(4) 53-56.

O'Callaghan, C. C. (1995). Songs written by palliative care patients in music therapy. In C. A. Lee (Ed.) Lonely waters (pp. 31-40). Oxford: Sobell Publications.

O'Callaghan, C. C. (1996a). Pain, music creativity and music therapy in palliative care. The American Journal of Hospice and Palliative Care, March/April 43-49.

O'Callaghan, C. C. (1996b). Lyrical themes in songs written by palliative care patients. Journal of Music Therapy, 33(2) 74-92.

O'Callaghan, C. C. (1997). Therapeutic opportunities associated with the music when using song writing in palliative care. Music Therapy Perspectives, 15 32-38.

O'Callaghan, C. C. (2001). Bringing music to life: A study of music therapy and palliative care experiences in a cancer hospital. Journal of Palliative Care, 17(3) 155-160.

O'Connor, P. (1989). Kaleidoscope of palliative care. In C. A. Lee (Ed.) Lonely waters (pp. 79-87). Oxford: Sobell Publications.

Paasche-Orlow, M. (2004). The ethics of cultural competence. Academic Medicine, 79(4), 347-350.

Porchet-Munro, S. (1993). Music therapy. In D. Doyle, G. W. C. Hanks, & N. MacDonald (Eds). Oxford textbook of palliative medicine. (Pp. 555-559). Oxford: Oxford University Press.

Raskin, N. & Rogers, C. (1989). Person-centered therapy. In R. J. Corsini & D. Wedding (eds.) Current psychotherapies. 4th edition. (Pp. 155-196). Itasca, IL: Peacock Publishers, Inc.

Robertson-Gillman, K. (1995). The role of music therapy in meeting the spiritual needs of the dying person. In C. A. Lee (Ed.) Lonely waters (pp. 85-98). Oxford: Sobell Publications.

Rosensaft, M. Z. (2011). Transferring memory: The task of children and grandchildren of Holocaust survivors. Midstream, Spring 2-7.

Runningdeer, I. (2013). Musical Encounters with Dying: Stories and Lessons. London: Jessica Kingsley Publishers.

Rykov, M. H. (2001). Insights from a Jewish hospice experience. Canadian Journal of Music Therapy, 8(1), 64-74.

Sadovnik, N. (2016). Shira Chadasha: A new song for an old community. Music Therapy Perspectives, 34(2), 147-153.

Salmon, D. (1989). Partage: Group-work in palliative care. In J. A. Martin (Ed.), The next step forward: Music therapy with the terminally ill (pp. 47-51). Bronx, NY: Calvary Hospital.

Salmon, D. (1993). Music and emotion in palliative care. Journal of Palliative Care, 9(4), 42-48.

Salmon, D. (1995). Music and emotion in palliative care: Accessing inner resources. In C. A. Lee (Ed.), Lonely waters (pp. 71-85). Oxford: Sobell Publications.

Salmon, D. (2001). Music therapy as psychospiritual process in palliative care. Journal of Palliative Care, 17(3), 142-146.

Skaggs, R. (1997). The Bonny Method of guided imagery and music in the treatment of terminal illness: A private practice setting. Music Therapy Perspectives, 15, 39-

44.

Starr, R. J. (1999). Music therapy in hospice care. American Journal of Hospice & Palliative Care, 16(6), 739-742.

Standley, J. (2000). Music research in medical treatment. In D. Smith (Ed.), Effectiveness of music therapy procedures: Documentation of research and clinical practice (pp. 1-64). Silver Spring MD: American Music Therapy Association, Inc.

Teut, M., Dietrich, C., Deutz, B., Mittring, N., & Witt, C. M. (2014). Perceived outcomes of music therapy with Body Tambura in end of life care- a qualitative pilot study. BMC Palliative Care, 13, 18.

Thomas, T. (2009). A Lifeline to a Whole Life: Gospel Music in Music Therapy with Cancer Patients. Unpublished master's thesis. New York University, NY.

Trauger-Querry, B. & Haghighi, K. R. (1999). Balancing the focus: Art and music therapy for pain control and symptom management in hospice care. The Hospice Journal, 14(1), 25-37.

Warth, M., Kessler, J. Hillecke, T. K., & Bardenheuer, H.J. (2016). Trajectories of terminally ill patients' cardiovascular response to receptive music therapy in palliative care. Journal of Pain and Symptom Management, 52(2), 196-204.

Weber, S. (1996). Music: A means of comfort. In D. Aldridge (Ed.), Music therapy in palliative care: New voices (pp. 95-104). London: Jessica Kingsley Publishers.

West, T. M. (1994). Psychological issues in hospice music therapy. Music Therapy Perspectives, 12, 117-124.

Whittall, J. (1989). The impact of music therapy in palliative care: A quantitative pilot study. In J.A. Martin (Ed.), The next step forward: Music therapy with the terminally ill (pp. 69-72). Bronx, NY: Calvary Hospital.

Whittall, J. (1991). Songs in palliative care: A spouse's last gift. In K. Bruscia (Ed.), Case studies in music therapy (pp. 603-610). Phoenixville, PA: Barcelona Publishers.

Wlodarczyk, N. (2003). The effect of music therapy on the spirituality of persons in an in-patient hospice unit as measured by self-report. Unpublished master's thesis, Florida State University, Tallahassee, FL.

CHAPTER 4

,

임상 요구 충족을 위한 음악치료의 사용

세션 계획서

아래는 다양한 돌봄 계획에 따른 세션 계획서들이지만, 음악치료사는 말기 환자에게 미리 작성된 계획서대로만 접근하지 않도록 주의해야 한다. 왜냐 하면 말기 환자들에게는 음악치료사가 그 순간에 존재해야 하는 실질적 요 구가 있는데, 세션 계획서들은 이 같은 돌봄에서 필요한 즉흥성에 제약이 될 수 있기 때문이다. 독자들은 환자의 욕구가 충족되도록 음악치료를 경 험하는 과정에서 미리 정해진 대로만 중재를 접근하는 것을 경계해야 한 다. 이 책에서 제공되는 세션 계획서들은 단순히 말기 돌봄에 성공적으로 적용되었던 기술적인 예시들에 불과하다. 호스피스 돌봄에서는 환자의 욕 구를 지속적으로 사정해야 하며, 세션 계획서는 환자의 현재 욕구를 충족 하기 위해서 과감하게 변경될 필요가 있기 때문이다. 비유컨대, 세션 계획 서들을 기억해 두고 있다가 환자의 현재 욕구에 맞는 세션 계획서들이 담 긴 가상의 가방을 들고 가야 한다. 예를 들어, 한 음악치료사가 가족과의 소통을 위해 노력 중인 환자에게 노래 만들기를 계획하고 있었다고 하자. 그런데, 음악치료사가 도착했을 때 환자가 극심한 통증에 몸부림치고 있다 면, 소통을 위한 노래 만들기는 더 이상 적절한 계획이 아니다. 대신 음악 치료사는 가상의 세션 계획서 가방에서 환자의 통증 완화를 위한 세션 계획서를 꺼내야 한다. 그러므로 이 계획서들은 단순히 중재 예시로서 제공되는 것이다. 호스피스 음악치료 세션에서는 뒤에 나오는 세션 계획서에서 나타나는 사례들과 같이 종종 복합적인 돌봄 계획이 동시에 다루어지기도 한다. 그러나 아래 세션 계획서들에서는 중점적으로 다루어진 돌봄 계획을 강조하였다. 모든 계획서들은 전문 음악치료사와 전문 음악치료사의 임상 슈퍼비전 하에 음악치료 인턴으로 이루어진 Hospice, Inc.와 Seasons Hospice & Palliative Care의 음악치료학부 구성원들이 작성한 것이다. 모든 참여자들은 본 저자로부터 교육을 받았다.

I. 돌봄 계획 욕구: 충격

Terry Lee Glusko, MS, MT-BC
Certified Hospice & Palliative Care Music Therapist

준비물. 부드럽게 마음을 달래 줄 수 있는 음색의 주요 선율 악기, 환자가 선호하는 연주 음악들로 구성한 준비된 레퍼토리, 성숙한 듣기 기술, 방해받지 않는 환경

절차. 호스피스 환자, 가족, 간병인들은 말기 진단을 받게 되거나 예기치 못한 갑작스러운 사망 등 다양한 이유로 인해 충격을 경험할 수 있다. 증상은 얕은 호흡, 불안, 쇠약 등 다양한 방식으로 나타날 수 있다. 의료진들은

이와 같은 상태에 있는 환자들에 대해서는 건강과 안전을 위해 정기적으로 평가를 하게 된다. 일단 환자가 의학적 문제와 관련된 우려가 해소되고 나면, 음악치료사는 건강하고 창의적이며 편안한 경험을 통해 트라우마에 대처할 수 있는 기회를 제공할 수 있다. 조명을 조절하고 "음악치료세션 진행 중, 방해금지" 사인을 문 밖에 걸어 두거나, TV 등 다른 청각 자극을 줄이는 등 가능한 모든 수단을 동원하여 평온하고 방해받지 않는 환경을 조성한다. 만약 아직 그렇게 하지 않았다면, 환자로 하여금 트라우마의 원인과 지금 어떻게 느끼고 있는지를 말하도록 한다. 적극적으로 들어주고 환자의 반응에 적절한 지지와 타당화를 해준다. 환자가 인지 수용이 가능하다면, 위로해 주고 환자가 처한 상황과 어려움을 들었다는 사실을 환자에게 알려주며 타당화를 주어야 한다. 당신의 역할과 환자에게 행동에 대한 당신의 기대를 전달하고 제안 기술의 효과가 발휘될 수 있도록 다음과 같이 중재 계획을 간단히 설명해 준다.

충격 증상을 완화하고 지금 일어나고 있는 상황에 편하게 적응할 수 있도록 돕기 위해 라이브 음악 중재를 하겠습니다. 조용히 당신이 좋아하는 연주곡들을 끊어지지 않도록 연속해서 연주할거에요. 말 하실 필요는 없습니다. 그냥 조용히 앉거나 누운 채로 집중해서 음악을 들으시면 됩니다. 이 시간을 통해 지금의 상황과 그에 따른 감정을 깊이 생각해 보시기를 바랍니다. 그러한 감정이 느껴질 만큼 시간을 갖고 난 뒤에는 정신력과 개인적으로 어려움을 극복하기 위해 사용하는 방법에 집중해 보세요. 음악이 방해가 되지는 않을 겁니다. 아주 평온하면서 편안하고 맑게 생각할 수 있게 해 줄 거예요. 준비가 되면 시작할게요. 다 끝나고 저에게 신호를 주시면 천천히 음악을 멈추겠습니다.

언어적 진행은 환자와 치료적 목적에 따라 이와 같은 순서로 할 수 있다.

사례. 클라이언트는 울혈성 심부전으로 급사한 89세 호스피스 환자의 아내였다. 음악치료사는 예정되어 있던 방문을 확인하기 위해 그 가족들에게 전화 연락을 했는데 환자가 사망한지 한 시간이 되지 않은 시점이었으며, 다학제간 팀도 환자 상태의 변화를 연락 받지 못한 상황이었다. 다행히 음악치료사는 "안녕하세요? 별일 없으시죠?"라는 질문으로 시작했다. 이는 본 사례에서처럼 환자가 사망 했을 수도 있는 상황에서 음악치료사가 이를 통보 받지 못한 채로 환자의 상태를 묻는 난감한 상황을 피하기 위한 관습적인 질문이다. 전화를 받은 가족은 슬픔으로 인한 충격에 빠져 있었으며, 음악치료사에게 상황을 전달하였다. 환자의 사망 전 음악치료 세션에 많은 시간을 함께 해왔기 때문에 환자/가족과 강한 라포가 형성되어 있었다. 질문을 받자 환자의 아내는 사별가족 음악치료를 신청하였다. 도착했을 때 아내는 주체할 수 없는 슬픔에 빠져 있었고 가족들은 그녀를 위로하고 있었다. 음악치료사는 환자와 아내가 함께 즐겨하던 노래를 연주하면서 위에 기술된 절차를 상황에 맞게 진행해 나갔다. 과다식별하거나 슬픔의 증상이 격화되지 않도록 가사를 생략하고 익숙한 멜로디를 부드러운 목소리의 허밍으로 채웠다. 아내는 울먹이면서도 라이브 음악 중재에 긍정적인 반응을 나타내며 음악을 명상하는 동안 자신의 감정을 적절히 표현하였다. 음악 보조 명상에 이어 언어적으로 진행 하는 동안 아내는 자발적으로 음악치료사가 환자의 장례식에서 연주 할 수 있도록 원하는 곡들을 선택하였다. 음악이 아내가 충격의 감정에 대처하고 장례식을 준비하는데 집중할 수 있도록 도움을 준 것이다.

II. 돌봄 계획 욕구: 분노

Terry Lee Glusko, MS, MT-BC
Certified Hospice & Palliative Care Music Therapist

준비물. 가급적 나이에 적절한 품질의 드럼(신체적으로 약한 환자도 큰 소리를 낼 수 있는 것으로), 보조 반주 및 미리 제작한 성가 멜로디를 위해 음악치료사가 선호하는 드럼.

절차. 이 절차의 첫 번째 단계는 감정을 확인하는 것이다. 이는 즉흥 탐색과 사정 또는 자격을 갖춘 전문가의 치료적 언어 기술을 통해 수행가능하다. 환자, 가족이나 간병인들이 자신의 분노의 감정과 가능하다면 분노의 원인까지 확인하고 나면, 음악치료사는 안전하고 창의적인 방법으로 이 같은 감정을 표현하게 할 수 있다. 환자에게 편안한 위치에 드럼을 세팅하고 환자의 능력에 맞게 필요한 조정을 해주도록 한다. 환자가 드럼을 통해 분노의 감정을 음악적으로 표현할 수 있도록 지휘하고, 강하게 소리를 내도 드럼이 망가지지 않는다는 것을 알려준다. 환자가 분노의 감정을 표현하고 나면, 이를 개인화하여 시간을 갖고 드럼 연주를 통해 자신만의 분노를 음악으로 표출하도록 한다. 성공적이고 만족스러운 음악적 경험을 돕기 위해 환자들이 자신의 감정을 전달할 수 있는 1~2 라인의 성가를 만들어 보조해 준다. 환자에게 미리 제작한 멜로디를 알려주고, 드럼과 동반되는 환자의 가사와 함께 성가를 연주한다. 환자가 성가를 익히고 나면, 목소리는 생략하고 리듬으로만 보조해 준다. 이때부터는 환자의 감정이 진정으로 확인되고 표현된다. 본 절차에 이어 환자 및 치료 목적에 따라 언어적 과정이 이어질 수 있다.

사례. 클라이언트는 뮤코다당증 진단을 받은 1살 환자의 3살짜리 형제이다. 환자 부모의 요청에 따라 돌봄 계획 요구는 환자의 형제들에게 유아기 사망 교육 개념과 가족 역동 모델 내에서 예견된 슬픔을 표현하는 음악치료가 필요했다. 한 세션 중에 동생이 분노의 행동을 나타냈다. 가족들에게 드럼을 나눠 주고 위의 절차대로 진행하였다. 가장 어린 형제는 "angry sound"를 연주하라는 요청에는 적절한 분노 미러링을 드럼으로 연주했으며, 동생이 아픈 것을 생각할 때 어떻게 느끼는지 연주하라고 하자 비슷하지만 더 화난 소리가 나도록 연주하였다. 이 세션에서 사용된 성가는 슬픔과 동반된 다양한 감정을 확인하는 치료적 목적을 지니고 있었다. 이 클라이언트는 타당화를 받았고, "슬픔은 분노가 될 수 있다"는 성가의 한 라인을 연주하면서 정서적 표현을 할 수 있었다. 클라이언트는 이와 같은 기법에 참여함으로써 자신이 가진 분노의 감정을 적절히 표현하고 지지를 받을 수 있었다.

III. 돌봄 계획 욕구: 두려움

Michael DiGirolamo, Music Therapy Intern (MTI)

준비물. 이완에 필요한 환자 선호 악기, 긍정적 기억의 회상을 촉진하는 음악과 그에 맞는 악기 하나.

절차. 임종기 돌봄의 두려움은 종종 불안과 긴밀히 연관되기 때문에 이완 기법이 환자에게 유용하다. 음악치료사는 환자의 음악적 선호를 사정하고 특별히 원하는 음악이나 노래가 있는지 물어 본다. 음악치료사는 차분한 분위기를 연출하기 위해 부드러운 음색과 느린 템포의 즉흥 악기 연주를 시작한다. 동질성의 원리를 적용하여 환자의 기분과 정서 상태를 충족하고 타당화 할 수 있도록 minor와 major episode를 오가는 5음계의 멜로디를 사용할 수 있다. 음악치료사는 영향이나 보디랭귀지의 변화를 관찰하되 논의를 위한 치료적 공간을 남겨 두도록 한다. 눈 마주침을 하면 환자의 고립감을 줄여 두려움 완화에 도움이 될 수 있다. 가족이 함께 있다면, 환자와 가족이 더 많은 것을 나눌 수 있도록 음악치료사는 차분하면서 예측 가능한 리듬을 연주한다. 환자가 두려움을 언어로 표현하면 음악치료사는 노래 또는 뮤지컬 스타일로 환자를 위로하고 환자의 삶에서 보다 편안했던 시기로의 회상을 유도한다. 회상은 환자가 자신의 삶에서 다른 시기를 떠올림으로써 두려움에 대처하는데 도움을 준다.

사례. M부인은 약 1년 전에 남편을 잃었으며, 본 세션은 사망하기 전 마지막 세션이었다. 환자는 겉으로 보기에도 두려움에 가득 차 있었으며, 이로 인한 불안 증세도 보였다. M부인의 요청에 의해 음악치료 인턴이 북아메리카 원주민 피리를 연주하는 동안 그녀의 자매는 옆에 앉아 그녀를 안고 눈물을 흘리고 있었다. M부인도 울기 시작하며 두렵다고 했다. 그녀는 악몽을 꾸고 있었으며, 죽은 남편이 나타난다고 했다. 그녀는 남편의 영혼이 지금까지 함께하며 자신을 도와줬다고 믿고 있었지만, 무서워하고 있었으며 상실감, 가족과의 이별과 불확실성에 대한 두려움의 감정을 표현하였다. M부인은 북미 원주민의 피가 섞여 있어서 종종 그녀의 프레임 드럼과 인턴의 피리연주 세션을 신청 했다. 그 음악은 그녀에게 매력적이면서 도 편하고 영적이었으며, 개인적 성찰의 기회가 되기도 했다. 원주민이 아 니었던 그녀의 남편은 이따금씩 그녀를 위해 기타를 연주해 주었다. 인턴 은 피리 연주로 편안함을 주고 난 뒤에, 그녀의 남편이 죽기 전에 했던 것 처럼 일반적으로 인기 있는 곡들을 연달아 연주하였다. 이전 음악치료 세 션에서 가족 중 한명이 인턴에게 남편의 기타를 연주하도록 주었는데, 이 는 큰 존경심과 감동을 떠올려 주었다. 그 기타는 가족들에게 아버지와 남 편을 상징하며 그와 연결해 주는 물건이었다. 환자의 삶에서 이 부분에 대 한 인식이 두려움으로 덧칠되었기 때문에 인턴은 환자와 남편의 유대 관계 를 좀 더 밝게 해주고, 남편이 음악으로 가족들을 즐겁게 해주고 함께 해주 었음을 기억할 수 있도록 기타음악을 연주해 주었다. 이 음악은 추억을 나 눌 수 있게 해주었고, 환자와 가족은 함께 회상 하면서 웃고 울었다. 환자 는 자매에게 자신의 소원에 관한 마지막 설명을 해주었다. 음악은 환자의 두려움을 감소시키고 회상을 촉진하며 환자가 자신의 마지막 소원을 표현 할 수 있는 기회를 제공해 주었다.

IV. 돌봄 계획 욕구: 부정

Russell Hilliard, PhD, LSCW, MT-BC, LCAT, CHRC, CHC

준비물. 휴대용 키보드 또는 기타, 리듬악기, 환자가 선호하는 음악들을 타

이핑한 노래집

절차. 어떤 환자와 가족들에게는 부정이 대처 기술의 하나로 기능할 수 있다. 다른 이들에게는 스트레스를 더하거나 마지막 종결의 기회를 방해하게 될 수도 있다. 음악치료사는 부정을 해결하기 위해 정서적 공감과 표현의 기회를 제공하고 부드럽게 부정을 극복하도록 장려한다. 가족들이 부정을 경험하는 경우, 음악치료사는 가사 분석을 통해 가족들이 지금 무슨 일이 일어나는지 알 수 있도록 돕는다. 환자/가족의 상황과 밀접한 관련이 있는 노래를 불러줌으로써, 음악치료사는 가족이 노래 가사에 대해 말하는 것을 돕고 나중에 경험하는 실제 상황과 노래 가사를 연관시킬 수 있다. 또 다른 경우, 진단의 말기적 양상을 환자에게 말하지 않는 가족으로 인해 환자에게 부정이 강제되는 수도 있다. 이는 환자에게 정보를 알려주지 않았기 때문에 강요된 부정에 해당하는 경우이다. 음악치료사는 가족을 하나로 모으고, 이 같은 유형의 대화를 둘러싼 긴장을 줄이는 기회를 제공할 수 있다. 이러한 경우 음악치료사는 환자와 가족이 그 순간 함께 할 수 있는 연주와 노래를 하도록 톤을 설정하여 정직한 대화가 가능하도록 할 수 있다. 그 후 음악치료사는 사랑하는 사람과 환자의 예후와 관련된 의학적 정보를 공유하도록 지시하고 언어적 과정과 라이브 음악 대화를 통해 감정을 다루는데 도움을 줄 수 있다. 다른 상황에서는 환자가 병의 진행을 인정하지 않고 부정할 수 있다. 환자들이 자신이 심각하지 않은 상태인 것처럼 행동하기를 고집하면 위험할 수 있다. 예를 들어 도움 없이 돌아다녀서 낙상의 위험이 있는 환자들 또는 건강 상태로 인해 위험한데도 운전을 하는 환자들이다. 음악치료사는 이 같은 환자가 가사 분석, 즉흥 연주, 노래 만들기, 지지 상담을 통해 부정의 벽 너머에 있는 감정들을 극복할 수 있도록 도울 수 있다.

사례1. A씨는 고환암을 앓고 있는 50세의 남자로 수년 동안 혼자 살아왔다. 그의 병은 몸을 치장하거나 식사를 준비하는 등의 일상생활을 더 이상할 수 없을 정도로 악화되었다. 그의 완고하고 독립적인 성격으로 인해 다른 사람의 도움을 받을 수 없었고 호스피스 간호사의 가정 의료 보조 서비스도 거절했다. 환자가 병으로 인한 자신의 한계를 부정하는 것에 대처하도록 돕기 위해 음악치료를 의뢰했다. 음악치료 사정에서 환자는 비틀즈의 팬이며 비틀즈의 모든 음악을 좋아한다고 했다. 심지어 그의 거실 벽에는 존 레논을 스케치한 액자도 있었다. 라포를 형성하는 동안 음악치료사는 요청받은 노래를 연주하거나 불렀고 환자는 때때로 노래를 따라 불렀다. 그는 주로 음악치료사가 노래하고 연주하는 동안 탬버린 연주하는 것을 좋아했다. 음악치료사가 제안한 "Help"라는 노래에 환자도 동의했다. 가사 분석 토의가 이어졌고 환자는 "아프고 도움이 필요한 상황이 되는 것은 분명 지옥이오"라고 하였다. 음악치료사는 환자가 자신의 독립성을 잃으면서 느꼈던 좌절감의 표현을 타당화 해주었다. 음악치료사는 환자에게 만약 그가 계속해서 가정 의료 보조원의 도움을 거절한다면 그에게 무슨 일이 일어날 것이라고 생각하는지 물었다. 환자는 결국 쓰러져 다치고 병원에 가서 요양원에 입원하게 될 것이라고 말했다. 음악치료사는 그것이 환자가 원하는 결과인지 물었고, 환자는 단호하게 "아니오!"라고 답하였다. 세션이 끝날 때, 환자는 주 2회 가정 의료 보조 서비스를 받아 보기로 했다. 시간이 흐르면서 그는 가정 의료 보조사에게 감사하기 시작했고, 그녀가 매일 와주기를 요청했다. 환자가 선호하는 음악 가사 분석을 통해, 음악치료사는 환자가 매일 돌봄을 받는 것에 동의를 얻을 수 있었다.

사례2. 환자는 에이즈 진단을 받은 30대 초반의 젊은 여성이었다. 환자와 5

살짜리 아들은 환자의 어머니와 함께 살았다. 환자는 혼수상태에 빠졌고 환자가 죽을 때까지 어머니의 집에서 보살핌을 받아야 했다. 환자가 집에서 임종할 수 있었기 때문에 사회복지사와 간호사는 환자의 어머니에게 손자가 엄마의 죽음에 대비하기를 권하였다. 하지만 가족 내에서는 부정이 매우 강했으며, 손자에게 엄마의 임박한 죽음을 준비하도록 도움을 줄 수 없었다. 그녀는 손자에게 엄마가 죽을 것이라는 것을 알리지 않았다. 그녀는 사회복지사에게 손자가 임박한 죽음을 준비할 수 있도록 돕고 싶으나 차마 그렇게 할 수가 없다고 말했다. 할머니가 부정을 극복하고 손자에게 엄마의 임박한 죽음을 준비할 수 있도록 음악치료사에게 의뢰가 전달되었다. 첫 방문 때 손자는 음악에 긍정적인 반응을 보였고, 그와 음악치료사는 함께 노래를 부르고 다양한 리듬 악기를 연주하며 음악대화에 적극 참여했다. 그의 할머니는 그가 음악, 이야기, 그리고 이웃 아이들과 밖에서 노는 것을 좋아한다고 하였다. 세션이 끝난 후, 음악치료사는 할머니와 함께 임박한 죽음에 대해 손자가 말하는 것을 도울 계획에 대해 이야기했다. 할머니는 다음 음악치료 세션에 참여하기를 주저하면서 동의하였다. 음악치료사는 다양한 리듬 악기와 기타, 그리고 '일생: 브라이언 멜로니와 로버트 잉펜이 아이들에게 죽음을 설명하는 아름다운 방법'이라는 책을 가져왔다. 이 책은 4~6세 어린 아이들에게 삶과 죽음의 사이클을 설명하는데 도움을 주기 위해 만들어졌다. 음악치료사는 기타 반주에 맞춰 책에 관한 노래를 작곡했고, 책의 다양한 캐릭터들을 특정 리듬 악기에 할당했다(예를 들어, 나비는 트라이앵글). 이 노래를 손자와 할머니에게 가르쳐 주고, 정해진 캐릭터가 나오면 손자가 그에 맞는 리듬악기를 연주하도록 했다. 할머니는 이야기를 읽어 주었고, 음악치료사는 이야기에 맞춰 반주를 시작했다. 이야기의 마지막에, 음악치료사는 할머니에게 "엄마에게 무슨 일이 일어날 것 같니?"라고 손자에게 묻도록 했다. 할머니가 묻자 손자는 "엄마는 죽을 거예요"라고 대답했다. 할머니는 손자를 안고 함께 울었다. 이 상호작용은 할머니가 손자의 죽음에 대비하고 그녀가 부정의 벽을 극복하도록 도움으로써 그의 질문에 대답할 수 있는 기회를 열어주었다.

V. 돌봄 계획 욕구: 우울

Stephanie Costa, MTI and Russell Hilliard, PhD, LSCW, MT-BC, LCAT, CHRC, CHC

준비물. 기타, 음악 스탠드, 퍼커션 악기, 환자가 선호하는 장르에서 미리 선택한 노래 모음. 음악 선곡에는 흥겹고 활기찬 음악뿐만 아니라 조용하고 어두운 음악도 포함되어야 한다. 또한 레퍼토리가 조용하고 어두운 음악에서 신나는 라이브 음악까지 점점 순차적으로 배치될 수 있도록 이 두 가지 스타일 사이의 연결을 위한 곡들도 있어야 한다.

절차. 우울증 치료를 위해 사용되는 기술 중 하나는 동질성의 원리이다. 불안감 치료를 위한 라이브 음악은 환자의 불안한 분위기에 맞춰 빠르고 크게 시작된다. 또한 여러 곡들을 함께 연결하여 시간이 지남에 따라 환자가 받는 영향의 변화에 맞춰 점차 부드럽고 느려지도록 한다. 우울증 치료에 있어서 동질성의 원리는 기분 고조를 위해 사용된다. 음악은 환자의 우울한 기분을 타당화하는 어두운 톤으로 천천히 부드럽게 시작한다. 음악치료사는 음악을 멈추지 않고, 환자의 기분 변화에 따라 점점 더 기분이 좋아지도록 선곡된 음악들 가운데서 여러 곡들을 연결한다. 음악으로 분위기가 고조되면 환자도 자연스럽게 음악적 대화에 참여할 수 있다. 또한 음악적 대화, 노래 만들기, 가사 분석에 참여하면서 음악을 통해 상담을 유도할 수 있다. 음악치료사가 언어적 처리 훈련이 되어 있지 않다면, 음악치료사와 사회복지사 또는 상담사가 세션을 공동 구성할 수 있다. 이 세션에서 음악치료사는 라이브 음악을 사용하여 감정표현을 장려하고, 상담사는 이 경험을 다양한 심리치료 기술을 통해 언어적으로 접근한다.

사례. Linda는 부양가족 없이 홀로 사는 78세의 폐암 환자였다. 어느 날 오후 부엌에서 넘어져 골반 골절로 병원에 입원하게 되었다. 더 이상 걸을 수 없게 된 Linda는 자신의 주변 환경과 자립할 수 없는 상황으로 인해 점점 더 우울해졌다. Linda는 요양원으로 옮겨졌으며, 슬픔을 보이고 우울증세인 심각한 무기력이 보고되었다. 신체적으로도 더 약해 보였으며, 말 수가 극히 적어졌다. 음악치료 인턴은 환자가 가장 좋아하는 노래 중 하나인 'Amazing Grace"로 세션을 시작했다. Linda의 현재 상태를 타당화하기 위해 어두운 톤으로 연주하였으며, 환자는 이 시점에서 적극적으로 음악을 들었다. 인턴이 환자가 좋아하는 노래 여러 곡을 함께 연결하면서 치료에 사용된 라이브 음악은 점점 신나고 활기찬 곡으로 바뀌었다. Linda는 처음에는 음악에 맞춰 발을 구르기 시작하더니 조용히 노래를 따라 부르기 시작했다. 인턴은 Linda의 노래를 격려하며 긍정적 강화를 하였다. 세션의 마지막 노래에서는 Linda가 음악치료사와 함께 웃고 노래를 부르고 있었다. 세션이 끝날 무렵 즈음, Linda는 덜 움츠러들어 보였고, 인턴에게 "좋은 음악"에 감사하면서 미소를 지었다.

VI. 돌봄 계획 욕구: 불안(Anxiety)

Stephanie Costa, MTI and Russell Hilliard, PhD, LSCW, MT-BC, LCAT,
CHRC, CHC

준비물. 기타 및/또는 키보드, 음악 스탠드, 환자가 선호하는 장르에서 미리 선택한 진정시키는 노래 모음.

절차. 음악치료사가 환자나 가족 구성원이 불안감을 경험하고 있다고 평가하면, 음악치료사는 음악치료 완화기법(MTRT, Music Therapy Relaxation Techniques)들을 사용할 수 있다. 이 같은 기법들에는 음악 심상(music and imagery), 주의를 산만하게 하는 음악, 동질성의 원리 사용 등이 있다. 예를 들어, 환자가 현실 지향적이면 심상을 적용하는 것이 이완 촉진에 도움이 된다. 음악치료사는 환자에게 어떤 이미지가 평화와 평온함을 주는지 물어본다. 예를 들어, 만약 환자가 바다라고 대답하면 음악치료사는 그와 같은 이미지를 이끌어내는 음악을 선택한다. 음악치료사는 먼저 환자의 호흡에 초점을 맞춤으로써 즉흥 반주를 이용하여 환자의 심상 경험을 유도할 수 있다. 일단 환자의 호흡수가 편안하고 자연스러워지면, 음악치료사는 바다 이미지를 구두로 묘사하면서 환자가 안전하고 평온하다는 것을 일깨워 준다. 라이브 음악 반주는 심상 경험을 지원한다. 환자를 심상에서 깨울 때 음악치료사는 환자가 방의 물리적 환경을 떠올리게 하고, 눈을 떴을 때에도 계속해서 안전하고 평온할 것이라고 반복해서 말해 준다. 음악은 이 과정 내내 계속된다. 대부분의 환자들은 이런 경험에서 잠이 들기도 하며, 또 다른 환자들은 좀 더 긴장이 풀리고 편안함을 느낀다고 응답한다. 음악치료사는 심상 경험 이후에 평온함 유지를 위해 조용하고 편안한 음악을 사용할 수 있다. 음악치료사는 최대한 세션을 잘 조절하고 환자에게 가능한 많은 선택지를 줄 수 있도록 다양한 이완 접근방식을 제공할 수 있어야 한다는 점이 중요하다.

사례. Susan은 골수암을 앓고 있는 66세의 여성으로, 병환의 진행으로 인한 불안과 함께 건강상의 다른 이슈들이 있었다. 한 번은, 음악치료 방문이 진행되는 동안 보청기에 문제가 있었다. 이미 불안한 상태의 그녀에게 보청기가 추가적인 스트레스를 주고 있었다. 그녀는 음악치료 인턴과 함께 이에 대해 의논하면서 걱정하고 불안해했다. 인턴은 이완을 위한 라이브 음악을 선택한 Susan에게 MTRT를 적용하였다. Susan은 오페라의 클래식 음악을 즐겼으며, 음악이 평생 그녀의 스트레스를 완화해 주었다고 했다. 인턴은 키보드 반주로 환자가 선호하는 클래식 음악을 연주했다. 환자는 지시에 따라 몸을 뒤로 젖히고 앉아 음악을 듣는 데 집중하면서 음악이 그녀를 더욱 안전하고 조용한 공간으로 데려갈 수 있도록 했다. Susan은 눈을 감으면서 불안감이 줄어들었다. 그녀의 표정은 점차 진정되고 편안해졌다. 라이브 음악은 Susan을 더 안전하고 조용한 곳으로 데려갔으며, 그녀는 저녁 식사 후 아버지와 라디오에서 나오는 오페라를 들었던 것과 같은 즐거운 기억들을 이야기 해주었다. 마지막 음악에서 Susan은 미소를 지으며 그녀의 의자에 기대어 눈을 감은 채 음악을 지휘하고 있었다. Susan은 음악치료 서비스에 대해 감사를 표했으며, 그녀의 간호사는 음악치료가 Susan에게 얼마나 많은 도움이 되는지 자주 이야기했다.

VII. 돌봄 계획 욕구: 호흡곤란; 호흡곤란으로 인한 불안

Elisa Clark, MS, MT-BC

and

Patricia Chaviano-Godoy, MSW, MT-BC

Certified Hospice & Palliative Care Music Therapist

준비물. 반주 악기 및/또는 음성, 환자 선호 음악 중 최소 10개 미리 선곡.

절차. 대부분의 호흡곤란 환자들에게는 노래가 금지되지만 경우에 따라서는 환자들이 따라 부르기도 한다. 노래가 호흡조절에 도움이 된다는 보고도 있다. 한 환자는 "만약 노래 수업이 아니었다면, 내가 어떻게 숨을 쉬었을지 모르겠어요."라고 말했다. 일반적으로 노래 부르기는 이미 숨이 가쁜 환자들에게 더 많은 호흡곤란을 일으킨다. 동질성의 원리는 호흡곤란 및 숨가쁨과 관련된 불안감을 위해 선택하는 음악치료 중재에 다시 활용된다. 다른 불안 상태와 마찬가지로, 음악은 환자의 경험에 맞춰 크고 빠르게 시작하여 환자가 긴장을 풀고 호흡이 덜 힘들어질수록 점점 느려지고 부드러워진다. 이러한 접근은 반대로 사용할 수도 있다. 음악치료사는 기준이 되는 환자의 호흡 속도 측정을 시작으로(호흡 간격 시간 측정을 위해 손 시계를 사용), 동질성의 원리를 활용하여 불안감과 숨가쁨을 낮출 수 있도록 부드럽게 음악적 자극을 사용한다. 간단한 음악 반주(예: 아카펠라 콧노래 또는 기타 반주)로 시작해 점차 복잡한 자극(예: 음성과 기타 반주를 함께)으로 옮겨감으로써 환자가 먼저 음악에 편안함을 느끼게 한다. 그 다음 복잡성이 쌓일수록 리듬, 톤, 템포에 집중하고 호흡이 음악에 동조되게 한다.

사례1. 환자는 이번 세션에 앞서 음악치료사가 몇 차례 방문했던 78세의 유방암 환자였다. 음악치료사가 예정된 방문을 위해 환자의 집에 도착하자, 환자는 긴장된 반응을 보이며 "신경쇠약"처럼 느껴진다고 하였다. 그녀는 숨가쁨으로 인해 산소 호흡기를 사용하고 있었다. 그녀는 자신의 상태가 최근 목욕을 하면서 경험한 다리의 문제 때문이라고 했다. 환자는 일생 동안 걷기를 즐겼기 때문에 민첩성이 떨어지면서 불안감이 생기게 되었다. 음악치료사는 동질성 원리를 이용해 호흡곤란 및 관련 불안감을 다스리기로 했다. 절차에 대해 환자에게 설명하고 환자게 이에 동의하였다. 음악치료사는 환자의 불안 수준에 맞게 환자가 선호하는 노래들을 반주와 함께 라이브로 부르기 시작했다. 이때 환자는 라이브 음악을 적극적으로 들으면서 자신의 컨디션을 잊게 되었다. 음악치료사가 음량과 템포를 줄이자 환자의 반응도 부드러워지기 시작했고, 호흡이 점점 깊어지고 느려지면서 눈을 감았다. 음악치료사는 환자가 좋아하는 찬송가 여러 곡들을 더 느리고 부드럽게 연주하면서 한 사이클을 마쳤다. 환자는 음악이 멈추기 전에 고르고 편안한 호흡으로 깊고 평화롭게 잠이 들었다.

사례2. 음악치료사로 얼마나 오래 일했건 간에 항상 기억에 남는 사례들이 있다. 본 사례도 잊을 수 없는 순간들 중에 하나이다. Miguel은 전이성 폐암 4기의 66세 히스패닉 남성이었다. 이 단계에 있는 환자들은 일반적으로 혼란스럽고 방향감각을 잃게 되지만, 이 환자는 불안과 증상 관리를 지속적으로 받아오고 있었다. 음악치료사가 도착했을 때 가족들은 부엌에 있었고 간호사가 나를 맞이하였다. 가족들은 환자의 불편함을 줄여주고자 다른 약과 방법들을 시도했으나 환자가 여전히 높은 수준의 동요와 불안을 나타내고 있다고 하였다. 이번 방문은 사정을 위한 것으로 환자 및 환자 가족들과의 첫 만남이었다. 음악치료사는 자신을 소개한 후 호스피스 철학과 음악치료에 대해 교육하였다. 그들은 세션에 대해 마음을 열고 음악치료사를 환자가 있는 거실로 안내하였다. 침대에 누워 있는 환자는 무척 야윈 상태로, 눈을 크게 뜨고 있었으며, 코에 산소관을 통해 산소를 공급 받고 있었음에도 가슴이 급격히 오르내리며 숨을 내쉬고 있었다. 그의 아내는 이 시간을 이용해 간단히 요기를 하기 위해 부엌으로 돌아갔다. 음악치료사는 환자에게 자신을 소개하면서, 팀으로부터 음악이 상황을 완화하는데 도움이 될지 방문해 보라는 요청을 받았다고 설명했다. 환자는 눈을 크게 뜨고 고개를 끄덕였다.

음악치료사는 그녀의 기타를 꺼내 그의 호흡에 맞춰 4분의 4박자로 즉흥연주를 시작했다. 몇 분 뒤, 음악에 맞춰 허밍을 시작했으나, 환자가 점점 더 동요하고 있다는 것을 알아차렸다. 음악치료사는 환자의 필요에 대응하여 침대 옆 의자에 앉아 그의 숨결을 따라 콧노래를 부르기 시작했다. 환자의 얼굴과 팔 근육의 긴장이 이완되자 음악치료사는 점차 가사를 추가했다. 음악치료사는 환자에게 친숙하고 그가 젊었던 시절에 유행하던 "Cielito Lindo"와 "Guantanamera" 같은 스페인 노래들을 불러주었다. 음악치료사는 세션 과정 내내 환자가 목소리와 기타 소리를 감당할 수 있는 범위 내에서 기타를 부드럽게 두드리는 타악기 소리를 내면서 음악적 자극을 더해갔다. 세션이 끝날 무렵, 피곤한 환자는 눈을 감은 채 잠에 빠져 들면서 평화롭고 평온한 표정을 보였다. 환자는 여전히 불규칙한 호흡을 보이긴 했으나, 더 이상 호흡곤란으로 불안해하지는 않았다. 음악치료사는 자신을 집안으로 들여보내준 환자의 아내에게 감사를 표하고 지지해 주면서, 간병인으로서 그녀의 감정을 타당화 해주었다. 음악치료사는 떠나기 전 자신의 방문을 요청해 준 간호사에게도 감사를 표했다. 음악치료사는 15분 뒤 환자가 사망했다는 전화를 받았다. 음악치료사는 이렇게 개인적인 순간에 누군가의 삶에 초대되어, 삶의 끝에 변화를 만들고 평화와 평온을 가져다 줄 수 있었던 것을 오늘날까지도 영예롭게 기억하고 있다.

VIII. 돌봄 계획 욕구: 오심과 구토

Terry Lee Glusko, MS, MT-BC
Certified Hospice & Palliative Care Music Therapist

준비물. 음성과 부드러우면서 진정시키는 음색의 반주 악기, 환자가 선호하는 음악으로 구성된 준비된 레퍼토리, 통제 가능하며 방해 받지 않는 환경, 멘톨 연고.

절차. 구토와 관련된 구역질 반응을 방지할 수 있도록 Vick's Vaporub과 같이 멘톨이 함유된 연고를 환자의 콧구멍 바로 밑에 조심스럽게 바른다. 평화롭고 방해받지 않는 환경을 조성하고 제어하기 위해 흐릿한 조명 등 가능한 모든 예방조치를 취한다. "음악치료 세션 진행 중이니 꼭 필요한 경우가 아니면 방해하지 마세요." 표시를 문 밖에 걸어두고, TV 등의 다른 청각 자극을 줄인다. (만약에 대비해)구토 바구니를 환자의 손이 닿는 곳에 둔다. 환자가 인지 수용력이 있다면, 메스꺼움 증상이 얼마나 불편하고 심한지 이해한다는 것을 알려주어 위로하고 타당화 한다. 환자에게 세션 중에 구토를 해도 괜찮다고 안심시킨다. 환자에게 당신의 역할과 환자의 행동에 대한 당신의 기대를 전달하고 제안 기술의 효과가 발휘될 수 있도록 다음과 같이 중재 계획을 간단히 설명해 준다.

> 오심과 구토를 줄일 수 있도록 라이브 음악 중재를 하도록 하겠습니다. 조용히 당신이 좋아하는 음악이 끊어지지 않도록 연속해서 부르고 연주할거에요. 말하거나 따라 부를 필요는 없습니다. 그냥 조용히 앉거나 누운 채로 집중해서 음악을 들으시면 됩니다. 당신에게는 단지 좋아하는 음악을 듣고 있는 것처럼 보이겠지만, 그 시간 동안 당신의 생리적 반응은 조용한 음악과 동조되고, 당신은 편안하고 덜 메스꺼움을 느끼게 될 것입니다. 또한 음악이 당신의 증상으로부터 주의를 돌려 도움이 될 겁니다. 준비가 되면 시작할게요.

부드러우면서 진정시키는 톤과 역동적인 라이브 음악으로 시작한다. 이어지는 선곡들을 단일 공통키로 하는 것이 가장 도움이 되지만, 톤 전환이 불가피한 경우에는 선곡 사이에 연결 코드들을 아르페지오 연주 등을 통해 부드럽게 전환할 수 있도록 하고, 새로운 키를 시작할 때는 V7/V'를 활용한다. 치료 과정의 효과를 평가하고 필요한 조정을 할 수 있도록 환자를 지속적으로 관찰한다. 소통이 불가능한 환자의 경우, 언어적 준비 없이도 환자의 선호 음악과 사용 기법들을 사정할 수 있도록 가족 또는 간병인과 연락한다.

사례. 환자는 유방암 진단을 받은 87세 여성이다. 음악치료사는 가정돌봄 환경에서 정기적으로 세션을 진행하여 환자의 음악적 선호도를 잘 알고 있었다. 환자는 조절이 안 되는 오심과 구토, 탈수로 인해 입원 병원의 호스피스 병동으로 이송되었다. 환자는 쇠약한 상태였으며, 세션 초기에 오심과 구토 증상을 보였다. 음악치료사는 위에 설명한 대로 프로토콜을 시행했다. 진행되는 동안 환자는 수용적이었으며, 세션 초반 한 번의 헛구역질 이후에 오심과 구토 증상이 꾸준히 줄어드는 모습을 보였다. 이는 오심과 구토에 대해 라이브 음악 중재의 긍정적인 반응을 나타낸다.

IX. 돌봄 계획 욕구: 거동 장애

Michael DiGirolamo, MTI

준비물. 환자 선호곡 모음, 반주 악기와 핸드드럼.

절차. 거동 문제의 치료는 완화의료의 목표라기보다는 재활적인 목표인 경우가 많지만, 거동 장애는 때때로 환자의 삶의 질에 영향을 미치기 때문에 호스피스 돌봄에서 다루어지기도 한다. 거동 장애는 걸음걸이나 보행 또는 이동 범위와 관련될 수 있다. 음악치료사는 특정 환자의 욕구에 대해서는 특화된 중재를 하지만, 어떤 경우든 일반적으로 다음과 같은 절차를 사용한다. 음악치료사는 사랑하는 사람이나 다른 호스피스 간호사와 같이 신뢰할 수 있는 간병인을 세션에 참여시킬 수 있다. 음악 선곡은 단순한 리듬으로 기억하기 쉬우며 신체적 과제 단위와 어울리는 것으로 선택한다. 음악치료사는 환자에게 부정적인 연관성이 없는 음악 선곡을 사용해야 한다. 음악치료사는 환자가 따라 해야 하는 과제들을 실행하고 노래하고 시범을 보여야 한다. 간병인 도우미도 마찬가지로 이 과제들의 시범을 보인다. 음악치료사는 이미 진행 중인 활동에 환자가 참여하도록 유도하고, 환자의 노력에 긍정적 강화를 해준다. 음악치료사는 환자에게서 불편함이나 피로의 징후가 있는지 관찰하면서 환자의 체력 수준에 따라 활동을 조정해야 한다. 음악치료사는 환자와 도우미의 연대감 증진을 위해 신체 활동 중에 상호활동을 장려한다. 음악치료사는 휴식기에는 편안하고 친숙한 음악을 사용하면서 세션을 종료하고 환자의 피드백을 구한다.

사례. R씨는 파킨슨병 진단을 받은 83세의 남성으로 자신의 집에서 아내와 함께 살았다. 환자의 이동성이 떨어지자, 그의 아내는 집안 내에서 돌아다니는 남편의 안전에 대해 우려를 나타냈다. 음악치료 인턴은 부드러운 근육 움직임을 관장하는 뇌세포가 파괴되었기 때문에, 익숙한 음악을 통해 외부 리듬 신호가 성공적으로 전해질 수 있다고 설명했다. 이 신호는 병의 진행으로 손상된 내부의 신호를 대체할 수 있다. 환자와 그의 아내 모두 이러한 설명을 받아 들였으며, 환자의 움직임을 돕기 위해 음악치료 세션에 참여하겠다는 의사를 표현했다. 환자의 아내는 점점 더 혼란스러워하는 남편을 보살피면서 때로는 낙담하기도 했다. 그녀는 남편과 더 가까워지기 위한 소통 방법이 필요한 것 같았다. 음악치료사는 첫 번째 세션에서 환자가 선호하는 활기찬 음악을 선택하도록 했다. 음악치료사는 노래와 연주를 시작했고 환자에게 아내의 도움을 받아(자주 있는 익숙한 동작인) 부엌 식탁 주변을 걷도록 했다. 그는 한 동안 제자리걸음을 했다. 그러자 음악치료사는 환자가 음악에 맞춰 앞으로 나아가도록 격려하기 위해 속도를 늦추었다. 환자와 아내는 음악에 맞춰 노래를 따라 부르고 춤을 추듯 부엌을 주변을 걸었다. R씨는 미소를 짓기 시작하며, 아내가 그에게 노래를 불러주는 동안 혼자 테이블 주위 두 바퀴를 돌았다. 환자의 아내는 인턴에게 어떻게 하면 녹음된 음악을 사용해서 환자를 도울 수 있는지 물었고, 인턴은 상담을 해주었다. 이를 통해 아내는 질병의 진행에도 불구하고 목적과 통제의식을 갖게 되었다. 그 다음 세션에서는 환자가 기운이 없었고, 인턴은 환자가 리클라이너에 앉아 음악에 맞춰 발끝을 움직이도록 중재하였다. 결국 R씨의 병세는 더욱 악화되었다. 환자가 사망하기 일주일 전인 마지막 세션에서 R씨는 침대에 누워 자신과 부인에게 의미 있는 노래에 맞춰 발끝을 움직였다.

X. 돌봄 계획 욕구: 통증 관리

Stephanie Costa, MTI and
Russell Hilliard, PhD, LSCW, MT-BC, LCAT, CHRC, CHC and
Lindsey Miller, MT-BC

준비물. 환자 선호 음악 모음, 반주 악기, 음성 및 연령에 적합한 주의 환기 물품(예: 환자가 어린이인 경우 꼭두각시 인형 활용)

절차. 음악치료 시작 시 환자가 극심한 고통을 받고 있을 경우 음악치료사는 동질성의 원리를 활용하여 환자의 통증 수준에 맞는 음악적 방법(즉, 심한 통증에 대해서는 크고 빠르게)으로 환자의 선호 음악을 연주한다. 점차적으로 환자의 통증 수준이 낮아지는 것처럼 보이면 음악치료사는 음악을 멈추지 않고 여러 곡을 하나로 묶어서 시간이 지날수록 더 천천히 부드럽게 노래를 부른다. 음악치료사는 이와 같은 기법을 활용할 때마다 환자에게 다음과 같이 말해야 한다. "고통을 줄이는데 도움이 되는 음악을 들려 드릴게요. 제가 부르는 노래에 마음을 집중하시면 통증이 줄어들 거에요." 제안 기법은 음악치료 중재와 잘 맞는 방법 중 하나다.

통증은 있지만 극심하지 않은 환자의 경우 음악치료사는 음악과 심상과 같은 다른 음악치료 기법을 사용할 수 있다. 심상은 현실의식이 있으며 인식을 가진 채로 이미지 경험을 할 수 있는 환자들에게만 사용해야 한다. 음악치료사는 기타나 키보드 즉흥연주로 음악적 보조를 하면서 환자를 이미지 경험으로 이끌 수 있다. 이미지들은 환자가 평화로움을 느낀다고 했던 장소들(예를 들어 바다나 산)일 수도 있고, 음악치료사가 환자에게 평화롭게 호흡하고 고통을 내뱉는 것을 상상하도록 하는 호흡법이 중심이 될 수도 있다. 이런 종류의 호흡법에서 음악치료사는 환자에게 산소 방울이 몸속의 고통스러운 곳으로 가서 통증을 모으고, 내쉬는 숨과 함께 통증이 몸 밖으로 나가는 것을 상상하라고 할 수 있다. 또 다른 이미지로는 산소 방울들이 고통이 사라지도록 부드럽게 마사지 하는 것을 상상할 수 있다. 배경의 라이브 음악은 심상 경험에 도움이 되며 환자들은 종종 이러한 세션 도중 잠이 든다.

만약 환자가 아이라면, 음악치료사는 동질성의 원리를 이용하되 꼭두각시 인형이나 동물 인형과 같이 주의를 돌릴 수 있는 도구들을 활용한다. 음악치료사가 꼭두각시 인형과 환자의 이름을 활용하여 만든 노래는 소아 환자가 통증으로부터 주의를 돌리는데 도움이 된다.

사례 1. Sam은 폐암 진단을 받은 78세의 남성이다. 종종 등과 복부에 통증을 느끼는 것으로 보고되었다. Sam에게 자신의 고통을 1에서 10 사이에서 표현하라고 하면 보통 5에서 10 사이의 통증 이라고 했다. 음악치료사는 환자의 통증 인식을 최소화하기 위해 환자가 선호하는 라이브 음악과 함께 동질성의 원리를 자주 활용했다. 한번은 음악치료 세션에서 음악치료사가 도착했을 때 환자가 고통스러워 울고 있었다. 음악치료사는 동질성의 원리와 과정을 설명하면서 음악을 통해 환자가 편안해지고 고통을 덜 느낄 수 있다고 설명했다. 첫 번째 음악에서 동질성의 원리를 활용하였는데, 환자는 계속 자신의 고통을 말로 표현하였다. 음악이 점차 편안하고 진정되는 톤으로 흐르면서, Sam의 호흡은 불규칙성이 줄어들었고, 통증으로 인한 울음도 그쳤다. 세션이 진행되면서 환자는 눈을 감았고 얼굴은 편안해 보였다. 세션이 끝날 무렵, 환자는 잠이 들었으며, 편안하고 통증에서 벗어난 것처럼 보였다.

사례 2. Maggie는 항문과 직장 농양 진단을 받은 97세 여성이었다. 그녀는 방문 중에 자주 통증을 호소했지만, 어디가 아프고 통증이 얼마나 심한지를 항상 명시하지는 않았다. Maggie와의 마지막이 된 세션을 위해 음악치료사가 양로원 복도를 걸어가던 중 환자가 간호사를 부르는 소리가 들렸다. 음악치료사는 Maggie에게 무엇 때문에 간호사가 필요한지 물었고, 그녀는 통증을 호소했다. 음악치료사는 시설 간호사에게 통증이 있음을 알린 뒤, Maggie에게 간호사가 도착할 때까지 음악을 연주해주겠다고 했다. 음악치료사는 동질성의 원리를 활용하여 Maggie가 가장 좋아하는 종류의 음악(특히 Sound of Music에 나오는 노래들)을 조금 빠른 노래로 시작해서 더 느리고 부드러운 곡으로 전환하면서 기타를 연주하고 노래를 불렀다. 음악치료사는 끊기지 않도록 음악을 연주했으며, 노래 사이에는 기타로 즉흥 연주를 했다. Maggie의 고통은 그녀가 잠이 들 때까지 점차 줄어들었다. 음악치료사는 Maggie가 깊고 편안한 잠에 빠질 수 있도록 노래가사를 점점 줄이면서 허밍을 했다. 이어 허밍으로 아카펠라를 하면서 기타 연주와 모든 음악을 멈추었다. 각각의 변화에 대해 Maggie가 반응을 보였는지 아니면 깊은 잠을 유지했는지를 평가하는 것은 Maggie의 편안함을 계속 유지하기 위해 필요한 일이다. 만약 Maggie가 변화에 반응을 보이거나 깨어났더라면 동질성의 원리를 처음부터 다시 시작해야 했을 것이다. 이 주기는 환자의 편안함이 완전히 달성될 때까지 반복될 수 있다.

XI. 돌봄 계획 욕구: 동요

Elisa Clark, MS, MT-BC

and

Lindsey Miller, MT-BC

준비물. 반주 악기와 음성, 그리고 동요, 진행, 해결이 표현된 가사가 담긴 환자 선호 곡 모음 중 최소 10곡 이상 미리 선정

절차. 환자가 동요(agitation)할 때 음악치료사는 음악을 사용하여 환자의 동요를 증가시키지 않고 환자를 타당화 하면서 동요가 얼마나 심한지 주의 깊게 판단해야 한다. 음악치료사는 우선 환자가 선호하면서도 환자의 현재

동요 수준을 반영하는 음악으로 시작해야 한다. 환자의 동요 정도를 알 수 없다면, 음악치료사가 즉흥으로 반주 악기 및/또는 목소리로 대신 할 수 있다. 음악치료사는 환자의 동요가 진정될 때까지 음악을 계속하되, 만약 동요가 지속될 경우 다른 수단을 사용할지 결정해야 한다.

사례 1. M부인은 노인성 치매 진단을 받은 98세의 히스패닉계 여성으로 요양원에 살고 있다. 정신과 진단에서는 정신 착란 이력이 있었다. 이전 음악치료 세션에서 음악치료사는 환자의 아들이 주말에 방문한다는 것을 알게 되었다. 그녀의 아들은 그녀가 정신과 진단을 받자마자 그녀를 버린 남편과 매우 닮은 외모였다. 매번 아들이 작별인사를 할 때마다 환자는 버려지는 기분이 떠올라 점차 동요하곤 했다. 앞서 있었던 세션에서 음악치료사는 환자를 찾으러 병동에 들어가다가 복도에 앉아 홀로 흐느껴 울고 있는 환자를 발견했다. 환자는 음악치료사를 보자 동요가 심해졌고, 극도로 흥분하여 음악치료사를 향해 미친 듯이 달려들었다. 그녀는 스페인어로 자신은 혼자 남겨졌으며 죽고 싶다고 말했다. 음악치료사는 환자가 느끼는 버려진 감정과 죽음에 대해 스페인어로 타당화해준 뒤, 그녀를 도와 야외의 정원으로 갔다. 환자는 처음에는 혼란스러운 듯 보였으며 음악치료에는 반응하지 않았다. 음악치료사는 음악적으로 타당화 느낌이 들도록 실연과 연관된 감정을 실을 수 있는 스페인 노래를 연주했다. 첫 곡이 진행되는 동안 환자는 계속해서 동요를 보이며 죽고 싶다는 말을 하긴 했으나 눈물은 멎어 있었다. 환자의 눈물이 가라앉자 음악치료사는 환자의 삶 속에서 환자를 아끼고 사랑하며 지지해 주는 다른 사람들을 묘사하는 노래를 즉흥으로 불러주었다. 이어서 환자의 선호 곡들을 들려주었다. 환자는 자신이 가장 좋아하는 음악들을 들으면서 음악치료사와 눈을 마주치더니 영어로 반응을 보이기 시작했다. 친숙한 노래가 나오면 그녀도 함께 불렀으며, 각 구절을 여러 번 반복했다. 동요가 줄어들자 그녀는 미소를 지으며 음악에 대한 칭찬을 늘어놓기 시작했다.

사례 2. Dorothy부인은 알츠하이머 진단을 받은 70세 여성이다. 음악치료사가 도착했을 때 Dorothy는 바닥의 매트리스 위에서 정면을 응시하며 입으로 반복적인 소리를 내고 있었다. 또한, 무릎을 구부려 정강이가 바닥과 평행하게 되어 있었다. 음악치료사는 기타를 가져왔지만 Dorothy부인이 이미 목소리를 내고 있었기 때문에 자신도 목소리만 사용하기로 결정했다. 음악치료사는 환자가 목소리를 낼 때와 같은 음량과 템포로 아주 비슷한 소리를 냈다. 약 20분 동안 음악치료사는 천천히 자신의 목소리를 줄였고, Dorothy부인 또한 더 조용하게 소리를 내기 시작했다. 세션이 끝날 무렵 Dorothy부인은 눈을 감았고, 다리는 매트리스에 똑바로 펴져 있었으며 잠이 들었다. Dorothy부인은 흔히 말하는 "황혼증후군"은 없었지만 동요 상태가 만연했고, 음악치료는 그녀가 긴장을 푸는데 도움을 주고 더 편안하게 해주었다. 이와 동일한 절차를 황혼증후군 – 알츠하이머 환자가 늦은 오후나 이른 저녁에 크게 동요하는 증상으로, 보통 해질녘이어서 황혼증후군이라고 함 – 환자에게 활용할 수 있다. 이러한 환자들 중 많은 사람들에게 황혼증후군은 한 번 발생하는 증상이 아니라 하나의 패턴이다. 호스피스 음악치료사들은 여기에 설명된 절차를 사용하여 황혼증후군을 성공적으로 다루고 있다. 핵심은 음악치료를 일찍 시작하는 것인데, 가급적 동요가 고조되기 전에 시작하는 것이 좋다. 황혼증후군의 좋은 점은 증세가 고조되기 전에 음악치료사가 자리할 수 있게 해주는 예측 가능한 패턴이다.

XII. 돌봄 계획 욕구: 임종기 초조함, 임종기 동요

Hilary Lynch, MM, MSW, MT-BC

준비물. 기타 또는 키보드, 음성과 최소 10곡 이상의 미리 선정된 환자 선호 연주곡

절차. 동질성의 원리는 보통 죽음이 진행되는(actively dying) 환자의 초조함과 동요를 다루는데 사용된다. 음악치료사는 음악의 템포와 음량을 환자의 초조함과 동요의 수준에 맞춰 첫 번째 곡을 시작한다. 일단 음악과 환자의 동요 수준이 동기화되는 것처럼 보이면, 음악치료사는 천천히 속도를 늦추고 볼륨을 조금 낮추기 시작한다. 환자의 동요 수준은 템포와 역동이 변화함에 따라 감소해야 한다. 만약 환자의 초조함과 동요 정도가 갑자기 높아지면 음악치료사는 다시 음악을 환자의 초조함 수준에 맞춘다. 환자 선호 음악 여러 곡이 함께 연결되어 있으므로, 음악치료사는 볼륨을 천천히 줄이고 템포를 늦추는 과정을 반복하며 환자의 긴장이 완화될 때까지 계속한다. 환자가 깊은 잠에 빠지거나 사망할 때까지 음악이 계속되는 것은 드문 일이 아니다.

사례. S부인은 양로원에 사는 82세의 히스패닉계 여성으로 성장장애 진단을 받았다. 음악치료사는 임종기 초조함 증세를 보이는 환자 의뢰를 받았다. 환자는 스페인어 사용자이며, 그녀의 가족은 급격한 쇠약과 함께 그녀가 겪고 있는 동요를 진정시킬 수 있는 음악치료를 부탁했다. 음악치료사가 요양원의 환자 병상에 도착했을 때, 환자는 자신의 방에 혼자 있었다.

그녀는 침대에서 뒤척이며 거친 소리를 내는 등 초조하고 동요하는 모습이었다. 환자는 말을 할 수 없었고, 음악치료사와 거의 또는 전혀 눈은 마주치지도 않았다. 환자를 지나치게 자극하지 않기 위해 음악치료사는 침대에서 몇 발자국 떨어진 곳에 의자를 놓고 환자에게 스페인어로 부드럽게 말을 건넸다. 음악치료사는 환자 진정을 돕기 위해 사용하려는 절차에 대해 설명하고 음악이 진행되는 중에 환자가 긴장을 풀도록 격려했다. 음악치료사는 동질성의 원리를 이용하여 환자의 활동 속도와 음악의 음량을 일치시켰다. 음악은 말하지 못하는 환자의 상태를 타당화하고 지지하기 위해 주로 연주곡으로 선곡하였다. 음악치료사는 템포를 늦추고 음량을 줄이기 시작했으며, 아르페지오 반주를 하면서 각 곡의 음정에 맞춰 허밍을 했다. 음악이 진행되는 동안 환자의 움직임이 줄어들기 시작했고 그녀는 눈을 감았다. 때때로 그녀가 눈을 뜨고 초조한 몸짓이 다시 시작되면 음악치료사는 환자의 동요 수준에 맞게 음악을 조정했다. 천천히 환자의 움직임이 가라앉았고, 침대에서 조용히 쉬면서 불안감이 줄어들었다. 환자는 몇 시간 후에 그녀의 가족이 지켜보는 가운데 임종했다. 후에 가족들은 그녀가 마지막 순간까지 침착하고 편안했다고 보고했다.

XIII. 돌봄 계획 욕구: 혼란

Hilary Lynch, MM, MSW, MT-BC

준비물. 기타 또는 다른 반주 악기와 환자 선호곡

절차. 음악치료사는 라이브 음악뿐만 아니라 환자와의 모든 상호작용을 통해 현실 인식(orientation)을 제공한다. 음악치료사가 환자와 인사할 때 음악치료사는 환자의 이름을 부르고, 환자의 손을 부드럽게 만지며, 자신이 누구인지 왜 그곳에 있는지 이야기한다. 음악치료사는 도구를 준비하면서 환자에게 다른 적당한 정보들과 함께 오늘이 며칠이고 현재 날씨가 어떤지 알려준다. 음악치료사는 환자가 좋아하는 노래를 부르고 기타를 연주할 것이라고 설명한다. 치료사는 환자 선호 음악을 부르고 연주하다가, 대략 4곡에 한 번씩 멈춰서 환자의 손을 부드럽게 만지면서 환자의 이름을 부르며 인사한다. 때로는 현실인식을 돕기 위한 음악(예: 계절 음악)이 선택되기도 하고, 다른 경우에는 음악치료사가 부르는 노래에 환자의 이름을 넣기도 한다(예: "Hello Dolly" 대신 "Hello 환자이름"). 세션을 종료할 때에는, 환자에게 음악치료사가 이제 떠날 것이며, 환자에게 노래해 주어 즐거웠다는 내용으로 동일한 굿바이송을 사용하는 것이 도움이 된다.

사례. 음악치료사는 3개월 동안 매주 H부인을 방문해왔다. 그 기간 동안 환자와 그녀의 배우자, 그리고 음악치료사는 장례식을 위해 음악을 계획했다. 환자는 음악에 대한 사랑을 표현했고 어떤 노래가 편안하고 위로가 되는지 확인할 수 있었다. 병의 진행으로 인해 환자는 극도로 혼란스러워지고 있었다. 음악치료사가 세션에 들어가 환자의 손을 만지고 그녀의 이름

을 부르며 현실인식을 제공했다. 음악치료사는 또한 자신이 누구인지 밝힌 뒤 그녀를 위해 음악을 연주할 것이라고 말했고, 그녀는 편하게 음악을 들을 수 있었다. 환자는 세션 중에 의식이 오락가락 했다. 몇 곡의 노래를 부른 후, 음악치료사는 노래와 연주를 중단했다. 그리고 나서 음악치료사는 환자의 손을 잡고 그녀의 이름을 불렀다. 이에 환자는 음악치료사에게 미소를 지었다. 세션이 끝날 때 음악치료사는 작별 인사를 하고 환자에게 키스를 했다. 그러자 환자는 음악치료사에게 키스를 하고 웃었다. 일주일 안에 환자가 사망했고, 음악치료사가 그녀의 장례식 음악을 연주했다.

XIV. 돌봄 계획 욕구: 통제력 상실

Tetiana Cymbal, MTI and

Russell Hilliard, PhD, LSCW, MT-BC, LCAT, CHRC, CHC and

Sarah Kahn, MT-BC

Certified Hospice & Palliative Care Music Therapist

준비물. 키보드, 기타, 리듬악기(예: 쉐이커), 노래 악보와 다양한 음악책

절차. 통제력 상실은 신체적, 정서적, 영적 영역에서 경험될 수 있다. 음악치료사는 환자의 통제력 상실감이 어떤 영역에서 나타나는지를 사정한다. 통제력 상실을 치료하기 위해 음악치료사는 매 세션에서 환자에게 가능한 많은 통제력을 허용한다. 환자에게 음악의 종류, 연주할 악기를 선택하도

록 하고, 가능한 많은 경험을 통제할 수 있는 권한을 준다. 때때로 환자들이 보통 혼란스럽다고 하는 일들을 더 잘 통제하고 있다고 느낄 수 있도록 돕기 위한 시도로 그들 자신의 장례식이나 추도 음악을 계획하는 일을 주도할 것을 권한다.

사례 1. T부인은 만성폐쇄성폐질환(COPD)을 앓고 있는 75세의 여성으로 청력과 지구력에 기능적 한계가 있었다. 그녀는 최소한의 움직임에도 호흡곤란이 되었다. 또한 환자는 기관절제술로 구두로 의사소통을 할 수 없었지만 의사소통의 대체 수단(대화용 보드, 벨 울림, 글쓰기)을 사용할 수 있었다. 그녀는 종종 정서적, 영적 상태뿐만 아니라 신체적 상태에 대한 통제력 상실을 느낀다고 불평했다. 음악치료인턴은 환자에게 세션에서 연주할 수 있는 리듬악기의 선택권을 주고 환자가 노래를 선택하게 했다. 환자는 다리를 앞뒤로 흔들고 손을 들어 춤을 추며 음악치료인턴을 리드하는 등 신체적으로 빈번하게 참여했다. 그녀는 여러 차례 인턴의 연주를 지휘하면서, 인턴이 더 크게, 더 부드럽게, 더 빠르게 또는 더 느리게 연주할지를 지시했다. 환자는 자신의 기분을 바꿔주는 음악을 적극적으로 선택함으로써 정서적 통제권을 얻었다. 그녀가 선택한 음악은 때때로 그녀의 기분을 현저히 끌어 올리는데 도움이 되는 회상을 일으키기도 했다. 영적으로는 인턴에게 자신이 원할 때만 영적 음악을 연주해달라고 요청함으로써 통제력을 얻었다. 그녀는 자신의 바운더리를 존중하지 않는 교회 방문자들로 인해 좌절했었다. 음악치료 세션에서 환자는 음악 선곡을 완전히 통제했고, 타당화를 위해 영적 음악을 요청하기도 했다. 음악치료인턴은 환자가 음악치료 세션의 사실 상 모든 부분을 인도하도록 장려함으로써 그녀의 삶에서 어느 정도 통제력을 되찾을 수 있도록 해주었다.

사례 2. 대장암 환자인 J씨는 58세 남성으로 부인과 세 명의 성인 딸과 함께 살고 있다. 암이 급성으로 진행되었기 때문에 초기 진단 후 얼마 되지 않아 호스피스 프로그램에 의뢰하게 되었다. 저명한 변호사인 J씨는 호스피스 입원 초기에는 일을 계속하고 있었다. 하지만 병이 진행되면서 더 이상 일을 할 수 없었고, 자신의 몸을 통제할 수 없게 되었다. 화장실을 가거나 목욕을 하고 옷을 입는데 도움이 필요했다. 때때로 혼란이 오기도 하여 약을 제때 먹는데 도움이 필요했다. 그는 통제력 상실로 고생하기 시작하면서 사랑하는 아내를 향해 화를 쏟아냈다. 이 병이 생기기 이전의 그는 삶의 여러 측면에서 자제력이 있는 남성이었다. 그러나 암이 통제력을 가져갔다. 그는 이런 통제력 상실로 고군분투하면서 사랑하는 사람들에게 자신의 좌절감을 털어내고 있었다. 사회복지사는 환자가 자신의 장례식을 계획할 수 있는 권한을 부여함으로써 그의 삶에 대한 통제감을 되찾도록 도왔고 이는 환자에게 효과가 있었다. 그러나 사회복지사는 장례식 계획이 거의 완료되고 난 뒤에, 환자가 또 다른 계획을 계속해서 하지 못하게 되면 다시 분노의 감정이 폭발할 것을 우려하였다. 사회복지사는 환자가 자신의 장례식 음악을 선택하는데 도움을 주도록 음악치료사에게 의뢰하였다. 환자가 노래를 선택하자 음악치료사는 환자가 가수를 선택할 수 있도록 오디션을 열자고 제안했다. 그 후 몇 주 동안 음악치료사는 환자를 위해 여러 명의 재능 있는 가수들이 공연하도록 연락하는 역할을 했다. 그는 마침내 대단한 재능을 가진 테너를 선택했다. 환자는 바로 그 다음 주에 코마 상태에 빠졌다. 그의 장례식에서 환자의 아내는 환자가 자신의 삶을 계속해서 통제할 수 있도록 도와준 사회복지사와 음악치료사에게 감사했다. 그녀는 테너가 "Danny Boy"를 너무 완벽하게 불렀기 때문에 남편이 하늘에서 미소 지으며 내려다보고 있음을 알 수 있었다고 했다.

사례 3. B부인은 파킨슨병을 앓고 있는 92세 여성이었다. 그녀는 무릎 아래를 절단하여 의족을 가지고 있었으나 불편함을 느껴 착용하지 않기로 했다. 호스피스 돌봄에서는 인공 보철물을 착용한 환자가 많다. 병의 진행에 따른 신체 컨디션의 변화와 체중과 근육의 감소로 인해 한때 편했던 인공 보철물이 종종 불편하게 느껴지는 경우가 많다. 그녀는 돌봄의 필요가 증가함에 따라 최근 요양시설로 이사했다. 소근육 운동이 더욱 어려워져서 컵을 들거나 글쓰기, 식사를 위해 식기구를 사용하는데 어려움을 겪고 있다고 했다. 음악치료 세션 중에 환자는 요양시설에 대한 불평에 초점을 맞추었고, 얼굴을 찌푸리고 짧은 단편적인 문장으로 말을 했다. 환자에게 통제감을 주기 위해 음악치료사는 노래 선택을 활용했다. B부인은 1940년대부터 1970년대의 다양한 음악을 선택했고, 각 노래가 연주될 때마다 팔과 어깨의 근육이 눈에 띄게 이완되었다. 그녀는 음악치료사에게 집중하면서 계속 눈을 마주쳤다. 각 노래마다 인생회고를 하면서 그 노래와 연관된 자신의 추억을 공유했다. 그녀는 더 많은 음악을 요청했고, 각 코러스의 몇 마디를 따라 불렀다. 방문이 끝날 무렵, B부인은 미소를 지으며 편안해 했다. 이후 음악치료 세션 내내 환자의 에너지는 인생에서 배운 기억과 교훈에 다시 초점을 맞추었다. 그녀의 기분은 매 세션이 끝날 때마다 좋아졌고, 그녀의 가족은 매번 음악치료 방문 후에 환자가 말하는 행복감이 증가했다고 보고했다. 비록 환자의 소근육 기능은 계속해서 악화됐지만, 최대한 독립성을 유지하였고 식사 때마다 스스로 음식을 먹었다. 음악치료사는 환자가 노래를 선택하고 대화를 직접 지휘함으로써 통제감을 되찾을 수 있도록 도와주었다.

XV. 돌봄 계획 욕구: 절차적 지원(인공호흡기 제거)

Patricia Chaviano-Godoy, MSW, MT-BC
Certified Hospice & Palliative Care Music Therapist and
Ryan Seals, MT-BC and
Carlos-Andres Rodriguez, MT-BC

준비물. 음성, 반주악기, 소독 물티슈, 접촉 예방에 적합한 복장 규정 준수 (예: 마스크, 장갑, 가운), 편안한 존재감, 적절한 침상 예절, 문화적으로 적절한 음악이 다양하게 구성된 레퍼토리, 가족의 프라이버시를 위해 통제 가능한 환경

절차. 어떤 환자들은 입과 식도를 통해 튜브로 완전히 삽관을 하는 반면, 다른 환자들은 인공호흡기에 부착되는 기관 절개술을 받는다. 인공호흡기의 중단은 보통 발관, 특별 중단, 인공호흡기 중단 이라고 부르기도 한다. 발관이 진행되는 동안 음악치료는 방안에 있는 가족들에게 청각적 주의를 돌리는데 도움이 될 수 있다. 발관으로 인해 발생되는 청각적 자극은 흡인과 분비물 등의 소리로 가족들의 스트레스와 불안감을 증가시킬 수 있다. 발관이 시작되기에 앞서 음악치료사는 방에 들어가 환자와 가족에게 자신을 소개하고 이 자리에 온 목적에 대해 설명한다. 음악치료사와 다학제팀은 가족들이 의미 있는 기억을 공유하고, 환자에 대한 감정과 종결을 표현하게 하는 것으로 시작할 수 있다. 음악치료사는 발관에 앞서 환자가 가족들이 좋아하는 노래 몇 곡을 연주한다. 절차가 시작되면 음악치료사는 발관 과정과 환자의 호흡 속도를 잘 뒷받침 할 수 있도록 음량 증가, 템포 이동,

음악 내 공간과 같은 "그 순간"의 음악적 요소들을 통합해야 한다. 기관 내 튜브를 제거하면서 그 자리에 있는 가족들의 불안감이 높아질 수 있는데, 볼륨을 키우면서 점점 강하게 하면 이 과정을 뒷받침하는 효과적인 음악적 요소가 될 수 있다. 기타를 퉁기는 것처럼 열린 채로 길게 유지되는 음악적 공간은 음악치료사가 환자와 가족들을 사정하고, 환자와 가족에게 가장 도움이 되도록 노래를 조정할 수 있게 해준다. 다양한 기타 반주 패턴이 더해진 부드러운 즉흥 보컬 멜로디를 주고받는 즉흥 음악을 활용할 수도 있다. 음악치료사는 지속적인 음악 지원을 위해 노래 전환을 선택할 수 있다. 나일론 현으로 된 클래식 어쿠스틱 기타나 12현 어쿠스틱 기타가 있으면 음악적 공간을 보다 밝게 하는데 도움이 될 수 있다. 발관 과정이 종료되면, 음악치료사는 부드러운 기타 배경음악과 즉흥 보컬 멜로디로 가족들이 환자와 대화할 수 있는 기회를 줄 수 있다. 음악치료사는 적절한 시간에 음악을 마칠 수 있도록 살펴야 한다. 고려할만한 기술들은 기타와 목소리에 점진적으로 데크레센도와 리타르단도를 주면서 부드러운 아카펠라 멜로디로 전환하는 것이다.

사례 1. Izzie는 말기 심장질환 진단을 받은 82세의 히스패닉 여성으로 최근 허혈성 뇌졸중을 앓아 반응이 없는 상태이다. 삽관을 한 채로 반응 없이 코마 상태로 호스피스 입원센터에 들어온 Izzie는 뚜렷한 고통 없이 반듯하게 누워 있었다. 그녀는 친자식이 없는 과부였으나, 두 명의 조카딸을 키웠는데 그녀들에게는 엄마와 같다고 했다. 입원 간호사들은 발관을 위한 계획수립 과정의 일환으로 음악치료와 예배를 주기적으로 요청했다. 음악치료사가 도착했을 때 Izzie의 조카들은 침대 옆에서 지나치지는 않을 정도로 눈물을 흘리며 심리사회 팀원들의 방문을 받고 있었다. 사정 과정에서 가족들은 그들의 숙모가 힘이 넘치고 사랑스러운 여성으로, 가정 중심적이고 가톨릭교회에 열심이었으며, 지금은 대부분 도미니카 공화국에 살고 있는 여러 조카, 조카딸들을 키웠다고 했다. 음악치료사는 발관에 대해 그들이 갖고 있는 느낌과 준비 정도를 사정했다. 그들은 환자의 급격한 쇠퇴에 충격을 받았지만, 생명유지 장치로 연명하기를 원치 않는 그녀의 바람을 존중하고 받아들인다고 했다. 그들은 환자의 장례식 준비가 됐다는 것을 공유했다. 음악치료사는 가족들에게 발관 절차에 대해 설명하고, 청각이 가장 먼저 발달해서 가장 마지막까지 남는 감각이라는 것을 알려주었다. 또한 발관은 사람마다 달라서 며칠 동안 사는 사람, 몇 시간을 사는 사람도 있고, 몇 분 안에 떠나는 사람도 있다고 설명해 주었다. 발관을 위한 준비 과정으로 종부성사가 요청되었다. 가족들은 가톨릭 사제가 행하는 종부성사에 참관하였고, 음악치료사는 Izzie가 가장 좋아하는 찬송가를 연주했다. 음악치료사와 사제의 격려로 가족들은 환자에게 작별인사를 하고 마지막 위로의 말이나 그녀에게 하고 싶은 말을 할 수 있었다. 이어서 호흡치료사가 방으로 들어갔고, 음악치료사는 방 안에서 의료절차에 도움이 되는 동질성의 원리와 같은 증명된 기법을 활용하여 환자가 가장 좋아하는 음악들을 연주했다. 음악치료사는 발관 진행 중에 발생하는 불쾌한 흡인 소리를 가려주는 수단뿐만 아니라, 리듬감 있는 청각 자극을 위해 음악을 사용하였다. 또한 환자가 언제 호흡을 할지 신호를 주고, 호흡곤란으로 인한 불안감을 줄이는 음악적 구조와 리듬적 구성을 제공하였다. 그 가족들은 임종기에 행해지는 종교의식에 참여할 수 있었다. 음악치료사는 기도와 종부성사가 행해지는 동안 즉흥연주와 가족들이 편하게 함께 할 수 있는 익숙한 가톨릭찬송가로 반주를 했다. 가족들은 발관하는 동안 그 방에 있기로 결정했다. 호흡관이 제거된 후, 그녀의 조카딸들은 Izzie의 손을 잡고 그녀의 머리를 쓰다듬으며 위로의 말을 했다. 발관 후 Izzie는 스스로 숨을 쉴 수는 있었지만 호흡이 얕고 주기적으로 무호흡이 있었다. 그녀의 조카들이 밤샘 간호를 하는 동안 음악치료사는 동질성의 원리를 이용해 환자의 호흡을 편안한 수준으로 맞추었다. 끝으로 음악치료사와 사제는 조카딸들이 사랑하는 이모와 개인적인 시간을 보내도록 자리를 떠났다. Izzie는 다음 날 아침 일찍 평화와 편안함 속에서 임종했다.

사례 2. Smith부인은 뇌혈관 장애(CVA) 진단을 받은 74세의 아프리카계 미국인 여성이다. Smith부인은 뇌혈관 장애에 따라 인공호흡기 제거를 위해 호스피스 입원센터에 들어오게 되었다. 남편인 Bill은 인공호흡기 제거 과정에 음악치료가 이뤄지기를 요청했다. 음악치료사는 함께 가족의 요청을 받은 호스피스 성직자와 함께 도착했다. 도착했을 때 Smith부인은 반응이 없었으며 인공호흡기 삽관을 한 상태였다. 방에는 남편 Bill과 4명의 수양자녀(생물학적 자매인 두 소녀와, 생물학적 형제인 두 소년)들이 함께 있었다.

음악치료사는 세션을 시작하기 위해 자신을 소개한 뒤, 음악치료가 어떻게 환자를 편안하게 해주고, 가족들을 지지하는데 도움이 될 것인지 설명해 주었으며, 환자가 선호하는 음악 장르는 복음성가라는 것을 파악했다. 성직자가 기도를 하고 성경을 낭독하는 동안 음악치료사는 배경음악으로 기타를 부드럽게 손가락으로 팅기며 즉흥연주를 했다. 지속적인 루바토 주법으로 성경을 낭독할 수 있는 상황을 만들어주었다. 음악치료사는 개방형 질문들을 통해 Bill과 수양자녀들이 감정을 표현할 수 있도록 했다. 이 두 쌍의 수양자녀들은 친부모들이 모두 아주 어린 나이에 세상을 떠났으며, Smith부인이 이들을 키우고 보살펴주었다고 했다. 그들은 눈물을 흘리며 모두들 Smith부인을 자신의 어머니로 여긴다고 했다. 음악치료사는 삶의 회고를 돕기 위해 배경음악으로 기타 즉흥연주를 계속 이어갔다. 가족들은 "How Great Thou Art"와 "Amazing Grace"를 함께 불렀다. 발관이 진행되는 동안 음악치료사는 "Precious Lord, Take my Hand"를 기관에서 관을 제거하는 시점에 점진적인 크레센도가 되도록 연주했다. 이 크레센도는 발관의 불쾌한 소리를 가리기 위해 꼭 필요하다. 우리는 가족들이 이 순간을 의료시술의 무서운 소리가 나는 순간이 아니라 사랑하는 사람이 사랑과 음악으로 지지 받았던 순간으로 기억하기를 바란다. 음악치료사는 계속해서 허밍으로 찬송가를 부르며 즉흥 기타 연주를 했다. Smith 부인은 발관이 마무리 된지 약 3분 뒤에 임종했고 의사는 그녀의 사망시간을 확인했다. 그들이 울고, 서로를 안아주고, Smith부인에게 부드럽게 작별을 고하는 동안, 음악은 계속해서 가족들을 위한 공간을 만들어 주었다. 음악치료사는 성직자가 기도와 성경 낭독을 마칠 때까지 즉흥 보컬 멜로디와 기타 반주를 계속했다. 음악치료사와 성직자 모두는 음악 중재 이후에도 심리사회적 지지를 위해 남아있었다. 세션 말미에 가족들이 감사의 뜻을 표시하며, Smith부인과 따로 시간을 갖도록 해달라고 요청하면서 세션이 종료되었다.

사례 3. 49세의 중남미 여성인 S부인은 집에서 갑작스러운 심폐정지를 겪었다. 그녀의 아들은 심폐소생술을 하기 위해 즉시 응급의료시설에 연락했다. S부인은 심폐소생술 후 깨어나긴 했으나 기면 상태였으며, 다음날 아침에는 둔감해지고 반응이 없어져 가족들이 911에 연락하여 응급실에 입원했다. S부인은 삽관을 하고 진정제를 투여 받았으나, 반응이 없었고, 저산소성 뇌질환으로 예후가 매우 좋지 않은 것으로 진단 받았다. 가족들은 호스피스 돌봄 의뢰서를 받았으며, 발관을 통한 생명유지장치 제거를 위한 동의서와 DNR 서식에 서명하기로 동의했다. 음악치료사는 환자가 호스피스 입원센터에 입원할 때 발관 진행을 통보 받았다. 발관은 여러 가족들이 참석하기를 원함에 따라 몇 시간 뒤에 이루어질 예정이었다. 사회복지사는 이미 현장에서 정서적 지지와 장례 준비를 진행하고 있었고, 발관을 위한 예배도 요청되었다. 음악치료사는 호스피스 입원센터에 도착해 심리사회 담당자와 입원간호사를 찾아가 S부인의 아들이 동의서에 서명할 것이며, 사망 가능성으로 인해 이전에 겪었던 불안감을 갖고 있다는 것, 진행에는 25명 이상의 친척들이 참석할 것으로 예상된다는 것, 그리고 가족들은 발관이 시작되기 전에 S부인의 부모님이 도착하기를 기다리고 있다는 등의 현황을 전달 받았다. 음악치료사는 성직자와 방 밖에 있는 S부인의 아들에게 다가가 자신을 소개하며 정서적 안녕과 대처능력에 대해 사정했다. S부인의 아들은 이전의 불안감의 완화, 임박한 상실의 수용을 언어적으로 표현하면서 "지금 당장 할 수 있는 일이 없기 때문에 그저 기다리고 있을 뿐"이라고 말했다. S부인의 아들은 발관을 하면서 어머니가 겪었던 고통에 대해 걱정을 했었지만, 입원간호사가 완화수단으로 모르핀 사용에 대해 가르쳐주었다며 음악치료사를 안심시켰다. 그는 어머니가 고생하지 않으실 것을 확신하여 마음이 평온해졌다. 음악치료사와 성직자는 아들, 남편과 더 이야기를 나누며 S부인의 과거를 알게 되었다. S부인은 푸에르토리코인으로 "Trio Los Panchos"와 같은 예술가들의 다양한 볼레로를 부르는 것을 즐겼고, 주로 즐겁고 긍정적인 태도를 유지했으며, 몇몇 약혼식에서 춤추는 것을 즐겨했고 가톨릭 신자로 확인되었다. 그러나 가족의 신앙은 복음주의 기독교와 천주교로 나뉘었다.

음악치료사와 성직자는 S부인의 아들, 남편과 대화를 나눈 뒤, S부인의 방에 들어가 다른 가족들에게 인사를 건넸다. 음악치료사와 성직자는 S부인에게 다가가 그녀의 손을 잡고 안심시키는 말을 해주고 방안에 함께 있는 많은 가족들에 대해 이야기 해줬다. S부인은 촉각과 청각 자극에 전혀 반응하지 않았으며 호흡은 느려 보였고, 삽관으로 인해 힘든 상태로 눈은 감겨져 있었다. 음악치료사는 가족들에게 말기 청각 처리에 대해 알려주고 S부인에게 다가가 말을 건넬 것을 권했다. 어떤 가족들은 이미 그리했다고 말했고, 다른 가족들은 눈물을 글썽이며 S부인에게 천천히 다가갔다. 성직자는 가족 내 두 개의 기독교 교파 모두에 적절하게 기도를 주관했고, 음악치료사는 추가적인 영적 지지를 위해 "Cuan Grande Es El (How Great Thou Art)"와 "Pescador de Hombres (Lord You Have Come to the Seashore)"와 같은 노래들을 사용했다. 음악치료사는 더 많은 정보를 얻을 수 있도록 가족들에게 S부인의 이야기를 공유하도록 권하며, 회상과 감정 표현에 도움이 될 수 있게 "Perfidia"와 "El Reloj"와 같은 노래들을 사용했다. 많은 가족들이 음악을 듣는 동안 편안함을 느끼며 함께 노래를 했고, 다른 가족들은 이를 지켜보면서 눈물을 흘리며 서로를 껴안았다. 가족들은 발관 절차가 시작되기 전 음악 사이사이에 과거를 회상하면서 긍정적인 태도와 웃음을 보이며 서로의 추억을 나누었다. 곧 이어 환자의 부모님들이 도착했고, 침착한 태도를 보이며 여러 가족들의 포옹을 받았다.

의료진은 가족 전원 참석을 통보받자 재빨리 발관 시작 준비를 했다. 가족들은 발관이 진행되는 동안 방 밖의 커튼 뒤에 서 있거나, 방 안에 머물 수 있었는데, 많은 가족들은 밖에 서 있는 것을 선택했다. S부인의 남편과 아들, 그리고 그의 여자친구는 방 안에 남았으며, 성직자와 음악치료사도 함께 있어줄 것을 부탁했다. 의료진이 발관을 시작하자 음악치료사는 기타 피크를 사용하여 크게 연주하며 S부인의 호흡에 템포를 맞추어 음악적 자극을 시작했다. 음악치료사는 밖에 있는 가족들도 명확하게 들을 수 있고, 발관하면서 발생하는 기계/가글 소리가 가려질 수 있도록 적당한 크기의 볼륨으로 자신 있게 노래를 불렀다. 곡 선정에는 가족들이 이전에 요청한 "En Mi Viejo San Juan"과 "Preciosa"와 같은 푸에르토리코 볼레로가 포함되었다. 절차가 진행되는 동안 S부인의 방 안팎에 있는 가족들은 함께 노래를 불렀으며, 음악치료사는 삽관이 제거되면서 S부인의 호흡이 점차 느려짐에 따라 템포를 조정하고 노래 사이에 지속적인 음악적 자극을 유지했다. 가족들은 의료진의 허락에 따라 천천히 방으로 들어가면서 음악치료사와 함께 노래를 계속했다. 가족들이 방안으로 들어가고 얼마 되지 않아 S부인의 호흡이 멈췄다. 입원간호사가 그녀의 임종을 선언했고, 음악치료사는 연주를 이어가며 음악의 템포와 볼륨을 페이드아웃하면서 서서히 멈추었다.

S부인의 아들과 남아있는 가족들은 음악치료사와 성직자에게 지지해주고 함께 해준 것에 대해 감사를 표했다. 음악치료사와 성직자는 잠시 S부인과 따로 있기를 원하는 가족들의 의사를 존중해 방 밖으로 나와서 기다렸으며, 가족들은 함께 울었다. 얼마 지나지 않아 S부인의 아들이 방에서 나와 안도의 한숨을 내쉬고 눈물을 흘리며 이렇게 말했다. "엄마는 가족에게 둘러싸여 자신이 가장 좋아하는 볼레로를 들으며 세상을 떠났습니다. 엄마에게 이 보다 더 좋은 죽음은 없을 것 같습니다."

XVI. 돌봄 계획 욕구: 돌봄 환경

Terry Lee Glusko, MS, MT-BC
Certified Hospice & Palliative Care Music Therapist

준비물. 음성, 반주악기, 치료 목적과 관련된 주제의 가사가 담긴 환자와 가족/간병인 모두가 선호하는 음악으로 구성된 준비된 레퍼토리와 출력된 가사보

절차. 치료 목적을 사정한 후, 환자가 선호하는 음악 중에서 사정된 문제나 목적이 전달될 수 있는 주제의 가사 내용을 담고 있는 적절한 노래를 선택한다. 가사보를 나눠주고 클라이언트가 노래를 함께 부르게 하거나, 또는 연주 후에 노래 가사 분석에 참여하도록 한다. 목적에 부합하며 현재의 장애에 대한 자각과 긍정적인 문제해결 전략을 조성하는 가사 분석이 이뤄지도록 도와준다. 타당화와 강화를 위해 해당 노래를 다시 한 번 연주한다.

사례. 클라이언트는 폐암 진단을 받은 62세 환자의 12살짜리 손자였다. 환자는 아들 가족이 사는 집 지하에 꾸며진 별채에서 돌봄을 받고 있었다. 손자는 집안에서 환자가 죽는 것에 대한 두려움을 표현하며, 다른 곳에서 임종하기를 원했다. 비록 환자는 자신의 집에서 임종하고 싶었지만 손자의 바람을 들어주기로 하고, 미리 준비된 병실에서 세상을 떠났다. 손자의 상실과 관련된 두려움을 지지해주고 환자에게 부정적인 영향을 미치지 않는 건강하고 창의적인 전략의 음악치료가 적용되었다. 이는 위와 같은 돌봄 환경에 관한 이슈에서 손자가 걱정하는 일들에 대처할 수 있는 기회를 제공해주었다. Green Day의 노래 "Time of Your Life"가 선택되었다. 손자는

가사 분석에는 참여하지 못했지만 음악을 비언어적 감정표현의 수단으로 사용하는 것으로 보였으며, 가족 세션에서 자신의 욕구를 표현할 수 있었다. 음악치료사는 손자와 환자의 경험을 처리하기 위해 더 많은 시간을 원했지만, 환자의 죽음은 진행 중이었으며 시간의 제약으로 더 이상의 진행이 불가했다.

XVII. 돌봄 계획 욕구: 제한적 간병

Terry Lee Glusko, MS, MT-BC
Certified Hospice & Palliative Care Music Therapist

준비물. 환자의 선호 음악으로 구성하여 미리 준비한 레퍼토리와 음성, 반주악기, 리듬악기와 함께 노래, 작사, 가사분석, 즉흥연주 등 능숙한 음악치료 중재 기법.

절차. 호스피스 완화의료 환자들은 배우자의 사망, 소원해진 가족관계, 재정 상태, 약물 남용 등의 다양한 이유로 제한된 간병을 경험한다. 정기적인 음악치료 방문은 양질의 휴식과 간병을 제공할 수 있으며, 다학제간 돌봄 계획에 포함시킬 수 있다. 이와 같은 어려움을 겪고 있는 환자들은 보통 고립, 가정 또는 방의 경계 상태와 최소한의 사회화 기회로 인해 삶의 질이 저하된다. 고립감을 다루기 위한 음악치료 중재는 세션 제어를 제공하고 고립된 환자가 사회활동에 참여할 수 있도록 노래/활동 선택의 기회를 포함해야 한다. 다양한 창조적 전략을 제공하기 위해 음악치료사는 치료적 중재와 적절한 레퍼토리에 정통해야 한다. 이 계획되지 않은 세션 접근법은 음악치료사에게 장단점이 있다. 이러한 유형에서 절차의 핵심은 나타난 문제에 대한 정확한 사정이다. 일단 문제가 확인되면, 환자가 선호하는 노래/활동에 적절한 음악중재를 더욱 명확히 알 수 있다. 소통에 장애가 있는 환자에게는 음악치료사가 종이에 음악치료 기법 및 활동 메뉴를 적어주거나, 선택을 쉽게 할 수 있도록 대체 소통 수단을 구성할 수 있다.

사례. 환자는 샤이-드래거 증후군 진단을 받은 76세 남자였다. 환자의 아내와 주 간병인은 사전에 최소 60분 이상으로 계획된 음악치료사의 방문이 진행되는 이 시간을 휴식 시간으로 활용했다. 음악치료 세션이 시작되자마자 환자의 아내는 심부름을 하거나 휴식을 취하기 위해 집을 나섰다. 환자는 고립감 감소 목표를 달성하기 위해 매 순간 디자인된 다양한 선호 음악 활동들로 매 세션을 직접 지휘하였다. 음악치료 기간 동안 환자의 내향성은 점차 줄어들었고, 선호하는 사회활동에 참여했으며, 고립감 치료를 위한 라이브 음악 중재에 긍정적인 반응을 보였다. 음악치료사는 간병인이 집으로 돌아와 돌봄을 재개하기 전까지 환자의 곁을 지켰다. 이는 환자에게 음악을 통한 질 높은 사회화 시간을 주었고, 간병인에게는 환자를 혼자 남겨 두어 방치되는 것에 대한 염려 없어 휴식을 취할 수 있게 했다.

XVIII. 돌봄 계획 욕구: 소통

Molly G. Hicks, MMT, MT-BC
Certified Hospice & Palliative Care Music Therapist

준비물. 음성 및 반주 악기, 환자가 주도적으로 말하는 것과 관련된 테마의 가사를 포함한 환자 선호 음악, 즉흥곡에 사용하기 위한 개념적 코드 진행

절차. 음악치료는 다양한 표현력과 인지 능력을 가진 개인들의 의사소통을 용이하게 할 수 있는데, 이러한 중재는 치매와 같은 질병으로 인해 언어적 의사소통 기능이 현저히 제한되는 환자들을 위해 만들어진 것이다. 이러한 중재에서 음악은 언어적 문맥을 제공하는데, 일관성 없고 산발적일 수 있지만 그럼에도 불구하고 전통적 언어교류가 불가능한 상황에서 음악석 대화를 만들기에 환자에게 중요한 의미를 갖는다.

세션 초반에 음악치료사는 환자의 대답 능력에 따라 시각적 사정과 언어적 질문을 함께 사용하여 환자의 신체적 편안함과 정서적 상태를 사정한다. 음악치료사는 환자가 선호하는 노래를 선택하여 세션을 시작한다. 노래는 편안함에 대한 사정, 과거에 효과적이었던 노래에 대한 지식, 환자 가족으로부터 얻은 정보 및/또는 세션 시작 순간에 환자가 진술한 내용을 토대로 선택한다. 노래는 테마의 가사를 통해 환자의 의사소통을 활발하게 하기 위해 선택되며, 그 노래의 친숙함은 음악적 지지 환경을 조성한다. 음악치료사는 노래가 진행되는 중이나 이후에 환자가 했던 말들을 기록하고 이 정보를 사용하여 후속곡을 선택한다. 만약 구두로 나타나는 내용이 없다면 음악치료사는 음악 선택을 계속하기 위해 치료적 직관뿐만 아니라 이

전 대화에서 얻은 정보를 활용한다. 노래 사이사이에서 음악치료사는 큰 소리로 반복하여 환자의 언어능력을 확인하고 후속곡들을 소개할 수 있다("아기에 대해 이야기 하는 것을 들었는데, 괜찮다면 'Hush Little Baby'를 부를게요.").

　이전에 설명한 절차는 세션 동안 환자의 요구를 충족하기에 충분할 수 있다. 세션 후반부의 노래를 선택할 경우에 음악치료사는 곧 있을 세션의 마지막을 환자가 준비할 수 있도록 구두로("앞으로 두 곡을 더 연주할게요."), 음악적으로(굿바이송 또는 작별을 언급하는 노래로 끝내거나, 세션 오프닝송을 반복) 주의를 기울여야 한다. 그러나 음악과 사회적 상호작용 모두의 자극은 세션이 진행됨에 따라 환자의 언어사용 빈도를 증가시킬 수 있다. 또한 사회 규범에 대한 제한적 인식은 환자가 말을 방해하고 노래 중간에 음악치료사의 주의를 끄는 시도로 이어질 수 있다. 추가적인 언어재료의 존재, 그리고 환자 표현의 증가를 수용하기 위한 좀 더 유연한 음악적 공간이 필요하기 때문에 즉흥 노래가 바람직할 수 있다.

　음악치료사는 환자가 선호하는 음악 스타일로 간단한 코드 진행 연주를 시작하며 환자가 이해하기 쉬운 언어로 개념을 소개한다("오늘 생각이 많다고 들었는데, 당신만을 위한 몇 마디를 노래에 담아보겠습니다"). 환자가 말을 하면 음악치료사는 이 단어나 구절을 다시 노래로 부르거나, 그 표현을 타당화하면서 문맥을 살짝 풀어낸다. 예를 들어 환자가 "우리 어머니"라고 하면, 음악치료사는 "나는 어머니를 생각해요."라고 되받아 노래할 수 있다. 물론 음악치료사는 단순히 환자를 흉내 내는 것을 피해야 하며, 치료적 직관뿐만 아니라 환자 관찰에 따르는 것이어야 한다. 노래가 진행될수록 음악치료사는 환자가 자주하는 말을 반복하여 후렴구를 만들 수 있다. 또한 더 많은 구조를 제공하기 위해 세션 초반에 나타난 언어적 재료를 바탕으로 노래의 시작 부분에 후렴구가 자리 잡을 수도 있다. 음악치료사는 즉흥 연주에 대한 환자의 반응을 도메인 전반에 걸쳐 지속적으로 관찰하고 필요에 따라 음악적 요소들을 조정해야 한다. 인지 결함이 있는 환자는 주의력의 범위가 제한적일 가능성이 높으므로 음악치료사는 즉흥연주의 길이를 제한하는 것에 신경을 써야하며, 어쩌면 이어지는 음악적 경험 사이에 약간의 여유를 두어야 할 것이다.

사례. Norma는 알츠하이머병을 앓고 있는 98세의 여성으로, 입주 간병인과 함께 살고 있다. 그녀는 하루에 18–20시간을 잠을 자면서 보냈지만 깨어 있는 동안에는 이따금씩 연결이 안 되는 말들을 늘어놓곤 했다. 이러한 말들은 그녀의 부모님이나 그녀의 "아기들"에 대한 모호하거나 알아들을 수 없는 언급에서부터 죽는 것에 대한 간략하고 반복적인 진술까지 다양했다. Norma는 이 같은 말들을 하는 동안 정서적으로 크게 힘든 것 같지는 않았고, 정동둔마 기준이 나타났다. Norma는 자신의 생각과 감정까지 확장되는 대화를 할 수 없었고, 결과적으로 간병인은 이와 같은 행동을 다루기 위해 언어적 교정 전략을 사용 했다. Norma에게 삶의 궁극적인 목표를 향한 의사소통과 자기표현에 도움을 주기 위해 음악치료를 의뢰했다. Norma는 호스피스 팀의 다른 몇몇 멤버들에게 거의 또는 전혀 반응하지 않았다.

Norma에게는 급한 신체적 욕구는 없었기 때문에 처음 두 번의 세션은 표현 능력뿐만 아니라 음악에 대한 반응을 사정하는 것에 초점을 맞추었다. 이 세션에서 음악치료사는 위 절차의 첫 부분을 따라 가족으로부터 얻은 정보와 Norma의 기록을 바탕으로 환자의 선호 음악을 사용했으며, 가능하면 Norma가 하는 말을 반영할 수 있는 노래들을 선택했다. 두 번의 세션이 진행되면서 Norma는 언어적으로 더 많이 소통하게 되었지만, 그녀의 문장들은 서로 거의 연결되지 않았다. Norma는 매 세션이 진행될 때마다 음악치료사와의 상호작용 수준을 크게 높였고, 자발적으로 음악치료사의 손을 꼭 붙잡았다. 음악치료사는 안심시키는 손길과 함께 아카펠라를 불러주었다.

3차 방문에서 2개의 환자 선호 곡을 불러주었다. 그러자 Norma는 그녀 "아기"의 행방을 언급하며 말이 늘어나면서 "난 죽을 거예요"라고 반복해서 말하기 시작했다. 음악치료사는 "죽는 것에 대해 어떻게 느끼세요?"라고 물었고, 놀랍게도 그녀는 "좋지 않아요."고 대답할 수 있었다. 음악치료사는 Norma가 한 말을 깊이 생각한 뒤에 즉흥 노래에 대해 구두로 설명하고 I–ii–IV 코드 진행을 연주하기 시작했다. 이 진행은 지지뿐만 아니라 Norma가 한 말들의 무게와 그 밑에 있는 정서적 불편함을 반영하기 위해 선택된 것이다. Norma가 이전과 달리 말을 많이 하는 것에 놀란 음악치료사는 "가끔 나는 생각이 많아요."로 후렴구를 만들었다. 이 후렴구는 Norma가 말하는 빈도에 따라 반복되었고, 주로 "난 지금 ~에 대해 생각해요"와 함께 완성되는 구절로 이어졌다. Norma가 "나는 죽고 싶어요."라고 말하자 음악치료사는 그녀가 죽기를 원하지 않는다고 했던 말을 반영하기 위해 "어떤 때는 죽고 싶지 않고, 또 어떤 때는 죽고 싶어요."라고 노래했다. 음악치료사는 Norma가 말하지는 않았지만 사실을 반영해 Norma의 표현을 더 깊이 연결 지을 수 있도록 "난 오래 살았어요."라는 가사를 더했다. Norma는 자신의 어머니를 언급했는데 어머니가 만들었던 음식에 대해 말하는 듯 했고, 이어서 아버지에 대해 이야기 했다. 음악치료사는 이 내용을 즉흥연주에 포함했고, 후에 공통 후렴구로 되돌아갔다. Norma는 방문이 끝날 무렵 차분해 졌으며, 손을 내밀어 음악치료사의 손을 잡았다.

후속 세션에서는 Norma와 즉흥연주를 사용했으며, 그 결과도 비슷했다. 즉흥 노래 경험 자체뿐만 아니라 음악치료 세션 전반에 걸쳐 Norma의 언어적 표현이 증가했다. 더욱이 Norma가 하는 말들의 결집성과 관련성도 높아졌다. 이는 치매환자가 삶의 회고를 하기 위한 욕구와 능력을 동시에 보여주며, 음악치료가 그와 같은 표현을 이끌어내고 타당화하는 효과적인 방법이라는 것을 보여준다.

XIX. 돌봄 계획 욕구: 소통 결핍

Jillian Argue, MMT, MT-BC
Certified Hospice & Palliative Care Music Therapist

준비물. 음성 그리고 전형적인 사회적 상호작용과 유사하게 음악치료사가 환자를 가까이서 마주할 수 있도록 위치한 기타 또는 피아노

절차. 많은 말기 질환 및 동반 질환들은 표현에 관한 소통 결핍으로 이어질 수 있다. 삶의 마지막에서 자신을 표현하지 못하는 환자들은 신체적, 정서적 욕구를 충족시키지 못할 위험이 명백히 증가한다. 이러한 것들은 다른 사람들에게 알려지기만 하면 금방 해결될 수 있는 욕구들이다. 더 미묘하지만 더욱 위험한 것은 자기표현의 부재 속에서 개인의 자율성, 정체성, 가치의식이 상실될 수 있는 위험이다. 자기표현 능력이 없으면 환자를 너무 쉽게 간과할 수 있다.

즉흥연주는 말기 돌봄 환자의 소통 결핍으로 인한 부정적 영향을 줄이고, 심지어 부정적 영향을 받기 이전의 상태로 되돌리기 위한 매우 유용한 도구를 제공할 수 있다. 환자의 비언어적 의사소통이나 외양(예: 분위기/정서 또는 움직임과 호흡의 타이밍)의 적절한 요소를 음악적 구조에 포함함으로써, 환자가 다른 방식으로는 할 수 없는 방법으로 타인에게 들리고 인지되는 경험을 할 수 있는 기회가 생긴다. 음악치료사는 환자의 비언어적 의사소통이나 외양에 대한 초기의 음악적 해석을 적절한 구조로 미러링, 반영, 확대할 수 있어야 한다. 부르고 응답하는 방식은 의사소통의 주기를 촉진할 수 있고, 환자 중심의 주제를 친숙한 음악적 구조로 풀어내는 것은 환자가 해야만 하는 것을 분명히 받아들이고 가치를 부여한다는 의미에서 타당성이 있다.

사례. Betty는 73세이며 알츠하이머를 앓고 있었다. 병으로 인해 실어증에 걸렸고, 지금은 긴 모음과 같은 목소리만 낼 수 있게 되었다. 그녀의 어린 시절, 그녀와 그녀의 남편은 열정적인 댄서였고, 그녀는 컨트리 음악을 사랑했다. 그러나 미리 구성한 선호 음악들을 사용한 수용적 중재는 한결같이 효과가 없었다. 춤과 친숙한 노래를 통한 음악과의 연결고리는 병이 진행되면서 돌이킬 수 없을 정도로 깨져있었고, 심지어 그녀에게는 수용적 음악치료 중재가 일어나고 있다는 것을 알아차릴 수 있는 징후도 없었다.

그러나 Betty의 음성 표현은 사실 상 음악적이었고, 피치가 있었으며, 때로는 리듬감도 있었다. 음악치료사가 그녀의 목소리를 미러링 했을 때 Betty는 음악치료사와 눈을 맞추기 시작했고 목소리 듀엣뿐만 아니라 대화형 주고받기가 계속 되었다. Betty가 키, 형식 또는 템포를 바꾸면 음악치료사는 즉흥연주를 통해 이러한 변화들을 따라가면서 가깝게 유지했다.

예를 들어, 순서를 만들어 Betty의 음악적 아이디어들을 확장시키는 것은 Betty의 표현과 함축적 의미와 중요성의 맥락을 부여하게 된다. 결국 음악치료사가 변화를 나타내면, Betty도 다른 방법으로는 확인할 수 없는 인지 수준으로 소통하면서 음악치료사를 따라했다.

몇 차례 방문 뒤에 그녀의 남편은 즉흥적인 중재가 돌봄 계획에 포함되어 있었기 때문에 아내가 음악치료 방문 사이에 내내 노래를 불렀다고 말했다. 중재 과정에서 Betty의 반응은 즉흥연주가 표현하는 의사소통의 욕구를 충족하는데 효과적이었다는 것을 분명히 보여주었다. 또한 이 중재의 지속적인 효과는 병의 상당한 진행에도 불구하고 Betty가 노래를 통해 자신을 의미 있게 표현할 수 있고 여전히 다른 사람들이 듣게 할 수 있다는 것을 효과적으로 배웠다는 점이다.

XX. 돌봄 계획 욕구: 삶의 마지막에 있는 퇴역군인 문제

Carrie Gatz, MM, MT-BC

Certified Hospice & Palliative Care Music Therapist

and

Joseph Kim, MT-BC

Certified Hospice & Palliative Care Music Therapist

and

Anna Evans, LPMT, MT-BC

Certified Hospice & Palliative Care Music Therapist

준비물. 휴대용 키보드 또는 기타, 액자에든 참전 용사 감사패, 작은 국기와 깃대 핀, 다학제간 팀 보조. 일부 프로그램에는 시 낭송, 지역 ROTC 또는 가족과 친구들의 휘장 수여식. 음악치료사와 협력하여 함께 수여식을 진행할 다학제간 팀원들.

절차. "We Honor Veterans"는 지역사회 호스피스 프로그램이 선택하여 참여할 수 있도록 호스피스완화의료협회가 국가보훈처와 함께 개발한 프로그램이다. 매일 1,000명의 제2차 세계대전 퇴역군인들이 사망하고, 미국 전체 사망자의 25%는 퇴역군인들이다. 퇴역군인들에게 말년에 일어날지도 모르는 심리사회적 문제들은 생존자의 죄책감, 다시 떠오르는 트라우마의 기억, 적정한 통증 사정을 막는 극기심 등이다. 반대로 퇴역군인들은 말년에 있는 다른 퇴역군인들의 위로로 동지애를 발견하거나 군 생활을 회상하는 데 개방적일 수 있다. 음악치료는 인생의 끝자락에 있는 퇴역군인들을 돕는데 필수적인 역할을 한다. 군대는 남북전쟁에서 군인들이 발맞추어 행진할 수 있도록 돕는 드럼 연주자에서부터, 서남아시아에 있는 부대들에 즐거움을 주는 군부대 록밴드에 이르기까지 음악적 전통이 풍부하다. 퇴역군인 호스피스 환자들을 위해 표창 수여식을 하는 음악치료사는 감정표현, 회상, 삶의 회고, 그리고 어쩌면 약간의 평화를 위한 기회를 제공할 수 있다.

돌봄 계획의 욕구를 확인하면 모든 다학제간 팀 구성원들이 퇴역군인 표창을 위한 노력을 인식하고 협력해야 한다. 환자가 자신을 위해 퇴역군인 표창 행사에 참여할 것을 이해하고 동의하는 경우, 음악치료사는 환자의 연령 및 선호도에 적합한 음악을 선택한다. 다학제간 팀과의 협력을 통해 환자와 가족에게 의미 있는 경험을 제공하기 위한 30분짜리 행사를 조직한다. 프로그램에 따라 퇴역군인 표창 행사는 시 읽기, 개회 및 폐회 기도, 노래 부르기, 지역 ROTC 참여, 환자의 성장에 대한 약력 발표 및 기타 퇴역군인을 기리는 창의적인 방법으로 구성될 수 있다. 수여식을 진행할 때, 음악치료사는 각 발표자와 나란히 서서 퇴역군인 축하 노래를 부르거나 수여식의 특별한 순간에 맞게 악기연주를 한다. 다음은 퇴역군인 표창 수여식 개요의 예시이다.

1. 개회 음악: "Star Spangled Banner:" 음악치료사

2. 개회 기도(대본 혹은 무대본): 성직자

3. 퇴역군인 감사 인사: 사례 관리자 간호사

   a. 퇴역군인 소개

   b. 퇴역군인 군복무의 간단한 약력

   c. 감사패 증정 및 휘장 수여식

4. Veteran's Day 시 낭송: 가족

5. 폐회 음악: "God Bless America" 음악치료사

음악치료사의 역할은 자명하지만, 발표자 별 담당은 상호 변경이 가능하다.

사례 1. 이 호스피스 환자는 악액질 진단을 받은 96세의 남성으로 약간의 건망증이 있으나 여전히 기민하며 정신이 온전하다. 그는 총 30년간 조국을 위해 복무한 제2차 세계대전 공군 퇴역군인이다. 이 환자는 처음에는 음악치료 의뢰를 받지 않았다. 그 팀의 사회복지사는 이 환자가 "We Honor Veterans" 표창을 받을 것이라고 했다. 사회복지사는 환자가 "때때로 어려울 수 있다"고 했다. 수여식의 절차를 설명하고 환자의 군 경력에 대해 질문함으로써 음악치료사는 환자와 치료적 라포 형성을 시작할 수 있었다. 환자는 무심코 어깨를 으쓱했다. 음악치료사는 "America the Beautiful"을 부르며 시작했고, 환자는 즉시 태도가 바뀌어 눈물을 흘렸다. 노래가 끝난 후 그는 눈을 들어 음악치료사와 눈을 마주치며 환하게 미소 지었다. 환자는 자신의 봉사를 예우하는 감사패를 받았고, 휘장을 달아주자 얼굴이 다시 밝아졌다. 수여식이 끝날 무렵 음악치료사는 "The Air Force Song"을 연주했고 환자는 다시 한 번 감정이 북받쳤다. 눈시울이 붉게 물든 가운데 조국과 봉사를 자랑스럽게 여기는 듯 희미한 미소를 보였다. 환자는 음악치료사가 더 많이 방문을 와줘야 한다고 강조했다. 후속 세션에서 환자는 항상 "The Air Force Song"을 먼저 요청하고 자신의 군복무 중 시간을 회상하며 천천히 마음을 열었다.

사례 2. 이 환자는 울혈성 심부전으로 호스피스 진단을 받아 요양시설에 살고 있는 89세의 노인이다. 환자는 제2차 세계대전 동안 육군에서 복무했다. 환자는 음악치료 의뢰를 받았으나 꾸준히 방문을 거절했다. 그는 자기 방에 틀어박혀 있는 경향이 있었고 모든 지원 돌봄 방문을 거절했다. 퇴역군인의 날에 음악치료사는 호스피스 돌봄 코디네이터와 함께 표창 수여식을 계획했다. 환자는 수여식에 대해 약간 주저했으나 기꺼이 시도 해보기로 했다. 음악치료사는 군가인 "The Caissons Go Rolling Along"을 부르기 시작했다. 환자의 얼굴이 즉시 환해졌다. 노래가 끝날 무렵 주로 무뚝뚝했던 환자가 기운차게 "그건 내 노래요!"하고 말했다. 환자는 자신이 군대에 얼마나 오래 있었고, 어떤 계급의 지위를 얻었으며, 어디서 복무했는지에 대해 이야기하기 시작했다. 음악치료사는 환자에게 경례했고, 환자는 미소를 지으며 답례했다. 환자는 자신의 표창장을 매우 자랑스러워했다. 그는 모든 사람들이 볼 수 있도록 문에 걸어두라고 했다. 이 수여식은 환자가 자신의 삶을 돌아보고 긍정적인 사회적 상호작용을 할 수 있는 기회를 주었다.

사례 3. J씨는 생활 보조 시설에 거주하며 울혈성 심부전 진단을 받고 호스피스에 입원했다. 입원 당시 호스피스 사회복지사는 J씨가 제2차 세계대전 당시 공군에서 복무했던 미군 퇴역군인인 것을 확인했다. 그 후 얼마 지나지 않아 음악치료가 요청되어 제공되었다. 반복되는 세션에서 J씨는 제2차 세계대전 당시 자신의 군복무를 회상하며 "내 생애 가장 의미 있는 시간"이라고 묘사하곤 했다. 음악치료사는 J씨의 말하는 목소리와 이야기에서 자부심과 성취감을 보았다. J씨는 그가 그토록 열정적으로 봉사한 나라의 퇴역군인으로서의 역할에서 자신의 정체성을 상당 부분 발견했다는 것은 분명했다. 호스피스 다학제간 팀의 협업을 통해 가족들이 가장 편한 날짜에 퇴역군인 표창 수여식을 개최하도록 음악치료사가 준비하기로 했다. 수여식 당일 J씨는 음악치료사, 호스피스 도우미, 사회복지사, 케이스 매니저, 호스피스 돌봄 상담사 등과 함께 두 아들, 딸과 4명의 손주들이 참석한 것을 보고 기뻐했다.

J씨는 시 낭송, "God Bless America"와 "The Star Spangled Banner"와 같

은 애국적인 음악 선곡, 그리고 지역 ROTC 대표에 의한 미국 휘장 수여와 퇴역군인 표창장을 통해 그의 공로에 대한 예우를 받았다. J씨는 눈물을 글썽이며 자신의 이야기를 가족과 친구들과 나눌 수 있는 기회에 대해 벅찬 감사의 말을 전했다. 더욱이 J씨의 친척들은 그들의 사랑하는 사람이 마땅히 받아야 할 개인 표창장을 받았다는 사실에 감동했다. 후속 음악치료에서 J씨는 퇴역군인 표창수여식 이후 평온함과 고요함을 느낀다고 했다. J씨는 그 경험을 "종결의 시간"이며 "작별을 고하는 완벽한 방법"이라고 표현했다. 그가 "평생 가장 의미 있는 시간"이라고 정의한 J씨의 기억은 그의 친인척과 앞으로 다가올 세대를 통해 기억될 것이다.

사례 4. 86세의 상사였던 환자는 자신이 미 공군의 첫 번째 흑인 방첩 부대원이었다는데 큰 자부심을 갖고 있었다. 호스피스팀은 "We Honor Veterans" 프로그램과 협력하여 공군에서의 20년간의 봉사에 대한 감사의 뜻으로 표창장과 휘장 수여식을 준비했다. 그는 대부분의 호스피스 방문 때 주로 침대에서 잠옷 차림으로 있었으나, 수여식 당일에는 노란색 버튼다운 드레스 셔츠와 넥타이, 드레스 슬랙스를 입고 문 앞에 나타났다. 그는 비틀거리며 거실로 걸어가면서 음악치료사에게 "전에는 한 번도 표창을 받아본 적이 없소."라고 속삭였다.

호스피스팀은 음악치료사가 공군 찬가 "The U.S. Air Force"와 다른 애국 음악들을 연주하자 그에게 표창장과 휘장을 수여했다. 그의 아내와 딸은 그의 손을 잡고 그가 복무하던 시절의 기억을 함께 나누었으며, 호스피스팀은 사진을 찍어 얼마 후에 액자에 담아 선물했다. 그가 우리나라에 봉사한 것에 대해 공로를 인정받은 것이 이번이 처음이라는 것을 생각하면 놀라운 일이며, "We Honor Veterans" 프로그램의 중요성을 강하게 상기시킨다. 음악치료는 퇴역군인들을 기리고, 그들의 기억을 되살리고, 삶의 마지막 과정에 필수적인 강한 감정을 촉발시키는 중요한 역할을 한다.

XXI. 돌봄 계획 욕구: 삶의 질 저하

Russell Hilliard, PhD, LSCW, MT-BC, LCAT, CHRC, CHC
and
Andrea Morgan, MSW, MT-BC

준비물. 음성, 반주악기, 노래책

절차. 모든 돌봄 계획 욕구(예: 통증, 불안, 우울증, 외로움 등)는 환자의 삶의 질에 영향을 미친다. 따라서 삶의 질을 별도의 돌봄 계획 욕구로 보기는 힘들 수 있다. 일부 환자의 욕구는 다학제간 돌봄 계획으로 정의하기 어려울 수 있으나, 해당 욕구가 환자에게는 가장 중요한 것일 수 있다. 따라서 삶의 질 저하는 이러한 환자의 고유한 욕구를 해결하기 위한 돌봄 계획의 역할을 한다. 음악치료사는 과거에 공연 관람 등을 좋아했지만 더 이상 그렇게 할 수 없는 환자를 위해 교향곡이나 오페라 관람 나들이를 계획할 수 있다. 또는 사회복지사는 마지막 소원 체험으로 참석하고자 하는 환자를 위해 야구 경기와 같은 스포츠 행사로 나들이를 계획할 수 있다. 이러한 특별 이벤트는 임상적 용어로는 설명하기 어려울 수 있으나 호스피스 돌봄에서는 지원하고 있다. 따라서 음악치료사들이 환자의 삶의 질 향상을 위해 이 같은 중재(예: 특별한 외출)를 제공하고 있으므로 삶의 질 저하에 대한 돌봄 계획 욕구에 해당된다.

사례 1. 환자는 몇 년 전 남편과 함께 Florida 남부에서 은퇴한 78세 여성이었다. 남편이 죽은 후 환자는 노인 생활공동체에서 혼자 살았다. 그녀의 가족은 다른 주에 살고 있었고, 그녀는 외로웠으나 가족들이 있는 지역의 추운 겨울로 돌아가고 싶지는 않았다. 간호사는 환자에 대해 음악치료 의뢰를 했다. 음악치료사가 방문했을 때 환자는 이디시(Yiddish) 노래를 좋아한다고 했다. 음악치료사는 자신은 이디시 노래를 전혀 모르지만 그녀를 위해 기꺼이 배우겠다고 했다. 다음 방문에서 음악치료사는 환자가 골랐던 노래가 수록된 이디시어 노래책을 가져왔다. 음악치료사가 노래를 부르는 동안 환자는 음악치료사가 단어를 제대로 발음하지 못하는 것을 보고 웃으며 킥킥거렸다. 그리고 나서 그녀는 음악치료사에게 이디시어 수업을 시작했다. 음악치료사는 매주 2, 3곡의 멜로디와 하모니를 배웠고, 환자는 그에게 올바른 이디시어 발음을 가르쳤다. 이 세션들은 3개월 동안 매주 이런 식으로 진행되었다. 하루는 음악치료사가 환자의 아파트에 도착했을 때 거실이 노인 생활공동체에서 온 환자의 친구들로 가득 차 있었다. 음악치료사는 환자가 바쁜 것을 보고 다른 날 다시 오겠다고 했으나 환자는 "아, 안돼! 이 사람들은 당신을 보러 온 거에요. 노래해 주세요!"라고 말했다. 음악치료사는 환자가 가르쳐 준 모든 이디시 노래를 연주하면서 불렀고, 환자는 자랑스럽게 그의 옆에 앉아 있었다. 음악이 끝난 후 환자는 그녀의 친구들에게 돌아서서 말했다. "불쌍한 영혼, 그는 3개월 전 나를 만나기 전까지는 이디시어를 조금도 몰랐지!" 그들은 모두 웃었고, 환자는 자부심에 가득 차 있었다. 매주 세션을 하던 어느 시점에 음악치료사는 자신이 환자에게 치료적 차원에서 도움이 되고 있는지 의구심을 가진 적이 있었다. 그러나 이 세션 이후로 음악치료사에게는 음악치료로 환자의 삶의 질이 높아졌다는 것이 분명해졌다. 손주들이 멀리 살고 있었기 때문에 환자는 그녀가 젊은 사람들을 가르치거나 그녀의 지식을 다음 세대에 남기지 못한다고 느꼈다. 어떻게 보면 음악치료사는 이러한 경험의 대리인 역할을 했고, 이디시어를 가르치면서 자신이 공유할만한 의미 있는 지식을 가지고 있다는 점에서 환자가 자신을 중요하게 느끼게 해 주었다.

사례 2. 환자와 그녀의 남편은 딸과 아들이 마련해준 그들의 90번째 생일 기념 합동 축하행사를 하고 있었다. 몇 달 동안 환자는 음악치료를 받고 있었는데 딸이 음악치료사에게 전화를 걸어 생일 파티에 음악을 제공해 줄 수 있는지 물었다. 음악치료사는 인턴과 함께 음악 계획을 세웠다. 인턴은 환자와 남편이 가장 좋아하는 노래 목록을 정리해 노래 가사보를 만든 뒤 환자와 남편의 사진이 담긴 표지의 노래책을 만들었다. 파티에서 노래책을 배포했고 사람들이 신청곡을 냈다. 음악치료사와 인턴은 피아노와 기타를 연주하며 노래를 이끌었다. 참석자들은 노래하고, 리듬악기를 연주하고, 웃고, 울었으며, 노래를 부르는 동안이나 노래가 끝난 후에도 추억을 나누었다. 노래책은 음악치료사와 인턴이 떠난 뒤에 파티 참석자들에게 남겨졌다. 나중에 환자의 딸이 음악치료사에게 감사전화를 했다. 그녀는 가족들이 노래책을 보고 저녁 늦게까지 노래를 불렀다고 했다. 또한 음악이 생일을 정말 특별하게 기념하도록 해줬다고 했다. 딸로부터 받은 전화와 파티에서의 반응으로 봤을 때, 축하연에서의 음악으로 환자의 삶의 질이 높아졌음은 분명했다. 환자는 그 달에 사망했다.

XXII. 돌봄 계획 욕구:
영적 의식 또는 의례에 참여하기

Hillary Linch, MSW, MM, MT-BC

준비물. 북아메리카 원주민 피리, 버팔로 가죽 드럼, 양초, 세이지, 물 컵, 바위, 깃털

절차. 영적 의식의 참여는 환자를 중심으로 하고 환자의 영성을 반영해야 하는데, 이 특별한 절차와 예시는 아메리카 인디언 전통에 따르는 그의 영성을 기반으로 한다. 음악치료사는 환자에게 인사를 하고 환자의 기분을 사정한다. 환자가 영적 의식에 참여하고 싶어 하는 것 같으면 음악치료사는 환자의 신앙 체계에 맞는 의식을 통해 환자를 이끈다. 이러한 경우 보통 호스피스 성직자의 전문지식을 활용하여 공동 세션을 제공하는 것이 도움이 된다.

사례. 환자는 암 진단을 받은 60세의 북미 원주민으로 자신의 집에서 혼자 살고 있었다. 그는 이전 음악치료 세션에 음악치료사와 영성을 공유했고, 음악치료사에게 라이브 음악을 이용한 영적 여행을 계획해달라고 요청했다. 음악치료사는 이에 동의하여 환자와 함께 영적 여행을 계획했다. 음악치료사는 세이지를 불태우고 환자가 자신의 중요한 영적 측면을 상징하는 각각의 물건으로 제단을 세우는 것을 도왔다. 음악치료사는 환자에게 버팔로 가죽 드럼을 소개하고, 드럼으로 환자가 여행을 시작하도록 했다. 환자가 드럼을 익숙하게 느낄 때 음악치료사가 북아메리카 원주민 피리를 연주하며 음악 대화에 참여했다. 그 다음으로 음악치료사는 음악과 심상을 사

용하여 보트를 타고 강을 건너 여행 하는 환자의 모습을 시각화하도록 환자를 유도했다. 강 건너에 다다르자 산길을 지나 언덕을 올랐다. 음악치료사는 환자가 날개를 펼치고 하늘을 날며 위에서 지구를 내려다보는 상상을 하도록 했다. 그리고 나서 음악치료사는 환자를 땅으로 안내하여, 나무를 지나 언덕을 내려와 보트를 타고 강을 건너 현실로 돌아왔다. 음악치료사가 다시 북아메리카 원주민 피리를 연주하며 음악에 참여함에 따라 환자는 직접 드럼을 연주하여 상상의 강을 건넜다. 음악치료사는 환자에게 눈을 뜨게 하고 그의 경험에 대한 인식에 대해 물었다. 환자는 차분하고 편안했으며 여행을 통해 많은 영적 위안을 찾았다고 했다. 그는 음악치료 세션에서 종종 이런 종류의 경험을 요청했고, 그가 반 코마 상태에 빠져들 때도 치료사는 여전히 피리를 연주하며 조심스럽게 그를 영적 심상 경험으로 유도했다.

XXIII. 돌봄 계획 욕구: 영적 지지

Russell Hilliard, PhD, LSCW, MT-BC, LCAT, CHRC, CHC
and
Sarah Kahn, MT-BC
Certified Hospice & Palliative Care Music Therapist

준비물. 음성, 반주 악기, 환자 선호 영적 음악.

절차. 일부 호스피스 환자들은 몸이 너무 좋지 않아 교회, 사원 또는 종교 단체에서 열리는 종교 모임에 참석하지 못한다. 보통 임종 과정에서는 영적인 욕구가 점점 더 중요해진다. 음악은 많은 신앙 전통의 필수적인 부분이기 때문에 음악치료사는 환자의 영적 지지를 도울 수 있는 훌륭한 재원이 될 수 있다. 음악치료사는 환자의 영적 욕구를 사정할 때 비(非)판단적 접근을 한다. 일반적으로 세션은 음악치료사가 음악 선택을 돕는 것으로 시작하며, 음악치료사는 환자가 선택한 영적인 곡들을 따라 노래를 부른다. 노래 부르는 동안 환자와 가족을 음악적 대화에 끌어 들이며, 리듬 악기들을 연주하기도 한다. 때때로 환자와 가족은 그들의 믿음 또는 믿음과 연관된 욕구에 대한 기억이나 경험을 공유하기도 한다. 다른 경우는 음악이 그들의 욕구를 충족시켜서 신앙적 음악 경험에 만족하기도 한다.

사례 1. 음악치료사는 환자의 영적지지 의뢰를 받았다. 환자는 유방암 진단을 받은 58세의 흑인 여성이었다. 그녀는 독실한 남부 침례교 신자였으며 대부분의 일생동안 교회 생활에 참여했었다. 건강이 악화되어 그녀는 집안에서만 지내고 있었다. 음악치료사가 집에 찾아와 어떤 음악을 좋아하는지 물었을 때 환자는 회의적이고 내성적으로 보였다. 환자는 "복음성가요, 근데 아마도 당신이 그건 못하죠?"라고 말했다. 비록 음악치료사는 백인이었으나 그는 이 같은 사람들과 수년 동안 일해 왔다. 이 환자 이전의 여러 환자들이 그에게 복음성가를 "제대로" 부르는 법을 가르쳐 주었었다. 환자가 그렇게 말했을 때 음악치료사는 그녀를 위해 한번 노래를 불러 봐도 될지 물었고, 그녀는 약간의 의구심과 함께 승낙했다. 음악치료사는 기타를 꺼내면서 탬버린을 환자 옆 소파에 조심스럽게 올려놓았다. 음악치료사가 "Just a Closer Walk with Thee"를 부르기 시작하자 환자는 음악치료사와 눈을 맞추고 함께 부르기 시작했다. 음악치료사는 노래를 끊임없이 "What a Friend We Have in Jesus", "Do Lord Remember Me", "I'll Fly Away", "Standin' on the Promises" 등 몇 곡을 연달아 함께 불렀다. 환자는 미소를 짓고 웃으며 함께 노래를 하면서 기운이 올라갔다. 가족들이 방에서 나와 찬송가를 함께 불렀다. 음악치료사가 노래를 계속하자 환자는 자발적으로 탬버린을 들더니, 눈을 감고 팔을 올려 탬버린을 연주하면서 "예수님 찬양"을 반복했다. 이 첫 번째 세션의 음악이 끝나자 환자는 "휴우! 여호와께서 이곳에 오셨고 그가 나를 흔드시는구나!"라고 외쳤다. 이후 세션에서 음악치료사는 덜시머로 복음성가를 연주했고, 환자에게 "Amazing Grace"를 연주하는 법을 가르쳐 주었다. 이 사례에서는 환자가 선호하는 음악을 연주하고 라이브 음악 체험을 통해 환자가 영적으로 몰두하게 함으로써 영적 지지를 제공하였다.

사례 2. J씨는 말기 신부전 진단을 받은 90세의 아내를 잃고 혼자 지내는 남성으로 생활 보조 시설의 아파트에 살고 있었다. 그는 혼자 걸을 수는 있었지만 걷는 중에는 종종 숨이 가빠지곤 했다. 이 환자는 호스피스에 입원하기 3년 전에 아내를 잃고 혼자가 되었는데 결혼한 지 64년이 되었고 8명의 자녀가 있었다. 그는 South Carolina 출신으로 젊은 시절 Michigan으로 이주하여 침례교 목사를 역임했다. 환자는 생활 보조 시설에 있는 교회 예배에 참석은 했지만 그 곳에선 그가 좋아하는 침례교 찬송가를 부르지 않았다고 했다. 그는 "The Old Rugged Cross", "What a Friend We Have in Jesus" 등 자신의 좋아하는 침례교 찬송가를 여러 곡 요청했으며, 영성과 자신의 예후에 대해 음악치료사와 논의하기도 했다. J씨는 자신의 건강이 악화되면서 신앙이 어떻게 그에게 평안을 주었는지 얘기했다. 음악치료사와 성직자는 기도와 음악을 통해 영적 지지를 더하기 위해 이따금씩 함께 방문하기도 했다. 환자가 임종기에 들어가고 가족들이 침대 곁에서 밤샘 간호를 하는 와중에 음악치료사가 방문을 했다. 음악치료사는 환자가 호스피스 서비스를 받았던 14개월 동안 요청했던 찬송가를 연주했으며, 가족들과는 삶의 회고를 했다. 호스피스 환자의 예후는 6개월이지만 그가 현재 호스피스 돌봄에 적절한지 사정하는 엄격한 적격성 절차들이 있다. 말기 예후는 정확한 과학이 아니기 때문에 어떤 환자들은 더 오래 사는 반면 다른 환자들은 더 빨리 사망한다. J씨의 가족은 찬송가로 위안을 얻었으며, 환자가 임종 과정을 받아들이고 그 보다 먼저 떠난 아내와의 재회를 기대하고 있다는 것을 알고 환자가 표현했던 것과 비슷한 평안함을 표현하였다.

XXIV. 돌봄 계획 욕구: 삶의 종결과 영적 지지

Christine Gallagher, MT-BC
Certified Hospice & Palliative Care Music Therapist

준비물. 휴대용 건반 또는 기타, 노래 가사를 적고 원곡 제작과정을 녹화할 수 있는 수단, 공CD
절차. 독창적인 노래 만들기는 환자들이 삶의 마지막 단계에서 자신의 복잡하면서도 극적인 감정을 탐색하는데 도움이 되는 매우 효과적인 방법일 수 있다. 때때로 이러한 감정들은 이 삶을 떠나 다음으로 가기 위해 준비하는 과정에 있는 그들의 영적인 믿음과 얽혀있다. 음악치료사는 노래 가사, 그 순간의 음악적 즉흥의 사용, 그리고 환자가 말한 내용으로 고유한 노래 만들기를 통해 환자가 생각을 정리하고 감정을 표현할 수 있도록 도울 수 있다. 대화 요법만을 사용하면 정신적 또는 정서적 침체의 가능성이 있으나, 가사와 음악 속에 생각이나 감정을 담는 것은 환자가 자신의 감정에 따라 부드럽게 말할 수 있도록 하는 비위협적인 환경을 제공한다. 최종 산출물은 개인의 생각, 감정, 개인적인 메시지를 가사와 음악적 요소로 표현한 노래가 될 것이다. 이러한 원곡들은 주로 녹음되어 사랑하는 사람의 영원한 유산으로 가족들에게 주어진다.

사례. Mike는 수년간 암과 싸워온 23세의 남성이다. 암은 다리에서 시작되었으나 점차 전이되어 말기암이 되었다. 그는 거의 침대 안에 갇힌 채로 아주 젊은 나이에 죽음을 맞이하게 된 현실에 순응해야 했다. 환자는 언어적 의사소통을 거의 하지 않고 정서적으로 마음을 여는데 주저하며 주로 금욕적인 태도를 보였다. 그렇기 때문에 음악을 통해 자신의 생각과 감정을 탐색하는데 도움을 주기위해 음악치료 의뢰를 받게 되었다. 그에게 희망과 위안을 준 것은 그의 기독교 신앙과 더 나은 내세에 대한 약속이었다. 음악치료사는 몇 차례의 방문을 통해 환자와 라포를 형성하기 시작했고, 그의 신앙과 그가 자주 듣던 예배 음악에 대해 함께 나누자고 했다. 4번째 음악치료 세션에서 환자는 자신의 질병이 "다른 이들에게 축복"이 되는 믿음을 소망한다는 표현을 했다. 그는 자신의 동의하에 그의 현재 삶의 경험과 하나님을 향한 믿음에 관한 아름다운 시적 표현으로 이루어진 최근에 쓴 일기를 공유했다. 음악치료사는 Mike의 표현에 대해 그가 공유해준 연약함에 대해 진심을 담아 타당화를 해주고, 그의 글들로 자신만의 찬송가를 만드는 것에 관심이 있는지 물었다. 그는 흥분하며 영감을 얻을 수 있도록 그 노래가 가족과 친구들에게도 공유되었으면 좋겠다고 했다. 음악치료사는 그의 음악/가사의 결정에 찬송가 스타일의 코드 진행과 멜로디를 입히는 즉흥연주로 예시를 들면서 환자의 작곡 경험을 이끌었다. 이 세션에서 환자의 원곡 기본이 만들어졌다. 계획상으로는 다음 세션에서 작곡을 완성하는 것이었으나, 주초에 Mike의 상태가 급격히 나빠지면서 인지를 갖고 작곡 과정에 기여할 수 없게 되었다. 이 같은 Mike의 상태 변화로 음악치료사는 그의 일기에서 나머지 글들을 사용하여 신속하게 곡을 완성했다. 그가 임종을 경험하고 있을 때 그녀는 침상 옆에서 연주를 했다. Mike는 다음 날 아침 평화롭게 임종했고, 음악치료사는 가족들에게 지지를 제공하기 위해 도착했다. 감정을 추스른 가족들이 환자를 둘러싼 뒤 음악치료사가 그의 원곡을 연주했다. 가족들을 서로 끌어안고 위로하며 울고 있었다. Mike의 형은 "우리에게 보내는 마지막 메시지 같아요. 이것을 갖게 되서 너무 감사합니다." 이 젊은 환자는 노래 만들기를 하면서 자신의 감정을 표현하고, 자신의 경험을 다른 이들에게 영감을 줄 수 있는 아름다운 것으로 만들겠다는 목적의식을 느꼈다. 또한 영적 유대감과 종결감을 경험할 수 있었다. 그리고 가족들은 사랑하는 사람의 마지막 메시지로 녹음된 노래와 인쇄된 가사를 갖게 되었다. 그의 노래의 가사는 아래와 같다. 다음의 주소에서 유튜브로 'Christine singing Mike'를 들을 수 있다: https://youtu.be/TFFCYDIvPic

주님, 저는 병들었지만 당신께서는 이미 알고 계시죠
주님 저는 아프지만 남들에게 보이지 않으려 노력해요
날이 갈수록

저는 여전히 오늘을 이겨내려고 노력해요
제가 할 수 있는 것은 기도뿐입니다

당신의 뜻이라면 저를 치유해주세요
저의 몸과 마음을 고쳐주세요
더 건강하고 새로운 힘이 있는 나날들을 허락해주세요

주님 저는 당신이 저를 치유할 수 있다고 확신합니다
당신의 완벽한 시점에
이 순간을 위해 당신의 치유를 받아들일 용기를 주시고

저의 기운이 다하고 더 이상 나아갈 수 없다고 느낄 때
당신의 힘을 저에게 부어주세요
아름다운 호수로
흐르고 또 흐르는
흐르고 또 흐르는
신선한 산천의 샘물처럼

주님, 저는 병들었지만 당신께서는 이미 알고 계시죠
주님 저는 아프지만 남들에게 보이지 않으려 노력해요
날이 갈수록
저는 여전히 오늘을 이려내려고 노력해요
하지만 주님 오늘은 당신만으로 충분합니다
네 주님 오늘은 당신만으로 충분합니다

XXV. 돌봄 계획 욕구: 자살 생각 & 삶의 회고

Patricia Chaviano-Godoy, MSW, MT-BC

Certified Hospice & *Palliative Care Music Therapist*

준비물. 회사 정책, 안전 계획에 따라 자살 위험 평가 완료, 환자가 자신이나 타인을 해칠 위험이 없는지 확인, 환자의 생물심리사회적 및 영적 필요에 대한 지속적인 재사정, 노인 특히 나이든 백인 남성들이 대상인 경우 자살 관념과 같은 위험 요인에 대한 익숙함, 환자의 민족성, 정치적, 문화적 신념 및 배경과 관련된 문화적 역량, 회복력과 강점의 탐구, 인지 재구조, 환자가 선호하는 반주 악기, 다양한 음악 장르의 준비된 레퍼토리, 삶의 회고, 반성, 긍정적인 기억 및 긍정적인 삶의 기여로 전환을 촉진하는 노래

절차. 자살 생각을 감시하는 것은 언제나 대단히 중요한 일이다. 초보 임상가에게는 이것이 불편한 주제가 될 수 있지만, 인생의 다른 것들과 마찬가지로 이야기를 하면 할수록 그 주제에 대해 편안해진다. 특정 모집단에 만연된 위험 요인을 인식하는 것도 중요하다. 예를 들어, 나이든 백인 남성들은 일반 사람들에 비해 자살할 위험이 더 높다. 다른 위험 요소로는 열악한 경제 상황, 통제력 상실, 알코올 또는 약물 사용, 과거의 자살시도 이력, 가족 내 자살 이력, 정신질환 이력 등이 있다.

사례. G씨는 84세의 히스패닉 남성으로 만성폐쇄성폐질환(COPD) 진단을 받았다. 그는 아내와 아들과 함께 히스패닉계가 많이 사는 동네의 작은 아파트에서 살았다. 초기 음악치료 세션에 G씨는 시체처럼 수척해진 얼굴에 눈은 움푹 들어간 악액질의 해골 같은 모습으로 헐렁한 옷을 입은 채 앉아

있었다. G씨는 언제나 기분이 좋지 않은 것 같았다. 그는 자주 인생에 대해 불평하며 자신의 병을 받아들이지 않는다고 했다. 그러나 음악치료사가 찾아올 때마다 얼굴이 부드러워지고, 기타 케이스를 볼 때는 눈이 밝아지곤 했다. 비록 G씨는 쿠바 출신이지만, 그는 자신이 미국 시민이라는 것을 매우 자랑스러워했다. 대부분의 방문객들은 그의 집에 찾아와 그의 과거와 그의 조국에 대해 회상하기를 원하는 것 같았다. 그러나 쿠바에 대해 이야기하다 보니 집과 가족에게서 뿌리째 뽑힌 아픈 기억이 떠올랐다. 그는 컨트리-웨스턴 음악을 듣는 것을 좋아했고, 기타를 사랑했으며, 중서부의 미국음식 레스토랑에서 조리사로 여러 해 동안 일했다.

음악치료 방문 중 한 번은 G씨가 평소와 달리 시무룩해 보였다. 그의 아내가 심부름을 하러 나갔기 때문에 음악치료사는 그녀가 없는 것을 이용해서 그가 진심으로 어떤 기분인지 은밀하게 물어보았다. 그는 자신이 인생의 실패자라고 느꼈고, 건강 때문에 병상에 누워 제한적으로 생활하고 싶지 않다고 털어 놓았다. 그는 몇 달 전에 입원하여 위독한 상태였다고 했다. 그가 목숨을 잃을까 두려웠던 그의 아내는 그가 의식을 잃은 동안 의사들에게 영양보급관을 삽입해 달라고 부탁했다. 하지만 그에게는 음식이 생명이었고, 튜브를 통해 영양을 공급받고 싶지 않았다. 그는 튜브를 통해 마시는 것이 아니라 음식을 먹음으로써 자신의 몸을 준비하고 영양을 공급하는 경험을 즐겼다. 이것을 위험신호로 본 음악치료사는 그의 감정을 더욱 깊이 조사했고, 만성적인 건강과 자주 발생하는 우울증과 관련한 그의 감정을 정상으로 되돌려 놓았다. 음악치료사는 또한 그가 자신이나 다른 사람들을 해칠 생각을 해본 적이 있는지 물었다. 그는 때때로 자신의 삶을 끝내는 것을 상상한다고 말했다. 치료사는 그가 어떻게 삶을 끝낼지에 대한 계획이 있는지 물었다. 그는 필요하다면 총을 구할 수 있다고 했다. 많은 이야기 끝에 그는 보통 이런 생각은 떨쳐 버렸고, 적극적으로 자살 생각이 있는 것은 아니며 집안에 무기는 없다고 했다. 납득이 가지 않은 치료사는 자신의 직감을 따라 상사와 팀원들에게 즉시 전화를 걸고 적절한 자살 사정 양식을 작성하는 회사의 프로토콜을 따랐으며, 다학제간 팀 회의에서 의사, 간호사, 사회복지사, 팀 매니저와 현 상황에 대해 논의했다.

추가 조사 결과, 집안 어디엔가 총이 있었긴 했으나 그의 아내는 그가 뭔가를 시도할까봐 이미 그것을 제거해 버렸다. 여러 다학제간 팀원들도 각자 자살 위험 사정을 마쳤으며 임박한 위협은 없는 것으로 판명되었다. 그는 화가 나 있었고, 자신의 독립성과 자신을 돌볼 수 있는 능력을 잃은 것에 대해 상심하고 있었던 것이다. 그때부터는 그의 삶에서 의미를 찾고 그가 어떻게 그의 가족을 위해 변화를 만들었는지를 중심으로 세션이 진행되었다. 그에게 집은 어떤 의미이며, 그가 집이라고 불렀던 장소와 그의 삶에 있었던 중요한 사건들이 어떤 긍정적인 기억들과 연관되어 있는지를 회상하기 위해 "Country Roads"와 같이 그가 가장 좋아하는 노래에 대한 노래 분석과 노래 만들기가 사용되었다. G씨가 몇 달 후 가족과 더 가까이 지내기 위해 다른 마을로 이사를 갔기 때문에 치료사는 그와 오랫동안 함께 하지는 못했다. 그러나 함께 보낸 시간은 의미가 있었고, G씨가 삶의 마지막을 향하면서 도움을 구하는 행동과, 자기용서와 타인에 대한 수용을 위해 노력하는 것과 같은 긍정적 대처 기술을 얻을 수 있도록 해주었다.

모든 팀원들이 자살 위험의 경고 신호를 인식하고 철저한 사정을 완료하도록 훈련 받는 것은 필수적이다. 팀이 환자의 안전을 보장하고 지속적인 안전 계획을 수립하기 위해서는 방법, 방법에 대한 접근성, 방법의 타당성, 기간과 같은 계획의 요소들이 필요하다. 팀은 즉각적인 위험을 사정하는 것을 넘어 자살 생각을 야기하는 근본적인 고통을 다루어야 한다. 통증, 호흡기 질환, 메스꺼움 등의 신체적 증상이 잘 조절된다면 고통을 치료할 기회는 심리사회-영적 영역 내에 있다. 유산 작업은 환자들에게 자신의 삶이 어떤 목적과 의미를 가지고 있는지, 그리고 이 삶의 단계가 어떤 목적과 의미를 계속해서 가져갈지를 발견하는 데 도움을 주기 때문에 자살 생각을 치료하는 데 이상적인 중재이다.

XXVI. 돌봄 계획 욕구: 예견된 슬픔

Elisa Clark, MS, MT-BC
and
Ryan Seals, MT-BC
and
Taryn Thomas, MA, MT-BC
Certified Hospice & Palliative Care Music Therapist

준비물. 악기 및/또는 음성, 미리 선곡해 놓은 가족/환자가 선호하는 라이브 음악 최소 10곡.

절차. 환자와 가족 구성원 모두는 인생의 마지막에 슬픔을 표현하고 처리하는 다양한 방법을 가지고 있다. 어떤 환자와 가족들은 그들의 감정과 슬픔을 공개적으로 처리할 수 있는 반면, 다른 환자/가족들은 말을 아끼고 더 많은 공간과 시간을 필요로 할 수 있다. 환자가 예견된 슬픔을 경험하고 음악을 선택할 수 있는 능력이 있다면 음악치료사는 그렇게 하도록 격려한다. 환자가 반응이 없지만 가족이 함께 있는 경우, 치료사는 가족이 환자에게 중요하다고 기억하는 음악에 기초하여 세션을 시작할 것을 제안한다. 이는 자신들의 느낌을 탐구하고 그들 각각의 관계를 기념할 수 있다는 점에서 환자와 가족 모두에게 의미가 있다.

환자 및/또는 가족 구성원과 함께 미리 선택한 노래 또는 노래 아이디어를 설정해두면 친근함, 편안함 그리고 노래 만들기나 가사 바꾸기와 같은 다양한 중재의 기회를 높일 수 있다. 노래 만들기와 가사 바꾸기는 환자와 가족이 슬픔을 함께 나누고 안전한 음악적 발산 수단 내에서 표현하는데 사용될 수 있다. 이러한 중재는 환자와 가족 구성원 사이의 감정 표현과 갈등 해결을 위한 기회를 허용함으로써 예견된 슬픔을 해결하는 데 도움이 될 수 있다. 음악치료사는 모든 아이디어가 환영받는 안전한 환경이라는 것을 환자와 참석한 가족들에게 설명해야 한다. 노래 만들기와 가사 바꾸기 중재에서 음악치료사는 R&B, 재즈, 라틴, 록, 그리고 컨트리를 포함한 다양한 장르에 맞춰 노래를 각색할 수 있어야 한다. 임상에서는 슬픔을 처리하고 중재에 참여하는 가족 구성원들과 환자가 같은 장르의 음악으로 연결되지 않을 수도 있다. 다른 음악 장르의 다양한 주법 패턴을 통합할 수 있다면 환자와 가족 구성원들의 아이디어가 인정받은 것으로 느끼게 해줄 뿐만 아니라, 음악치료사가 환자/가족 참여 및 그룹 화합의 기회를 넓히는데 도움이 될 수 있다. 음악치료사는 "이 3가지 중에 어떤 연주법이 더 좋으세요?", "이 절은 어떤 멜로디로 하고 싶으세요? 코러스는 어떠세요?", "이건 어떤 템포가 좋을까요?"와 같이 가족들에게 다양한 음악적 선택권을 주며 연주를 해야 한다. 일단 노래 만들기와 가사 바꾸기 중재가 완료되면 음악치료사는 환자가 떠난 이후에 남길 유산과 함께 기억이 될 수 있도록 사전 동의하에 노래를 녹음하여 가족들에게 나눠줄 수 있다.

사례 1. 환자는 췌장암 진단을 받은 96세의 여성이었다. 음악치료 의뢰를 한 호스피스 간호사는 환자의 임종이 진행 중이고, 가족들은 예견된 슬픔으로 힘들어하고 있다고 보고했다. 호스피스 간호사는 음악치료가 가족의 고통을 덜어주길 바란다고 말했다. 음악치료사가 환자의 집에 도착했을 때 환자의 딸 세 명이 맞이했다. 음악치료사를 환자의 침실로 이끈 딸들은 걱정스럽고 심란해 보였다. 환자는 반응이 없었지만 편안해 보였다. 음악치료사는 가족들에게 그들의 삶에서 음악의 역할을 설명해줄 것을 요청했다. 한 딸은 가족들이 교회에 가는 것이 가족 화합에 중요한 요소라고 설명했다. 그녀와 그녀의 어머니는 교회 성가대의 일원이었다. 음악치료사는 그 환자의 딸이 어머니가 가장 좋아하는 찬송가를 몇 곡 부르도록 반주를 했다. 또 다른 딸은 Broadway 쇼에 가족 여행을 다녀온 것을 회상하며 어머니가 가장 사랑했던 공연 중에서 선곡을 요청했다. 환자의 가족들은 어머니의 머리카락을 쓰다듬고 손을 잡으면서 노래를 따라 부르고, 눈물을 흘리며 이야기를 나누었다. 세션이 끝나자 각 가족들은 어머니와의 화목과 유대감을 표현했다.

사례 2. "아프리카인들이 자신들의 의지에 반하여 미국에서 노예가 되었을 때, 그들은 노래를 포함해 풍부한 질감의 유산을 가지고 왔다…"(Jones, 1993, p.1). 노예제도는 폐지되었지만 아프리카계 미국인들은 여전히 자유를 위해 투쟁하고 있다는 것을 알았다. 그들은 계속해서 부당한 대우를 받으며 미국 시민으로서의 동등한 권리를 부정당하고 있기 때문이다. 1950년대 중반 시작된 민권 운동은 아프리카계 미국인들의 변혁 과정에서 큰 역할을 했다. 시민 평등권 운동의 많은 노래들은 이전에 쓰인 영적 노래들과 복음성가들을 각색한 것이었다. 교회에서 회의가 열리면서 노래들은 신에 대한 믿음을 강화해주었고 운동에 대한 통합의 원천이 되었다(Sanger, 1995). 이 노래들은 민권 운동의 일부였던 사람들의 생명줄이자 그들 자신을 위한 온전한 삶을 창조하는 힘의 원천이 되었다. 민권 운동의 노래가 복음의 음악과 메시지의 영향을 받았듯이, 이 음악은 말기 질병에 직면해 있는 사람들에게 편안함과 힘, 그리고 내면의 평화의 원천으로 확장될 수 있다. 복음 음악이 자신의 어린 시절과 문화적 배경의 일부였던 연관성을 가진 환자들에게는 자기권한, 자기정의, 자기표현을 제공하기 위해 음악치료에 복음 음악을 사용할 수 있다. 치료사와 의뢰인의 관계에서 음악은 안전하며 정서적, 영적, 신체적 행복을 위한 지침으로 의지할 수 있는 것을 나타낸다.

이 환자는 96세의 아프리카계 미국인 여성으로 신장질환 말기 진단을 받았다. 그녀의 가족은 외국에서 살았다. 그녀에게는 몇 년 동안 함께 해온 입주 간병인이 있었다. 우리가 처음 만났을 때 환자는 그녀가 모든 종류의 음악을 좋아하지만 특히 복음 음악을 좋아한다고 말했다. 그녀는 자신이 죽어가고 있다는 것을 어떻게 알았는지 말해 주었고, 내가 그녀의 장례식을 위한 음악 계획을 세우는 것을 도와주기를 원한다고 했다. "슬픈 음악은 싫어요. 나는 주님과 함께 있을 거니까요!" 음악치료사는 키보드로 간단한 화음을 연주하며 라이브 음악을 시작했고, 환자는 그녀의 삶과 가족을 얼마나 사랑하는지에 대해 계속 이야기했다. 음악치료사는 연주를 계속했고 그녀가 부를 노래를 고를 수 있도록 찬송가집을 제공했다. 첫 번째 선곡은 "Leaning on the Everlasting Arms"이다. 노래가 끝나고 나서 그녀는 자신이 처한 상황 속에서도 주께서 그녀를 보살펴 주실 것이기 때문에 모든 것이 다 잘될 것을 알았다고 이야기하기 시작했다. 음악치료사는 반복된 I-IV 코드 패턴을 연주하기 시작했다. 이 패턴은 환자가 그 공간을 감정과 느낌을 표현하는 단어들로 채울 수 있는 환경을 제공하며, 그녀가 원한다면 다른 노래로 이끌어갈 수 있게 해 주었다. 세션은 두 사람이 함께 다른 찬송가를 부르면서 마무리 되었다.

그 후 몇 주 동안, 그 환자는 그녀의 즐겨 찾는 복음성가 책에 추가하고 싶은 또 다른 노래가 있었다. 그녀는 이것을 가족에게 영원한 기억으로 남기고 싶었다. 매번 방문할 때마다 우리는 그녀가 일주일 동안 선택한 노래를 부르고, 그 노래에 담긴 메시지에 대해 이야기하곤 했다. 그녀는 자신의 "Home Going Celebration"을 준비하고 싶었다. 이 노래들은 영적 희망, 격려와 더 나은 사후의 삶의 희망에 대한 노래를 나타내는 것이었다. 병세가 바뀌기 전의 마지막 방문 중 한번은 환자가 자신의 장례식에 무엇을 원하는지 구체적으로 표현했다. 그녀는 나에게 오르간을 연주해 달라며 다음과 같이 요청하였다. "사람들이 나를 들여올 때 Hold To God's Unchanging Hand를 연주해 주세요. 그들에게 좋은 메시지가 될 거에요.", "사람들이 나를 내 보낼 때에는, 나는 예수님과 함께 날아갈 테니까 I'll Fly Away를 연주해 주세요." 그녀는 웃으면서 포옹을 하자고 손짓했다. 이후 몇 번의 방문 동안 환자는 점점 쇠약해져 갔고, 음악치료사가 키보드를 연주하고 그녀의 머리맡에서 그녀가 좋아하는 노래를 부르는 것을 듣고만 싶어 했다. 그녀가 임종기에 있던 마지막 방문에서 음악치료사는 그녀의 모든 노래를 메들리의 형태로 연주해서 음악이 계속되도록 했고, 밝은 템포를 유지하면서 노래 전체보다는 각 노래의 가장 친숙한 구절만을 부르기도 했다. 그 환자는 방문이 끝난 지 두 시간도 채 안 되어 세상을 떠났다. 음악치료사는 "The Home Going Service"에 참석하여 연주했으며 가족들에게 이노래책의 사본을 제공했다. 복음 음악은 이 환자가 자신의 슬픔을 처리하고 가족에게 유형의 기억을 남겨주고 떠날 수 있는 기회를 제공했다.

사례 3. J씨는 폐암 진단을 받은 74세의 여성이었다. J씨는 가까운 친구인 Bob이 있었는데, Bob은 정기적으로 그녀가 살고 있는 보호주거시설로 그녀를 방문했다. J씨와 Bob이 참석한 음악치료 시간에, 음악치료사는 J씨의 선호에 따라 클래식 록 노래들로 구성된 라이브 상호작용 음악을 진행했다. 그녀는 장례 일정표를 작성하고 있었으며, Bob이 그녀의 장례식에서 Helen Lowrie Marshall의 시 "Afterglow"를 읽었으면 좋겠다고 말했다.

음악치료 세션이 종료된 직후 Bob은 음악치료사에게 음악치료 세션이 좋았으며 J씨에 대한 예견된 상실감으로 인해 감정적으로 어려움을 겪었다고 했다. 음악치료사는 Helen Lowrie Marshall의 시 "Afterglow"를 J씨와 그녀의 가족을 위한 노래로 바꿀 아이디어를 제안했다. Bob은 이 아이디어를 J씨와 나누었는데, J씨는 이것을 그녀의 장례식에서 하고 싶어 한다고 했다. 이후 세 번의 음악치료 세션 동안 음악치료사는 J씨와 Bob이 화음, 멜로디, 그리고 반주의 주법을 선택하는 노래 만들기 중재를 했다. 음악치료사는 "패턴 A 주법이 좋으세요, 아니면 패턴 B 주법이 더 좋으세요?", "시/노래의 템포는 어떻게 무엇으로 할까요?", "이건 어떤 스타일로 할래요?"와 같이 결정을 유도하는 질문을 하고 시연함으로써 자율성을 가질 수 있는 기회를 제공했다. 음악치료사는 재즈 장르와 소프트 록/스트레이트 핑거 패턴에서 스트레이트와 스윙 느낌으로 구성된 다양한 리듬 주법을 선보였다. J씨와 Bob은 반주로 스트레이트 핑거 피킹을 선택했다. 중재가 완료되고 Bob이 만들어진 멜로디에 익숙해진 후에, 음악치료사는 J씨와 Bob의 동의를 얻어 이 곡을 녹음했다. J씨는 녹음에서 소프트 핑거 피킹기타 반주의 배경음악에 맞춰 아이들에게 개인적인 감사의 말을 할 수 있었다. Bob은 그 시의 작곡된 멜로디를 두 번 불렀다. J씨가 죽기 전 마지막음악치료 시간에 Bob은 J씨의 두 딸과 함께 참석했고, 그는 이 곡을 최소한의 반응만 하는 J씨에게 불렀다. 세션이 진행되는 동안 Bob은 "이것은 J씨를 향한 내 사랑이 얼마나 컸는지 표현하는데 정말 도움이 되었습니다."라고 말했다. Bob은 이날 오후 J씨의 장례식에서 이 노래를 불렀고 장례식에 참석한 가족들에게 CD로 사본을 줄 수 있었다.

XXVII. 돌봄 계획 욕구:
가족 연결; 아이들의 사별 전 지지

Brittany Tachkov, MT-BC

준비물. 반주 악기, 음성, 연령에 맞는 타악기 2개 이상, 오르프 악기, 부모님과 가족이 선호하는 음악 선곡과 가사지, 아이들의 사별 자원

절차. 사별 교육과 함께 음악치료 중재는 죽기 전의 필요를 해결함과 동시에 모든 연령대의 가족 구성원들에게 연결감을 지지할 수 있다. 발달에 적절한 언어와 자료들이 앞으로 있을 사별 지지를 위한 토대를 제공한다면, 음악은 아이들이 환자의 침대 옆에서 접근하기 쉬운 안전한 방법으로 참

여하는데 특히 도움이 된다. 우선 치료사는 가족 내에서의 믿음과 현재 사용되는 언어에 대한 이해를 얻기 위해 나이든 세대의 가족들과 죽음/임종에 대해 논의한다. 그런 다음 음악치료사는 부모의 허락을 받아 집안의 어린 아이들과 관계를 맺을 수 있다. 아이들에게 어린이 노래를 부르거나 오르프나 타악기로 자유롭게 연주를 하는 등, 창의적인 활동에 보조를 요청하는 것이 도움이 될 수 있다. 환자의 내음성이 높은 경우 이러한 첫 번째 상호작용을 침상 옆에서 할 수 있다. 그렇지 않으면 "공연" 또는 단체 음악 만들기 경험을 침대 곁으로 이동해서 하기 전에 놀이방이나 대체 공간에서 시작한다. 전환 기간 동안이나 음악 기반 중재 사이에 아이들의 이해와 필요를 사정하기 위해, 가족의 문화와 신념을 모델로 한 연령에 맞는 언어 상담과 명확한 언어를 사용한다. 언어적으로나 즉흥적으로 감정 표현을 할 수 있는 공간을 허용한다("슬픈 소리는 어떻게 들릴까요?"). 일단 침상 옆에서는 손을 잡고, 환자와 직접 대화하고, 창의적인 표현을 기반으로 하는 환자의 선호도에 따라 환자를 마주보는 등, 환자와 상호작용하는 행동을 모델링한다. 모든 가족 구성원들에게 그룹 음악 만들기, 환자의 상태 변화에 대한 공개 토의, 그리고 삶의 회고에 참여하도록 격려한다. 방문 후 아이들의 부모와 함께 시간을 갖고 아이들의 사별에 대한 추가적인 교육과 자료를 제공한다.

사례. 알츠하이머에 걸린 94세의 페르시아 여성 T부인은 주로 자기 방의 침대에 누워 있었다. 음악치료사의 첫 방문에서 T부인은 언어적 반응은 낮았지만 다양한 청각적 자극에 대한 내성을 보였으며, 음악치료 중재에 눈 마주침, 미소, 그리고 한 단어의 반응으로 응답하곤 했다. 그녀의 딸은 자신의 4살짜리 쌍둥이 손주(환자의 증손주)들에 대해 이야기를 나누었는데, 이

전에 가족의 죽음을 경험했고 환자의 방에서 시간을 보내려 하지 않는다고 했다. 그녀는 또한 T부인이 천국에 갈 것이라는 믿음과 문화 속에서 위안을 찾았다고 했다. 그날 늦게 음악치료사가 증손주들을 만났을 때, 그녀는 상담과 중재에 대해 부모의 승인을 받기 위해 먼저 그들의 어머니와 간단히 얘기했다. 그들의 어머니도 침상에서의 세션에 참여하도록 초대받았다. 침실 공간이 좁기 때문에 침대 머리맡에는 4살짜리 아이들과 환자의 딸만 앉아 있었다. 음악치료사는 이 어린 아이들을 즉흥 연주에 참여시키는 것으로 시작했다. 4살배기들은 처음에는 수줍어하는 듯 보였지만 바닥에 놓인 메탈로폰에 흥미를 느꼈다. 그들은 "어떤 소리가 나는지 알아낼 수 있게 도와줘"라고 요청하자 그 채를 잡았다. 진행이 되어감에 따라 4살배기들은 침대 머리맡으로 가까이 다가와서 할머니와 함께 동요를 부르며 T여사의 손을 잡았다. 아이들은 시끄러워졌지만 음악치료사의 신호에 따라 템포의 변화가 역동적으로 이루어졌다. 4살배기들은 환자가 더 조용한 공간으로 되돌아갈 수 있도록 조용한 셰이커 악기로 환자가 선호하는 음악을 지원했다. 아이들은 노래 사이에, 그리고 악기를 바꿀 때 환자에 상실에 대한 이야기에 참여했다. 음악치료사는 그들에게 상실에 대해 공개적으로 이야기해주고 T여사에 대해 질문하도록 격려했다. 음악치료사는 방문 후 아이들의 어머니와 대화를 나누었고, 구체적인 언어를 사용하여 T여사의 상태에 대해 개방적이면서 연세에 적절하게 이야기를 나누도록 강화했다. 아이들의 어머니는 감사를 표했고 음악치료사의 사별 전 권고에 함께 하기로 했다. 아이들의 어머니는 추가적인 자료를 요청했고 나중에 그녀에게 이메일로 전달됐다.

XXVIII. 돌봄 계획 욕구: 예견된 슬픔

Jillian Argue, MMT, MT-BC
Certified Hospice & Palliative Care Music Therapist

준비물. 음성, 기타 계열의 어쿠스틱 악기

절차. 환자들이 입원실에서 임종기에 있을 때 그들의 가족은 특히 취약한 상태에 있을 수 있다. 가족들은 현재 환자의 증상이 얼마나 잘 관리되고 있는지에 상관없이 예견된 슬픔의 전형적인 징후와 예측 불가능한 임종 시기에 관련된 불안을 겪을 것이다. 그리고 환자의 편안함 수준에 대한 우려 및 지원 방법에 대한 불확실성과 관련된 불안을 경험할 수도 있다. 일부 사람들에게는 입원 환경의 이질성과, 심지어 물리적인 디자인조차도 휴식에 걸림돌이 될 수 있다. 갑작스럽고 충격적인 사건을 포함하여 환자와 가족이 입원 환경에 이르게 된 과정에 따른 불안감은 환자의 죽음에 대한 경험에 극적으로 영향을 미칠 수 있다. 불안감이 높은 상황에서 가족 구성원들은 환자에 대한 돌봄 제공이나 종결 등과 관련된 중요한 일에 관여할 가능성이 낮다. 긴장감은 기존의 가족 갈등을 악화시킬 수도 있고, 이전에 존재하지 않았던 곳에서 갈등이 나타나게 할 수도 있다.

즉흥은 죽음이 임박했을 때 불안감의 해소에 특히 효과적인 중재가 될 수 있다. 그 순간에 만들어진 음악은 확립된 연상의 잠재적인 문제들을 피함으로써 사전 작곡된 음악으로는 이룰 수 없는 것을 성취할 수 있다. 그뿐만 아니라 즉흥은 드러나면서 펼쳐지는 욕구에 따라 음악을 맞춤화할 수 있는 치료사의 입장에서 훨씬 더 많은 구성의 재량권을 허용한다.

동질성의 원리를 따르는 치료사에게 있어서 환자 보다 적절한 중재적 음악의 원점은 없다. 치료사는 환자 호흡의 템포를 기타나 목소리(허밍 또는 중성 모음 소리)와 일치시키는 중재로 시작하여, 무관하고 침습적인 것이 아니라 공감하고 지지가 되는 환경을 구축한다. 이제 여러 가지 불안의 근원들이 다뤄질 수 있다. 부드러운 음색과 섬세한 역동 수준은 환자의 호흡 계수에 따라 시간을 두고 내려가는 멜로디와 결합하여 환자와 가족 모두의 휴식을 용이하게 하는 경우가 많다. 화음의 긴장이 풀리면 신체적, 정서적 긴장을 이완시킬 수 있다. 단순한 화음 구조를 반복하면 고정적인 환경이 제공될 수 있다. 화음구조를 점진적으로 확장하면 시간의 경험을 변화시킬 수 있으며, 이 두 가지 모두 환자가 쇠퇴하는 단계에서 종종 부족해지는 예측가능성과 시간의 경과를 가족이 모두 경험할 수 있는 틀을 제공한다. 그 결과로 생기는 불안감 감소는 갈등을 완화시키거나 예방할 수 있고, 지금 이 순간으로 관심을 전환할 수 있다. 또한 다루어지지 못하고 있는 그들 자신의 감정을 경험할 수 있을 뿐만 아니라, 죽어가는 사랑하는 사람과 더 많이 함께할 수 있게 해준다. 즉흥은 필요한 만큼 길게 펼쳐질 수 있고, 환자와 가족들의 전개된 경험과 맞물려 필요한 어떤 방식으로든 변화할 수도 있으며, 필요에 따라 언어적 중재나 프롬프트로 엮을 수도 있다.

사례. 환자는 호스피스 입원 병동에서 느리지만 일관된 호흡을 하며 임종기에 든 노인 여성이었다. 병실에는 그녀의 성인 자녀들을 포함해 여러 명의 가족들이 참석했다. 음악치료는 가족의 높은 불안감 때문에 의뢰되었는데, 이것은 가족에게 심각한 고통을 주었다. 그뿐만 아니라 환자와 함께 있는 마지막 순간 동안 환자에게 도움을 주거나 온전히 함께 있을 수 있도록 하는데 방해가 됐다.

가족들이 침대 발치 너머에서 긴장으로 가득 찬 방 뒤쪽을 향해 옹기종기 모여 있는 동안 음악치료사는 환자의 어깨 옆에 앉아 있었다. 사회복지사는 그들과 함께 서서 지지해주고 있었다. 치료사는 환자가 숨을 내쉴 때 기타를 아래쪽으로 튕기며 조용한 역동 수준에서 부드러운 음색(피크 대신 엄지손가락을 사용)으로 주요 화음을 연주했다. 템포, 박자감, 그리고 키와 으뜸음 역할을 하는 초기 화음이 정해진 후, 버금딸림음이 시작되었고 두 화음 사이의 시간적 균형이 잡힌 하모니 리듬이 연주되었다. 치료사는 차츰 목소리를 내기 시작하여 화음에 맞춰 허밍을 했다. 그 다음에 비화음 톤의 업비트인 첫 번째 음에서 음높이가 낮고 다운비트로 떨어지는 화음 톤의 두 번째 음으로 레가토 전환이 되면서 두 음의 보컬 모티브가 통합되었다. 업비트는 환자의 들숨과 일치되었고, 따라서 멜로디, 리듬, 하모니 리듬, 템포가 그녀와 동기화되었다. 이러한 동기성을 통해 전달된 지지, 음악의 반복성과 예측가능성, 다운비트 모티브의 기초적 특성, 비화음 톤에서 화음 톤으로 협화음 하는 과정에서의 긴장의 해제, 기타의 온화함, 보컬의 음색, 역동성 등이 모두 가족의 이완에 기여했을 가능성이 높다. 환자가 지지를 받는 것을 목격하면서 가족들은 무력감이 줄어들었고 그들의 불안도 더 많이 해소되었다. 사회복지사의 부드러운 인도에 따라 가족들은 그 후 점차 환자 곁으로 다가갔다. 이제 그들의 관심이 두려움에서 사랑하는 사람으로 옮겨지면서, 그들은 그녀의 손을 잡고, 위로의 말을 표현하고, 관계 종결에 도움이 되는 메시지를 전달할 기회를 가졌다. 가족들이 이같이 중요한 단계를 밟고 더 이상 지원이 필요하지 않은 시점이 되었을 때 즉흥 연주가 마무리 되었다.

XXIX. 돌봄 계획 욕구: 말기 종결에서의 자율성

Leeann McMorrow, MT-BC
Certified Hospice & Palliative Care Music Therapist
and
Anna Evans, LPMT, MT-BC
Certified Hospice & Palliative Care Music Therapist

준비물. 키보드(또는 다른 반주 악기)와 환자가 선호하는 가사보

절차. 환자와 가족에게 자율성을 부여하는 것은 흔히 말기 상황에서 권한을 실어주는 경험이다. 노래 선곡은 가족 구성원들이 사랑하는 사람과 작별할 수 있는 안전한 공간을 주는 노래를 선택할 수 있게 해준다. 음악치료사들은 가족들이 환자를 위해 연주하는 데 의미가 있는 노래를 선택할 수 있도록 보조 역할을 할 수 있다. 노래 선곡은 가족들로 하여금 감정에 맞는 음악을 선택하거나, 스스로는 적절한 단어를 찾지 못할 수 있는 메시지를 전달할 수 있게 한다.

사례 1. Ann은 말기 암에 걸린 60대 초반의 여성으로 요양원에서 살고 있었다. 그녀는 삶의 마지막에 있었고, 남편은 양로원에 있는 그녀를 매일 방문하여 그녀의 침대 옆에 앉았다. Ann의 남편은 기타리스트였고 음악치료에 매우 관심이 있다고 호스피스 팀에게 말했다. 음악치료사가 키보드를 들고 도착했을 때, 남편은 자신이 기타를 갖고 있다는 것을 보여주었지만, 기타는 방 한구석의 케이스에 안에 들어있는 상태였다. 그는 기타를 꺼내들고는 음악치료사에게 Passenger의 "Let Her Go"를 함께 연주할 수 있는지

물었다. 음악치료사가 배경음으로 코드를 연주하자 Ann의 남편은 아내에게 그녀가 떠나는 것을 안심하고 허락할 수 있음을 알리는 노래로 'Let Her Go'를 부르기 시작했다. 그는 음악치료사에게 노래를 몇 번 연주해달라고 부탁하고 그 의미를 음악치료사와 상의했다. 음악치료사가 함께한 지지는 남편이 음악적 기술을 사용하여 현 상황에 대한 통제력을 얻고, 아내의 죽음을 받아들이며, 작별을 고하는 것을 노래를 통해 언어적으로 표현할 수 있도록 해주었다.

사례 2. 이 환자는 개인 요양원에서 자신의 방에 격리된 88세의 사지마비 여성이었다. 그녀는 인지 상태가 양호하고 신체적 돌봄도 잘 받고 있었지만, 사지 마비로 인해 바깥출입을 하지 못했으며 모든 일상생활 동작에 도움이 필요했다. 그녀는 신앙심이 깊은 여자였고 텔레비전에서 기독교 프로그램을 듣는 것을 즐겼다. 우리의 음악치료 세션에서 그녀는 보통 가장 오래되고 가장 전통적인 침례교 찬송가였던 노래를 선택 했다. 그녀는 삶의 질이 좋지 않아 자주 우울증 증세를 보이며 하나님이 왜 아직 자기를 데려가지 않았는지 의문을 품었다. 그녀는 노래 요청을 하고 음악치료사의 노래 제안을 거절하는 것을 즐겼는데, 그것은 그녀가 삶에서 심각하게 부족했던 통제감을 경험하기 위해서였다. 그 이후 몇 세션에 걸쳐 음악치료사는 그녀가 가장 좋아하는 교회 찬송가의 목록을 엮어서 그녀의 개인 찬송가집을 만들 것을 제안했다. 악보를 스크랩북 종이에 씌우고 스프링 제본으로 묶어서 그녀가 죽기 직전에 가족들에게 주었다. 가족들은 그녀의 찬송가집에 나오는 모든 노래를 부르면서 훌륭한 시간을 보냈다. 환자는 음악치료사가 그녀를 알고 있던 그 해 어느 때보다 더 활기차고 행복했으며, 그녀의 가족은 그녀가 신앙을 통해 남긴 유산의 징표를 받았다.

XXX. 돌봄 계획 욕구: 말기 종결

Michael Richardson, MT-BC

and

Dorian Campbell, MS, MT-BC

Certified Hospice & Palliative Care Music Therapist

준비물. 음성 녹음기, 스탠드, 반주 악기와 5곡 이상의 환자 선호 음악 모음과 출력된 가사지.

절차. 호스피스 음악치료의 가장 중요한 부분 중 하나는 유산이다. 말기 질환을 앓고 있는 많은 환자들은 사랑하는 사람들에게 기억에 남을 만한 것을 남기고 싶어 한다. 죽음에 이르는 과정 동안 환자들은 삶의 특정 부분을 기억하고 그러한 기억들을 탐구하는 상황에 직면한다. 종결은 환자들과 그들의 가족들에게 매우 중요하다. 또한 남겨둘 무언가를 만드는 것은 환자와 가족들이 예견된 슬픔에 대처하는데 도움을 줄 수 있다. 음악치료사의 역할은 환자의 바람에 따른 유산 프로젝트를 원활하게 하는 것이다. 음악치료사가 유산 프로젝트를 구현하는 가장 일반적인 방법은 환자가 좋아하는 노래로 CD나 비디오를 만드는 것이다. 유산은 여러 가지 면에서 개인이 원하는 대로 할 수 있으며 예술적 활동, 시, 노래 만들기, 사진 및 공예도 포함될 수 있다. 일반적으로 그 과정은 환자가 종결에 대한 바람을 표현하고, 삶에서의 자신의 업적을 인지하고, 사랑하는 사람들에게 무언가를 남길 때 시작된다. 그 다음에 음악치료사는 환자의 필요에 맞춘 유산 프로젝트를 진행한다. 음악치료사는 환자가 녹음할 노래 한 곡 혹은 여러 곡을 선택하는 것을 도울 수 있다. 환자는 혼자서 또는 음악치료사와 함께 노래를 부르거나, 노래에 가사를 쓰고 음악치료사가 노래를 불러주는 것을 바랄수도 있다. 이는 환자와 그 가족이 소중한 추억을 공유하고 이 작업에 함께할 수 있는 기회다. 대부분 완성된 결과물은 환자가 죽기 전에 사랑하는 사람에게 선물된다. 이것은 환자에게 의미/목적의식을 주고, 가족에는 임박한 상실에 대처하도록 도움을 준다. 나중에 이 작품은 유산 상자, 예술품, 사진 등과 함께 의미 있는 방법으로 전시될 수 있다. 환자와 함께 유산 녹음을 만드는 과정도 환자에게 목적의식을 줄 수 있고, 이 과제를 완료할 때 만족감을 줄 수 있다.

사례 1. 환자 Annie는 파킨슨병 진단을 받은 80세 여성이었다. 음악치료사는 전문요양시설의 기억 치료 병동에 있는 그녀의 방을 방문했다. Annie는 음성은 매우 약했으나 음악치료 사정 동안 계속해서 눈을 마주치고 때로는 선호하는 노래에 대해서는 단어들을 속삭이기도 했다. Annie는 음악치료사에게 딸이 다음 방문에 참석하기를 원한다는 의사를 표했고, 음악치료사는 그녀의 딸에게 연락하여 이 요청을 전달했다. 만남은 기쁨으로 이루어졌다.

다음 음악치료 방문에서 음악치료사는 유산 녹음에 대한 환자와 딸의 관심 정도를 파악하기 위해 관련 대화를 시작하고 그 과정의 개요를 설명했다. 환자와 딸 모두 이 프로젝트를 추진하는 데 관심이 있었고 일생 동안 함께 공유해온 수많은 의미 있는 노래들의 목록을 음악치료사에게 제공했다. 이어지는 다음 각 세션에서 음악치료사는 녹음 과정을 시작하기 전에 환자와 딸이 모두 연습할 수 있는 기회를 주기 위해 오프닝 곡을 제공했다. 그리고 나서 음악치료사는 환자와 딸이 모두 준비가 되었다고 말할 때 녹음을 시작하곤 했다. 매번 녹음하기 전에 음악치료사는 환자/딸이 노래와 어떤 추억이 연관되어 있는지를 공유하도록 유도하곤 했는데, 그들이 회상하는 동안 종종 미소와 웃음을 이끌어내곤 했다.

딸은 음악치료 방문 때마다 계속 참석했고, 그 덕분에 환자와 딸 모두 의미 있는 노래와 관련된 회상을 계속할 수 있었다. 그뿐만 아니라 딸이 소중히 간직하게 될 새로운 추억을 만들 수 있는 기회가 되었다. 유산 녹음 과정 내내 음악치료사는 환자의 목소리 힘이 매우 점진적인 속도로 향상되기 시작했다는 것을 관찰했다. 이 같은 음성의 증가는 환자에게 딸과 효과적으로 의사소통할 수 있는 능력을 제공하고, 딸아이의 어린 시절부터 기억나는 이야기를 나눌 수 있을 뿐만 아니라, 그녀의 삶의 종결에 중요한 말들을 할 수 있게 해주었다. 유산 녹음 프로젝트는 환자의 삶의 질 향상에 도움을 주었고, 또한 삶의 마지막에 종결을 할 수 있도록 그녀의 딸과 삶의 회고와 회상을 할 수 있는 공간을 주었다.

사례 2. R씨는 77세의 백인 남성으로 기혼이며 두 명의 자녀가 있었다. R씨는 침례교회에서 매우 영적이고 활동적이었다. 음악치료사를 만난 R씨는 가족을 위해 뭔가 의미 있는 것을 남기고 싶다는 바람을 나타냈다. 음악치료사는 유산 프로젝트를 제안하고 다양한 옵션을 설명했으며, R씨는 이 프로젝트를 위해 자신이 가장 좋아하고 가장 의미 있는 노래를 선택하기를 원한다고 말했다. R씨는 다음과 같은 노래들을 선정했다: "Blessed Assurance", "God On the Mountain", "The Old Rugged Cross", "Because He Lives". R씨는 녹음에서 음악치료사에게 함께 노래를 불러달라고 요청했다. 음악치료사는 환자를 위해 녹음을 해주었다. R씨는 음악치료사와 함께 CD를 완성했다는 기쁨을 표현하며, 이 세상을 떠날 준비가 되었고 후회는 없다고 말했다. 대부분의 유산 프로젝트와 마찬가지로 이 녹음은 나중에 환자의 부인과 아이들에게 전해졌다. 환자의 아내는 음악치료사가 남편의 소원을 들어준 것을 영광으로 생각한다고 음악치료사에게 감사 카드를 썼다. R씨의 딸 역시 아버지가 주신 선물에 대해 지극히 고마워했고, 녹음을 통해 그와 깊은 연결을 느꼈다.

사례 3. M부인은 78세의 백인 여성으로 남편과 결혼한 지 50년이 되었다. M부인과 남편 사이에는 죽은 아이가 한 명 있었다. M부인은 음악을 좋아했다. 그녀는 초등학교에서 가르쳤고 그녀의 교실에는 음악이 함께였다. 그녀는 음악에 대해 이야기하고 피아노 치는 것을 좋아했으며, 또한 노래하는 것을 좋아했다. M부인은 음악적 취향이 넓었고 그녀의 음악적 관심은 남편에게까지 확대되었다. 두 사람은 집 안에 많은 음반을 소장하고 있었다. M부인은 자신이 죽는다는 것에 대해서는 감정 표현이 없었지만 사랑하는 남편을 위해 무엇인가를 남기고 싶어 했다. M부인은 음악치료사와 함께 많은 노래를 불렀지만, 마침내 자신과 남편 사이의 의미 있는 사랑 노래인 "Always"라는 곡에 머물렀다. 그녀는 그를 위해 그 노래를 불렀고 음악치료사는 그녀가 노래하는 것을 녹음했다. 나중에 열린 세션에서 M부인은 남편과 가족에게도 구두 메시지를 남기고 싶다는 의사를 밝혔다. 음악치료사는 이것도 녹음했다. 음악치료사는 파란색을 가장 좋아한다고 말한 M 부인에게 유산 상자의 아이디어를 추천했다. M부인은 직접 그 상자를 칠하기 전에 현저한 쇠퇴를 경험했다. 음악치료사는 환자를 위해 파란색 유산 상자를 그려서 장식하고 CD를 그 안에 넣었다. 선물을 받자마자 그녀의 남편은 눈물을 흘렸다. 그는 상자 안에 두 사람의 사진을 몇 장 추가했고 "영원히 소중히 여길 것"이라고 말했다.

XXXI. 돌봄 계획 욕구: 임박한 죽음

Rory Bolton, Music Therapy Intern (MTI)

준비물. 서스테인 페달이 있는 따뜻한 음색의 피아노, 음악 스탠드, 환자와 가족이 선호하는 음악으로 준비된 레퍼토리(iPad 디지털 카피 및 iPad용 블루투스 풋 페달 페이지 터너)

절차. 음악치료사는 임종이 진행 중인(현 시점에서는 쇠퇴로 인해 대부분 의식이 없을)환자와 병상 곁에 있는 가족 구성원에게 자신을 소개한다. 치료사는 조용하고 진정이 되는(연주할 선호 곡의 주제와 관련된)코드 진행으로 시작하여, 사람들의 이완을 촉진시킬 수 있는 편안한 분위기를 만들고, 환자가 겪고 있을 수 있는 불안/동요와 숨가쁨을 줄여주며, 감동적이고 편안한 현장감을 준다. 음악치료사는 동질성의 원리를 이용하여 선호 음악을 환자의 호흡과 가슴의 상승/하강과 일치하는 템포로 시작하고, 음악의 톤/정동과 함께 나타나는 호흡수와 표정의 변화를 모니터링 하여 필요한 만큼 조절한다. 환자가 계속 쇠퇴하고 호흡도 느려지면 치료사는 처음에 시작한 템포를 환자의 새로운 수준에 맞춰 늦춘다. 이 과정은 환자가 마지막 호흡에 가까워지고 가족들에게 작별의 기회를 줄 때까지 계속된다. 음악치료사는 환자가 떠나간 직후 음악을 갑자기 끝내기 보다는 음악을 조금 더 유지하면서 마무리 하거나 페이드아웃 하여 따뜻하면서 분위기 있고 위로가 되는 현장감을 지속하고, 환자와 가족에게 마지막의 느낌을 줄 수 있도록 한다.

사례. 간호사들은 S부인의 임종이 진행 중이며 죽음이 임박했다고 확정했다. 환자의 딸의 요청에 따라 음악치료 인턴이 정서적 지지와 선호하는 피아노 음악을 연주해 주기 위해 도착했다. 딸은 어머니가 임종할 때 혼자 있고 싶지 않다는 뜻을 내비쳤고 걱정하는 것처럼 보였다. 인턴이 도착했을 때 환자는 대부분 반응이 없었고 현재 비강 캐뉼라를 통해 산소를 공급받고 있었으며, 빠르고 얕은 호흡으로 고통스럽게 숨 쉬는 것처럼 보였다. 게다가 환자는 그르렁거리는 듯한 소리를 내고 있었고 불편한 상태인 것 같았다. 인턴이 이전 방문/사정 때 환자와 딸이 합의한 피아노를 설치하고 있었지만 S부인은 눈을 뜬 채 대부분 반응이 없는 듯 했다. 인턴은 처음에는 선호하는 피아노 음악(목소리 없이 악기만으로)의 익숙한 코드 진행을 반복하며 세션을 시작해 따뜻하고 편안한 현장감을 제공하고 방안의 공간을 채웠나갔다(다른 호스피스 직원들도 환자와 딸과 함께 침대 옆 에 있었다).

환자의 호흡이 초반에는 다소 빠른 것 같았고, 선택된 음악이 3/4박자였기 때문에 인턴은 첫 박자에 강세를 주었다. 환자의 그르렁 거리는 목소리는 음악이 시작되고 채 1분이 지나기 전에 줄어들다가 완전히 멈췄으며 호흡도 감소하기 시작했다. 환자의 호흡이 간헐적으로 안정 상태를 유지하다가 다시 떨어지자, 인턴은 상황에 따라 음악의 템포를 조절하여 환자의 내쉬는 숨에 호흡 리듬을 맞추었다. 이것은 그녀의 딸이 어머니의 뺨에서 흘러내리는 눈물을 보며 사랑의 작별인사를 하기 위해 침대 곁으로 다가서고, S부인이 마지막 숨을 내쉬는 순간까지 계속되었다. 인턴은 간호사가 사망 선고를 하고 잠시 뒤에 음악을 마무리했고, 환자의 임종을 돕기 위한 음악의 힘에 매우 놀란 듯(이전 방문 때 직원과 다른 가족들이 자신과의 싸움을 계속하는 환자가 더 이상 고통 받는 것을 보고 싶지 않아서 구두로 '떠나는 것을 허락'해준 것을 알고 있으므로)하며 감사해하는 딸에게 위로와 지지를 해주었다. 딸은 혼자 이 과정을 견뎌내지 않아도 되었음을 매우 감사해했고 사랑과 지지에 둘러싸여 있음을 느꼈다.

XXXII. 돌봄 계획 욕구: 유산 남기기

Sarah Kahn, MT-BC
Certified Hospice & Palliative Care Music Therapist
and
Heidi Webster, MM, MT-BC
Certified Hospice & Palliative Care Music Therapist
and
Marlo Smith, MMT, MT-BC

준비물. 디지털 녹음기, 컴퓨터와 음악 편집용 소프트웨어, 반주 악기 및 음성, 환자가 선호하는 음악. 대안으로는 비디오나 스틸 카메라, 메모장, 기록 가능한 책이나 박제된 동물들이 있다. 적절한 장비를 갖추면 환자/가족에게 오랫동안 기억될 수 있도록 좋은 품질의 녹음 기록물을 제공할 수 있다. 포착해야 하는 특별한 순간에 발생할 수 있는 기술적 문제들이 생기지 않도록 장비를 미리 테스트하는 것이 중요하다.

절차. 유산 작업은 이전에 다른 돌봄 계획 요구와 함께 언급되었지만 별도의 독립적인 돌봄 계획도 될 수 있다. 돌봄이라는 호스피스 철학 안에는 여러 가지 중복된 필요, 훈련, 돌봄의 제공이 있으며, 이러한 중복의 좋은 예가 유산 작업이다. 유산은 당신이 떠날 때 사랑하는 사람들에게 남겨주는 것이다. 유산 프로젝트의 돌봄 계획/기법은 환자/가족과 함께 이러한 사고 과정을 촉진하고 이들의 유산이 실질적인 것으로 바뀔 수 있도록 하는 것이다. 환자 및/또는 가족 구성원을 참여시키는 목적은 예견된 슬픔, 삶의 종결, 관계 종결, 우울증 또는 통제 이슈와 관련된 문제들을 해결하는 것이다. 환자에게 있어서 유산 프로젝트 참여의 중요성은 목적의식을 개발하고, 존엄성을 보존하며, 개인적, 문화적 가치를 전달하고, 배운 교훈을 확립하고, 고유의 의미를 긍정하고, 기억을 식별하고 보존하며, 통제와 종결, 그리고 삶의 질을 향상시키는 것이다. 가족 구성원들에게 유산 프로젝트 참여의 중요성은 간병인 스트레스 개선, 사랑하는 사람과의 연결, 종결의 배출구를 만드는 긍정적인 상호작용 증가, 예견된 슬픔 감소, 정서적 편안함 증진, 그리고 통제감 제공이다. 사정은 환자의 정서적 우려, 미완성 사업 또는 후회, 두려움/불안, 가족 역동, 문화적/종교적 고려사항 및 예견된 슬픔 지원의 필요에 대해 이루어져야 한다.

유산 프로젝트 과정을 시작하기 위해 사용되는 기술들 중 일부는 회상과 인생 회고를 포함할 것이다. 회상은 질문 및/또는 음악을 사용하여 기억을 탐구하면서 토의에 참여하는 것만큼 간단하다. 보통은 시간 순서대로 기억, 후회, 성취, 그리고 개인의 삶의 다른 주제들에 대해 논의하고 그것의 의미를 해부하는 것을 인생 회고라고 한다. 인터뷰 과정을 통해 정보 수집에 도움이 되는 개방형 질문 목록을 수집하는 것이 도움이 된다. 음악은 회상과 인생회고를 촉진하는 유용한 도구지만, 유산 프로젝트의 최종 산출물에 반드시 사용되는 것은 아니다. 유산 프로젝트 과정에서 사용되는 가장 중요한 기술 중 하나는 말기 상담 기술을 활용하는 것이다. 환자와 가족 구성원 각각은 개개인이 고유하며, 유산 프로젝트는 이들에게 맞춤으로 진행

될 수 있다. 세션 중에 간단한 기록 장비를 사용하는 것은 환자가 했던 이야기를 상기하여 글로 기록하는데 도움이 될 수 있다.

사례 1. G부인은 폐암으로 호스피스 진단을 받은 86세의 여성이다. 그녀는 요양원에 살고 있는데 정신이 온전하고 현 상황을 잘 파악하고 있으며 계속해서 자신의 의학적 결정을 내렸다. 그녀는 이혼했으며 세 명의 자녀를 두었는데 그 중 두 명은 같은 지역에서 살고 있었고, 한 명은 다른 주에 살고 있었다. G부인은 현재 말기 알츠하이머 진단을 받은 입주인 수가 상당히 많은 장기요양시설에 거주하고 있기 때문에 집의 상실, 신체기능 저하, 관계 상실 등 여러 가지 손실을 경험했었다. 음악치료 시간 내내 G부인은 표현력이 강한 것으로 관찰되었으며 노래하는 것을 좋아한다고 말했다. 음악치료사는 그녀의 모든 아이들에게 보낼 오디오 녹음 유산 프로젝트를 완성할 것을 제안했다. 환자는 이 아이디어에 설레어하면서 자신이 녹음할 노래 목록을 작성하기 시작했다. 다음 세션에서 음악치료사는 반주 악기로 기타를 가지고 왔고, 환자의 옷깃에 끼우는 디지털 녹음기도 가지고 왔다. 음악치료사는 그녀가 좋아하는 노래를 부르도록 반주를 했다. 치료사는 환자가 아이들에게 이야기하고 프로젝트를 설명하는 소개를 녹음했다. "얘들아, 엄마야! 나 여기서 노래 부르고 있는데 정말 사랑해!" 음악치료사는 G여사가 아이들에게 편지를 쓸 빈 카드 3장을 가져왔다. 음악치료사는 배경 잡음을 없애고 배경 소리로부터 트랙을 잘라내기 위해 노래를 편집하고 CD로 만들었다. 다음 방문 때 음악치료사는 세 자녀들에게 우편을 보내기 전 그녀가 검토하고 최종 승인할 수 있도록 완성된 CD사본을 주었다. 그 다음 방문에서 환자의 딸이 참석하여 CD가 자신에게 준 영향을 말로 표현하면서 눈물을 글썽였다. 딸은 어머니에 대한 기억이 있어서 너무 행복하다며 영원히 간직할 것이라고 말했다. 환자와 딸은 서로를 위로하고 서로에 대한 사랑을 표현하는 특별한 순간을 함께 나누었다.

사례 2. 이 72세의 남성은 파킨슨병과 치매 진단을 받았다. 음악치료사가 보기에 그는 불안이 있었고 아내에게는 예견된 슬픔이 있었다. 아내가 더 이상 집에서 혼자 환자를 돌볼 수 없게 되면서 최근 환자를 시설로 옮겼고, 환자는 더욱 혼란스럽고 전투적이 되어 가고 있었다. 아내는 매일 그 시설에 도착해서 환자의 세탁이 완료되었는지, 시트를 갈았는지, 약은 적절하게 투여되었는지 확인하곤 했다. 자녀들은 모두 같은 주에 살지 않았고, 어머니도 병들어 자리를 찾고 있었기 때문에 그녀는 무거운 짐을 지고 있었다. 환자는 음악을 좋아했고 아내와 함께 오페라와 교향곡을 자주 찾아 다녔으며 합창단에서 노래를 부르곤 했다. 그는 또한 시인이자 예술가였고 그들의 집에는 여러 점의 그림이 걸려 있었다.

음악치료사가 처음 이 환자와 함께 음악치료를 시작했을 때, 그는 질문에 짧은 대답을 할 수 있었고 노래들 사이에서 선택을 할 수 있었다. 그는 유머 감각이 있었고 "You Are My Sunshine"과 "Let Me Call You Sweetheart"를 따라 부르면서 재미있는 표정을 짓곤 했다. 두어 달이 지나는 동안 환자는 쇠퇴하기 시작했고 점점 혼란스럽고 불안해했다. 아내는 약용 크림을 바르는 데 신경을 쓰지 않는 시설에 불만스러워했고, 따라서 시설에서 더 많은 시간을 보내야 했다. 방문하는 동안 그녀의 감정이 드러났고, 그녀는 점점 더 과중한 부담을 안고 있었다. 환자는 하루 종일 불안해했지만 음악이 제공되면 언제나 차분해져서 노래를 부르곤 했다. 이것이 그의 아내를 진정시켰고, 그녀는 그가 음악치료를 받았던 날에는 "더 나은 하루"를 보냈다고 했다.

아내의 예견된 슬픔이 커지자 음악치료사는 유산 프로젝트 아이디어를 소개했다. 환자의 생전 영상과 함께 그의 그림을 찍은 사진과 그의 시를 발췌하여 담은 비디오를 만드는 아이디어가 제시됐다. 아내는 동의했고 그녀는 남편의 오래된 사진을 보면서 집에서 더 많은 시간을 보내기 시작했다. 그녀는 이 프로젝트에 더 많은 에너지를 집중하기 시작했고, 이것은 그녀 자신의 슬픔의 과정을 포함한 인생 회고와 언어적 처리를 위한 더 많은 기회를 주었다. 그녀는 비디오에 사용될 음악을 선택했고 그들이 함께해 온 과거들을 깊이 생각하면서 남편의 쇠퇴를 받아들일 수 있었다. 비디오가 완성되자 그녀는 남편의 삶과 재능을 기리기 위해 그녀의 자녀들에게 하나씩 주었다. 그가 노래하는 동영상은 그의 유머 감각이 생각날 수 있도록 영상 끝에 올려졌다. 예견된 슬픔을 위한 유산 프로젝트와 불안을 위한 음악치료의 과정을 통해 환자와 그의 아내는 함께한 시간을 더욱 값지게 하면서 더 기억에 남고 충분히 처리된 임종을 할 수 있었다.

사례 3. 만성 폐쇄성 폐질환 진단을 받은 이 76세의 여성은 불안과 우울증에 시달렸고 호스피스 서비스를 받기를 주저했다. 남편이 죽은 뒤 10년 동안 혼자 살았는데, 불안감 때문에 방문객이 오기도 어려웠다. 그녀는 자신이 "살고자 하는 의지를 잃었고" 삶의 마지막에 기대고 있다고 했다. 가정 호스피스 돌봄을 진행하기로 결정한 후, 그녀는 많은 의구심 끝에 결국 음악치료에 동의했다. 음악치료사는 환자에게 인생 회고를 하도록 했고, 이 환자가 시인이며 일생 동안 30편의 시를 썼다는 것을 알아냈다. 이것들은 중요한 사건이나 감정을 나타낸다. 그녀의 시는 각기 다른 이야기를 들려주고 그녀의 삶의 사건들을 부각시켰으며, 그녀의 기억은 그 단어들 속에 보존되어 있었다. 그녀는 자신의 시들 중 하나를 음악에 담고 싶다는 바람을 표현했다. 이 시는 그녀의 가족과 형제자매들에 대한 그녀의 사랑을 묘사하는 것이었다. 음악치료사의 도움으로 자신의 시를 음악에 담아 정식 녹음을 하는 것으로 그녀는 평생의 소망을 이루게 되었다. 환자는 활기를 띠기 시작했고 삶의 목적을 회복했다. 그녀는 유산 프로젝트로 각 시에 담긴 속뜻을 쓰는 숙제를 추가로 받았다. 시와 설명을 그녀의 그림과 함께 책으로 편찬하여 그녀의 원곡 CD와 함께 가족 구성원 모두에게 배포하였다.

이 유산 프로젝트는 호스피스와 삶의 마지막에 대한 그녀의 감정을 담은 또 다른 시를 쓰는 과제로 이어졌다. 이 마지막 시는 모든 가족 구성원에게 부치는 책에 포함되었다. 환자는 "호스피스와 음악치료를 받고 있는 지금, 나는 삶의 목적과 의미를 새롭게 느끼고 있다."고 말했다. 호스피스 돌봄에서의 그녀의 경험에 대한 시는 이 같은 돌봄을 받기 위한 결정으로 고민하는 다른 만성 폐쇄성 폐질환 환자들과 공유되었으며 다른 사람들을 도울 수 있었다.

사례 4. Elena는 66세의 트랜스젠더 여성이며 만성 폐쇄성 폐질환으로 호스피스 돌봄을 받고 있었다. 50~60년대를 혼란스러운 성 정체성과 함께 성장한 Elena는 성적 지향 때문에 괴롭힘과 학대를 받아왔다. 수년간의 학대의 결과로, 그녀는 편집증에 걸렸고 결국 조현병 진단을 받았다. 그녀는 말년이 되어서야 생전 처음으로 성적 학대를 받은 사실을 말 할 수 있었고 받아들일 수 있었다. 그녀에게 있어 이러한 단계들은 그녀의 삶에 많은 빛을 비추었고 자신이 경험했던 고통을 예술과 표현으로 바꿀 수 있다는 것을 발견했다. 그녀는 그림을 그렸고 이 표현수단은 심오한 표현의 발산이 되었다. 또한 그녀는 집단 괴롭힘 반대 및 성전환자의 동등한 권리에 관한 유튜브 동영상과 인터넷 게시물을 올리는 등, 집단 괴롭힘 반대에 대한 강력한 옹호자가 되었다. 그러나 그녀의 불안과 정신병이 종종 그녀의 메시지를 흐리게 했고, 그녀의 많은 게시물들은 극도로 길고 거의 관계가 없었으며 이해하기 어려웠다. 그녀는 자신의 중요한 메시지를 아무도 듣지 않는 것 같아 좌절했다. Elena가 정말로 원했던 것은 들어 주는 것이었다.

음악치료사는 Elena에게 노래 만들기 아이디어를 알려 주었고 그녀는 귀를 귀울였다. 하지만 명확하고 직접적인 프롬프트가 있더라도 그녀는 음악치료사와 함께 일할 때 그녀의 메시지에 집중하는 데 큰 어려움을 겪었다. 음악치료사는 그녀의 인터넷 게시물을 검토하기로 결정했고, 그녀의 혼란스러운 말들 속에 많은 아름다움과 통찰력이 담긴 문구와 생각으로 이루어진 아름다운 지혜의 진주가 있다는 것을 발견했다. 음악치료사는 몇 시간 동안 그녀의 게시물을 훑어보며 노래 가사로써 영감을 줄 수 있는 대사들과 문구들을 끄집어냈다. 그녀는 이 작품을 Elena에게 가져다주었고, 그들은 함께 그녀의 생각을 합리적인 순서로 모아 그녀가 전하고 싶은 메시지를 담은 노래, 즉 그녀의 이야기를 들려주는 노래, 그러나 다른 사람들이 공감하고 진정으로 들을 수 있는 노래를 만들 수 있었다.

그들이 호스피스 재단으로부터 이 노래를 녹음할 수 있는 보조금을 받은 것은 행운이었지만, 그녀는 가능한 한 많은 사람들이 자신의 메시지를 듣기를 원한다고 표현했다. 음악치료사는 그들이 그녀의 사진, 예술작품, 그리고 트랜스젠더 투쟁과 괴롭힘에 대한 통계를 이용하여 이 곡으로 유튜브 비디오를 만들 것을 제안했다. 이 같은 방식으로 만들면 누구나 그것에 접근할 수 있기 때문이다. Elena와 음악치료사는 그녀의 많은 사진과 예술작품을 모았고, 음악치료사는 몇 시간 동안 iMovie와 야단법석을 떤 끝에 그녀가 표현하고 싶은 중요한 메시지를 전달하는 유산 프로젝트를 만들 수 있었다. Elena는 마지막 프로젝트를 보자 자신의 어린 시절에 대한 생각으로 매우 감정적이 되고 슬퍼했다. 그녀는 또한 진정한 자아 때문에 고통 받는 모든 트랜스젠더 아동들에 대한 슬픔을 경험했다. 음악치료사는 그녀의 경험을 처리하면서 그녀를 지지할 수 있었고, 그녀는 자신의 메시지를 공유하는데 열심이었다. 유튜브에 자신의 동영상을 올린 지 일주일 만에, 그녀는 거의 1000개의 히트 수와 많은 격려의 피드백을 받았다. 그녀는 눈물을 흘리며 몹시 기뻐했고 호스피스 팀은 그녀의 불안과 편집증적인 생각이 현저하게 줄어든 것을 알아챘다. 그녀는 사람들이 자신의 메시지를 들었다는 사실을 알고 난 후에 임종했으며, 그녀의 유산은 여전히 사람들에게 감동을 준다.

Elena의 소원은 사람들이 들어줄 메시지를 만드는 것이었다. 이러한 유형적 유산을 창조하는 내내 그 과정은 무형적 여정에 관한 것이 되었다. 그것은 그녀의 어린 시절을 깊이 생각하고, 재확인하고, 되찾는 것에 관한 것이 되었다. 그것은 그녀가 상상조차 할 수 없는 투쟁을 다시 체험하고, 의미 있고 아름다운 것으로 바꾸어 극복하는 것이 되었다. 그것은 또한 신뢰와 치료사–의뢰인 관계에 관한 것이 되었다. Elena는 자신의 편집증적인 모습을 보았으며, 음악치료사에게 자신의 이야기를 맡겼다. 그녀는 가장 고통스러웠던 시절을 회상하면서 음악치료사가 자신의 곁에 있을 것이라고 믿었다. 음악치료사들은 호스피스 작업에서 많은 매혹적인 사람들을 만난다. 죽어가는 개개인의 삶에 들어가 그들의 이야기를 나누고 의미를 재확인할 수 있는 것은 신성한 선물이다. Elena와 그녀의 이야기는 음악치료사의 마음을 가장 부드러운 곳에서 감동시켰으며, 그녀의 가장 어두운 곳에서 빛을 만들어내고, 더 큰 그림에서 평등, 수용, 그리고 시민의 권리를 나타내는 유산을 창조하는 한 부분이 된 것은 진정한 특권이었다. 아래 링크를 통해 접속하여 Elena의 노래와 Marlo Smith, MMT, MT‑BC가 노래하는 것을 들을 수 있다.

Follow Your Road by Elena Albee

https://www.youtube.com/watch?v=Ix3RofVx0lM

XXXIII. 돌봄 계획 욕구: 임종 간호

Michael DiGirolamo, MTI

and

Russell Hilliard, PhD, LCSW, MT-BC, LCAT, CHRC, CHC

준비물. 환자의 선호도와 문화적으로나 연령에 맞는 음악 또는 즉흥 음악 스타일에 적합한 악기.

절차. 음악치료사는 임종이 진행 중인 환자에게 자신을 소개하고 무엇을 연주 또는 노래할지에 대해 간단한 설명을 포함하여 인사한다. 치료사는 환자의 가족이나 사랑하는 사람이 있다면 환자 옆에 앉아 무언가 접촉을 하도록 권장한다(예: 손을 잡거나 부드럽게 말하거나 노래를 부르기). 사랑하는 사람들이 참석하지 않으면 호스피스 팀의 다른 멤버들에게 참여를 요청한다. 진정이 되고 위안이 되는 소리 환경은 음악에 의해 만들어진다. 음악의 요소들은 느린 템포, 부드러운 음색, 예측 가능한 리듬, 그리고 친숙한 스타일을 포함할 수 있다. 치료사는 환자에게 영향을 미치는 모든 변화를 관찰하고, 두려워하거나 불안해하는 표현이 나타나면 그에 따라 음악을 조절한다. 의료기기가 존재하는 경우, 치료사는 음악과 장치에서 발생하는 음조 사이의 불협화음을 피하기 위해 관련 없는 소음(예: 산소기계의 웅웅거리는 소리 또는 심장 모니터의 삐 소리)을 가능한 한 음악으로 통합한다. 가족이 참석한다면 음악은 회상과 삶의 회고를 유도할 수 있고, 사랑하는 사람들이 환자와 작별하도록 격려할 수도 있다. 환자에게 특별한 노래를 부르는 사랑하는 사람들을 통해 종결이 촉진될 수 있다.

사례 1. S씨는 요양원에서 임종 중이었고, 그의 가족들은 그의 마지막 시간에 그와 함께 있지 않기로 결정했다. 호스피스 간호사는 이전의 음악치료 시간에 참석했고, 음악치료 인턴에게 환자가 혼자 있으며 임종이 진행 중이라고 알려주었다. 이전 세션에서 환자는 이완을 위해 음악을 사용할 수 있었다. 인턴이 도착했을 때 환자는 반응이 없었지만 이마를 찡그렸다. 인턴이 기타로 친숙한 음악을 연주하는 동안 호스피스 간호사는 환자의 손을 잡고 그의 옆에 앉았다. S씨의 산소기계는 특히 시끄러웠으며, 인턴은 그 기계의 웅웅거리는 G음이 음악에 섞이도록 했다. 음악을 하는 동안 간호사는 환자를 향해 애정 어린 미소를 지으며 그의 손을 계속 잡았다. 환자가 편안해 보일 때까지 세션은 꽤 오랫동안 계속되었다. 그는 다음날 아침 임종했다.

사례 2. L부인은 유방암 진단을 받은 50세 여성이었다. 그녀는 입원환자 호스피스 병동에서 돌봄을 받고 있었고 임종이 진행 중이었다. 호스피스 사회복지사는 환자와 가족 모두를 위한 음악치료 서비스를 요청했다. 음악치료사가 도착했을 때 환자는 고개를 앞뒤로 움직이며 신음을 하고 있었다.

그녀의 남편과 딸 그리고 다른 가족들이 참석해서 슬퍼하고 있었다. 치료사는 환자가 어떤 종류의 음악을 좋아하냐고 물었고, 남편은 자신들은 "교회음악"만 들으며 침례교도라고 했다. 음악치료사는 딸과 남편이 환자의 양옆에 무릎을 꿇고 있는 동안 기타 반주로 "Amazing Grace"를 부르기 시작했다. 그들은 그녀의 머리를 부드럽게 쓰다듬고 손을 잡으면서 치료사와 함께 환자에게 노래를 불렀다. 방안의 다른 사람들은 조용히 울면서 손을 잡았고 어떤 사람들은 노래를 따라 불렀다. 치료사는 여러 곡의 침례교 찬송가를 연이어 불렀고, 세션 진행 중 환자의 사랑하는 사람들은 간간이 노래를 멈추고 환자에게 그들이 얼마나 그녀를 사랑하는지 말하거나, 신과 함께하기 위해 떠나는 것이므로 모든 게 괜찮을 것이라고 말해주었다. 음악치료사는 임종 간호 내내 노래하고 기타를 연주했고 환자 임종 후에도 몇 분 동안 음악을 계속했다. L부인은 사랑하는 사람들이 참석해 그녀가 좋아하는 찬송가를 불러주는 가운데 임종했다. 그들은 울면서도 그녀가 죽은 후 몇 분 동안 계속해서 노래를 불렀다. 가족들은 떠나면서 음악치료사에게 L부인의 죽음을 평화로운 임종으로 만들도록 도와준 것에 대해 감사했다.

XXXIV. Care Plan 욕구: 장례식 준비

Hilary Lynch, MM, MSW, MT-BC

준비물. 종이와 펜, 환자가 선호하는 음악, CD 플레이어, 스태프 용지, 피아노, 기타.

절차. 음악치료사는 환자 및/또는 가족을 도와 장례나 추도식을 위한 음악을 선택하고 준비한다. 환자/가족이 치료사와 함께 노래 만들기에 참여할 수도 있고, 기존 음악을 선택할 수도 있다. 또는 기존 노래에 새로운 가사를 쓰는 노래 패러디를 할 수도 있다. 치료사는 꽤 자주 CD나 다른 녹음으로부터 음악을 옮겨야 하는데, 특히 선택된 음악이 불명확하고 작곡된 음악을 이용할 수 없는 경우에 그러하다. 치료사는 필요한 모든 음악적 준비를 돕겠다고 제안한다.

사례. 유방암에 걸린 54세의 한 여성은 음악치료사에게 그녀의 장례식을 위해 음악을 준비할 수 있도록 도와달라고 요청했다. 이 환자는 이전 음악치료 세션에서 "Let it Be"를 포함해 그녀가 요청했던 몇 곡을 골랐다. 환자는 'mother Mary'가 들어간 모든 부분을 할머니의 이름으로 대체하여 가사를 바꾸었다. 그렇게 하면서 그녀는 위로를 받는다는 이미지를 만들어냈다. 그녀는 "Let it Be" 외에도 4곡의 히브리 노래를 요청했다. 히브리 노래들은 환자가 가장 좋아하는 CD 중 하나에 담겨 있었다. 치료사는 라이브로 연주할 수 있도록 CD에서 그 노래들을 옮겨 적었다. 환자와 치료사는 이 노래들에 사용할 악기에 대해 논의했다. 그녀는 어떤 노래들에 대해서는 피아노를 원했고 다른 노래들은 기타를 원했다. 치료사는 노래의 가사분석을 진행했고, 환자는 자신에게 있어 그 노래의 중요성을 공유했다. 환자가 선택한 히브리 곡이 전통적인 노래가 아니었기 때문에 랍비는 장례식을 위해 선택한 이 노래들을 반대 했다. 음악치료사는 환자의 입장에서 옹호하면서 장례식에서 환자가 선호하는 음악의 중요성을 설명했다. 그러고 나서 음악치료사는 환자가 상상한 장례식을 만들기 위해 기도문 독창자와 협력했다.

음악치료사 자기 돌봄

앞서 말한 사례들을 쓰고 편집하면서 나는 때때로 눈물을 흘렸고, 가슴이 조여 오는 것을 느꼈으며, 말기 환자와 가족들의 이야기를 읽으면서 숨을 죽이고 있는 나 자신을 발견했다. 내가 이 일을 해오면서 음악치료를 하는 중에 감정적이 되는 일은 거의 없다는 것을 알고는 있지만, 뒤늦게 찾아오는 잔여감이나 잔존감정이 있다. New York의 Hudson Valley 에서 일하고 있던 어느 날, 나는 음악치료 사정을 위해 한 환자를 만났다. 그의 호스피스 진단은 암이었는데, 아직 통증관리가 잘 되지 않고 있었으며, 동성의 파트너와 몇 년 동안 함께 살고 있었다. 그들의 집은 상상할 수 없을 정도로 사랑스러웠다. 그들은 오래된 농장의 집을 재건하고 현대화하여 아름답게 장식했다. Joe는 고통으로 신음하고 있었고 그의 파트너인 Mark는 사랑하는 사람의 고통을 달래느라 몹시 불안해했고 진통제를 늘렸다고 했다. 나는 동질성의 원리를 이용하여 노래와 기타를 연주하기 시작했다. 그들은 나에게 모든 종류의 음악을 좋아한다고 했지만 80년대 팝음악을 요청했다. 음악이 진행되면서 환자는 더욱 편안해졌고, 음악이 약물과 함께 긍정적인 결합 효과를 내고 있는 것처럼 보였다. Joe의 호흡은 더욱 고르게 되었고, 정동은 완화되었으며, 파트너의 손을 잡으면서 음악에 안주하는 것 같앉다. 이렇게 되자 나는 Cindy Lauper의 True Colors를 불렀고, 음악 도중 그들은 눈물을 글썽이며 서로 미소를 지었다.

음악치료 세션 동안 나는 경계를 훌륭히 지키고 있었고, Joe와 Mark 두 사람 모두에게 돌봄을 제공했으며, 내가 개인적으로 경험하고 있는 어떠한 감정들에 대해서도 의식적으로 알지 못했다. 다음 환자에게로 가는 길에 나는 Hudson 강을 건너 차를 몰고 가다가 울음을 터뜨렸다. 나는 너무 심하게 흐느껴 울고 있었기 때문에 울기 위해 다리 건너편에서 차를 세워야 했다. "왜 이런 일이 생기는 거지?", "내가 미쳤나?"라고 생각했다. 사실, 나는 고전적인 역전이를 경험하고 있었다. 동성애자이자 독신남으로서 나는 Joe와 Mark의 사랑에 깊은 감명을 받았고, 나는 삶에서 그런 종류의 동반자 관계를 갈망했다. 그들의 집은 너무나 사랑스러웠다. 꿈같은 관계가 있는 꿈의 집이었다. 그리고 이 남자가 고통스러운 암으로 죽어가고, Mark가 그를 위해 짊어진 걱정과 보살핌을 보는 것은 매우 슬픈 일이었다. 이 모든 생각들이 내 잠재의식 속에 싹트고 있었던 것이 분명했고, 내가 세션을 떠날 때 그 감정들이 쏟아져 나왔다. 때로는 환자와 그 가족에 대한 나 자신의 생각과 감정을 인정하고 그들이 의미하는 바를 솔직하게 말하는 것이 어려울 때도 있다. 내가 내 사생활에서 부족한 것을 환자와 가족에게서 동경하고 있었다는 것은 인정하기 어려운 일이다. 나는 연약해 지는 것이 싫고 내 자신의 사생활이 항상 잘 자리 잡지 못하고 있다는 것을 인정하는 것을 좋아하지 않으며, Joe의 신체적인 고통에 대한 Mark의 고통과 무력감에 감정 이입하며 느끼는 불편함도 좋아하지 않는다. 사실, 이 책의 2005년 판에는 이런 솔직한 이야기는 전혀 포함되어 있지 않았다! 그 이후로 나는 뛰어난 요법과 지지, 영적 성장의 혜택을 받았고, 생각과 느낌으로 진실을 인정하고, 그 어느 때보다도 건강한 방법으로 처리할 수 있는 나 자신에 대해 더 잘 알고 있다.

모든 환자들이 깊고 의미 있는 방법으로 나를 자극한 것은 아니었고, 만일 그들이 모두 그렇게 했다면 나는 아마도 이 일을 할 수 없었을 것이다. 나는 내 모든 환자와 그들이 사랑하는 이들을 위해 진정으로 함께하려고 노력해왔고, 솔직히 나는 꽤 괜찮게 했다고 말할 수 있다. 할아버지 할머니들과 함께 노래를 부르거나 이웃과 함께 방문하는 것 같은 많은 세션들이 나에게는 그저 즐겁다. 음악의 강력한 치유와 변화시키는 자질과 능력을 목격했기 때문에 대부분의 세션이 나에게는 놀라운 것들이다. 어떤 세션은 나를 깊이 감동시키고, 어떤 세션은 심지어 나를 내 중심으로 이동시킨다. 그런 경험들을 처리하기 위해 내 자신에게 시간과 공간을 주어야 하는데, 그렇게 하지 않으면 동정심이 감퇴하고 소진될 수 있으며, 나 자신의 정신, 영혼, 행복에 해를 끼칠 수 있기 때문이다. 내 경력에서 내가 믿을 수 없을 정도로 잘 대처한 적도 있었고, 형편없이 대처한 적도 있었다. 이 일을 한 23년 동안 상승과 하강은 있었지만, 고맙게도 전체적인 궤적은 상승해 왔다. 나의 모든 세션은 인간 영혼의 용기를 일깨워 주고, 사랑만이 중요한 것이며, 신(능력자, 우주, 나보다 위대한 그 무엇)은 우리 모두를 위해 결국 항상 최고의 것을 조율하고 있다는 것을 상기시켜 준다.

이제 나의 개인적인 경험을 넘어 우리가 타인의 인생의 마지막 여정 내내 그들과 이 놀랍도록 풍부하고 심오한 일을 할 때, 자기 돌봄의 필요성에 대해 다른 사람들로부터 배울 수 있는 것을 살펴보자. 호스피스 돌봄 전문가들을 대상으로 한 조사에서, 일관된 자기 돌봄 전략에 대한 계획을 가지고 있는 사람들이 동정심의 만족도가 더 높고 피로와 소진이 덜한 것으로 나타났다는 것은 놀라운 일이 아니다(Alema & Linton, 2008). 호스피스 완화의료 돌봄 환경에서 일할 때 역전이가 미치는 영향에 대해 아는 것은 자기 돌봄으로 이어지는 자기 인식의 핵심 요인이다. 특정 사례, 안락사와 조력자살, 소아 환자, 그리고 우리 자신의 상실을 유발하는 문제 등, 윤리적 문제가 우리를 속속들이 자극한다(Katz & Johnson, 2016). 786명의 사회복지사를 대상으로 한 연구에서, 사회복지사들은 직업적인 삶의 질을 향상시키는 도구로서 자기 돌봄의 가치를 일반적으로 이해하지만, 그들이 원하는 만큼 자주 자기 돌봄을 하지는 않는다는 인식이 있었다. 더욱이 MSW(의료사회복지사) 프로그램의 교육자와 고용주가 대학원 과정 및 이후 해당 직무에 종사하는 사회복지사에게 제공하는 자기 돌봄 교육과 지원이 부족한 것으로 밝혀졌다(Bloomquist, et al., 2015). 말기의 경우, 특히 돌봄에 관련된 윤리적 딜레마가 있을 때 도덕적 고뇌를 일으킨다는 것은 잘 입증되어 있다. 이러한 임상 상황은 종사자의 스트레스 증가를 초래하며, 확고한 자기 돌봄 전략과 경계가 없으면 종사자들은 육체와 정서적 피로, 냉소주의, 무효능과 같은 소진의 특징을 경험한다(Sanchez-Reilly, et al, 2013; Weigand & Funk, 2012).

어떤 호스피스 환자들은 그들의 인생 여정을 받아들이고 삶의 끝에서 쉽게 수용으로 옮겨가는 반면, 다른 환자들은 스펙트럼의 반대쪽 끝에서 부정, 분노, 회한, 후회로 가득 차 있다. 그러한 환자들은 자신들의 의료 여정과 관련된 트라우마를 경험했을 수도 있고, 그들의 가족들이 정신적 충격을 받았을 수도 있다. 매일매일 원초적인 고통을 목격하고 음악적 대화에 완전히 참여하는 것은 2차 트라우마를 겪을 위험이 크다. van DerNoot Lipsky와 Burk는 그들의 저서 Trauma Stewardship: An Everyday Guide to Caring for Self while Caring for Others에서 우리가 경험하는 일과 관련된 트라우마를 어떻게 관리할 수 있는지를 이해하는 데 도움을 준다. 그들은 트라우마 노출 반응에는 무기력하고 절망적인 느낌, 절대 충분히 해낼 수 없다는 생각, 과민성, 창의력 감소, 복잡성 포용 불능, 과소평가, 만성 피로와 신체적인 질병, 듣기 불능, 고의적인 회피, 분열적인 순간, 박해감, 죄책감, 공포, 분노와 냉소, 공감/무감각 불능, 중독, 그리고 과장 즉, 자신의 일과 관련하여 부풀려진 중요성이 포함된다고 설명하고 있다. 자기 인식을 계발하고 매일의 기술을 연습하는 것은 우리가 이 중요한 업무에서 노출되는 트라우마를 잘 관리하는데 도움이 될 수 있다. 그렇게 하지 않으면 소진 및 동정심 감퇴가 발생할 위험이 있다(van DerNoot Lipsky & Burk, 2009).

직업적인 생활과 개인적인 생활에서 에너지 투입과 생산의 균형 감각을 만들고 유지하는 것은 호스피스 종사자에게 매우 중요하다. 환자를 위해 만들어진 돌봄 계획과 마찬가지로, 호스피스 종사자는 자신의 돌봄 요구를 계속 인식할 수 있도록 하기 위해 자기 돌봄 계획을 세우는 것을 고려할 수 있다(Jones, 2005). Trondalen(2016)은 음악치료사를 위한 자기 돌봄은 특히 그들이 음악치료사, 교사, 음악가, 팀원, 연구원으로서 수행하는 다른 맥락과 역할에서의 자기 인식으로부터 시작한다고 제안한다. 임상 슈퍼비전은 자기 인식을 탐구하고 자기 돌봄 기법을 개발하는 장이 될 것을 권고한다. 음악치료사들이 자기 돌봄 전략에 대해 배울 수 있는 팟캐스트 Music Therapy Roundtable이 www.musictherapyroundtable.com/category/self-care에서 확인 가능하며, AMTA(2017)가 제공하는 자율학습 온라인 과정 Self-Care for Music Therapists: Insights from Experienced MT-BCs와 같은 새로운 자료들이 있다. 일반적으로 최고의 자기 돌봄 전략은 일상적으로 쉽게 할 수 있는 것으로, 신체적 자기 돌봄(예: 건강한 식습관 및 수면습관, 운동, 성적 충족, 건강관리 및 휴가), 전문적 자기 돌봄(예: 클라이언트와의 경계 설정, 정기적인 슈퍼비전), 자기 돌봄(예: 웃기, 아이들과 함께 놀기, 사회적 활동, 스스로에게 우는 것을 허용, 자신을 칭찬), 심리적인 자기 돌봄(예: 집중, 목표 세우기, 자기 돌봄을 위한 계획 개발, 때로는 "아니오"라고 말하기), 그리고 영적인 자기 돌봄(예: 노래하기, 기도하기, 자연과 시간을 보내기, 요가 연습)과 같은 영역이 포함될 수 있음을 보여준다.

나는 고위 호스피스 간부들로 구성된 팀을 이끌어 오고 있으며, 우리의 전국적인 호스피스 회사 내의 위험성이 높고 영향력이 큰 문제들을 해결하기 위해 노력해 왔다. 거의 모든 사람들이 임상가이며, 우리는 항상 환자를 우리가 하는 모든 일들 중 맨 앞에 두고 있기 때문에 관리자로서 우리의 일을 매우 진지하게 받아들인다. 수반되는 도전은, 우리는 매우 열정적인데 비해 우리의 일은 감정과 비즈니스가 뒤섞이는 경우가 다반사라는 점이다. 우리 팀은 점점 부정적이 되어가고 있었고, 나는 우리가 지쳐 있다는 것을 느꼈다. 우리는 Matthew Kelly(2015)의 Off Balance: Getting Beyond the Work‑Life Balance Myth to Personal and Professional Satisfaction을 읽었다. 읽고 나서 자신의 생각을 나누기 위해 모였고, 나는 우리 각자가 얼마나 깊이 변모했는지에 감명을 받았다. Kelly는 우리에게 중요한 것은 8시간 일하고, 8시간 놀고, 그리고 8시간 쉬는 것과 같은 균형이 아니라, 우리가 만족하고 있다는 것을 확실히 하는 것이라고 상기시킨다. 완전히 만족하기 위해서는 직업적인 생활과 개인적인 생활 모두에서 그것을 가져야 한다. 고용주가 배우자 보다 더 우리를 행복하게 할 수는 없다. 행복은 진정으로 내면의 일인 것이다. 그는 우리가 우리의 가치를 명확히 하고, 그러한 가치들의 위계를 바탕으로 결정을 내리는 데 도움을 주는 일련의 연습을 통해 우리를 이끈다. 우리 팀은 이제 일과 삶의 균형보다 만족에 대해 더 많이 이야기하고 있으며, 우리는 일에 신선한 공기를 불어넣고 있다. 나는 자기 돌봄은 실천이라는 것을 상기시키기 위해 이를 공유한다. 우리는 매일 관찰하고 공을 들여야 한다.

당신이 어떤 접근법을 취하든, 나는 당신이 자기 인식을 개발하는데 시간을 보내기를 강력히 권장한다. 자신을 아는 것은 그 여정의 시작이다. 필요한 것과 필요한 때를 인식하는 것을 배워라. 12단계 프로그램은 약어로 가득 차 있으며, 그 중 하나는 HALT－배고프거나(H) 화가 나거나(A) 외롭거나(L) 피곤할 때(T) 멈추는 것－이다. 이것은 나에게 잘 맞았으며, 나는 내 자신의 욕구를 더 빨리 인식하고 그 욕구들을 충족시키는 것에 대해 덜 사과 하는 법을 배웠다. 자기 인식은 삶의 이벤트들이 나타나면서 변하는 끊임없이 진화하는 경험이다. 슬프게도 호스피스 음악치료사들은 그들 자신의 슬픔과 상실로부터 면제받지 못한다. 만약 우리 자신의 마음이 슬픔으로 무겁다면 음악치료 세션 내에서 함께하며 진실한 상태를 유지하는 것은 어려울 수 있다. 자기 인식은 우리의 한계와 능력을 인식하도록 도와주고, 우리에게 효과가 있는 자기 돌봄을 추구하도록 격려한다. 나는 가장 성공적인 접근방법이 내가 말하는 통합적 자기 돌봄이라는 것을 발견했다. 나에게 있어 그것은 일시적인 유행이나 21일만의 해결책이 될 수 없다. 나는 매일 그 날의 나의 영적, 정서적, 육체적 행복을 돌볼 수 있게 해주는 진정한 자기 돌봄에 대한 접근법을 찾아야 했다. 분명히 나는 완벽함을 위해 노력하면서 균형을 잃지만, 전반적으로 나의 자기 돌봄은 나를 잘 지지하며, 믿을 수 없을 정도로 보람이 있고 더할 나위 없이 경외심을 불러일으키는 이 일에 계속 참여할 수 있는 기회를 제공한다.

References

Alkema, K. & Linton, J.M. (2008). A study of the relationship between self-care, compassion satisfaction, compassion fatigue, and burnout among hospice professionals. Journal of Social Work in End-of-Life & Palliative Care, 4(2), 101-119.

Bloomquist, K.R., Wood, L., Friedmeyer-Trainor, K., and Kim, H.W. (2015). Self-care and professional quality of life: Predictive factors among MSW practitioners. Advances in Social Work, 16(2), 292-311.

Jones, A. C. (1993). Wade in the water: The wisdom of the spirituals. Maryknoll, NY: Orbis Books.

Katz, R.S. & Johnson, T.A. (2016). When professionals weep, 2nd Ed. New York: Routledge.

Kelly, M. (2015). Off balance: Getting beyond the work-life balance myth to personal and professional satisfaction. NY: Penguin Random House.

Sanchez-Reilly, S., Morrison, L.J., Carey, E., Bernacki, R., O'Neill, L., Kapo, J., Periyakoli, V.S., and Thomas, J. (2013). Care for oneself to care for others: physicians and their self-care. Journal of Supportive Oncology, 11(2), 75-81.

Sanger, K. (1995). When the spirit says sing: The role of freedom songs in the civil rights movement. New York and London: Garland Publishing Co.

Thomas, T. (2009). A lifeline to a whole life: Gospel music in music therapy with Cancer Patients. Unpublished master's thesis. New York University, NY.

Trondalen, G. (2016). Self-care in music therapy: The art of balancing. In J. Edwards (Ed.) The Oxford Handbook of Music Therapy. Oxford University Press.

Van Dernoot Lipsky, L. & Burk, C. (2009). Trauma stewardship: An everyday guide to caring for self while caring for others. Boerett Koehler Publishers: San Francisco.

Weigand, D.L. & Funk, M. (2012). Consequences of clinical situations that cause critical care nurses to experience moral distress. Nursing Ethics, 19(4): 479-87.

CHAPTER 5

,

호스피스 음악치료의
매크로 사정 수행

음악치료에서 임상가는 일상적으로 클라이언트에 대한 사정을 수행한다. 이는 임상가가 각 클라이언트의 고유한 요구를 평가하는 마이크로 레벨에서 수행된다. 힘, 학습 스타일, 생활 방식, 기본적인 인적사항 및 음악 관련 정보도 마이크로 레벨에서 평가된다. 메조 레벨에서는 음악치료사들이 담당하는 치료 그룹의 역동, 상호작용, 그리고 기능을 평가한다. 매크로 레벨에서는 의료 기관이나 서비스가 제공되고 있는 지역사회의 더 큰 그림을 보기 위해 더 뒤로 물러난다. 각각의 경우에서 임상가는 참여, 사정, 계획, 실행, 평가, 종료 및 후속 조치를 포함하는 동일한 프로토콜을 따른다 (Kirst-Ashman & Hull, 2001). 기관 레벨에서 매크로 사정은 조직의 임무와 비전, 임상 돌봄 지침, 인증 단체 요건, 지역사회 기대, 자금 출처, 세금 상태, 직원의 사기 및 환자 결과를 평가한다. 기관 레벨 매크로 업무에는 임상 욕구 충족, 환자 결과 개선 및 제3자 보상금 출처 및 보조금으로부터 자금조달 확보를 위한 혁신 프로그램 개발이 포함될 수 있다(Neting, 2016). 광범위한 차원에서 기관 레벨 매크로 업무의 관점은 지역사회 레벨에서 기관이 지역사회에 제공하는 돌봄에서의 서비스 제공 격차 평가에 적용될 수 있다.

많은 임상가들에게 매크로 사정을 수행하고 매크로 레벨에서 일하는 것은 직관에 반하는 것이다. 이것은 주로 그들의 교육과 훈련의 많은 부분이 마이크로와 메조 레벨을 목표로 하기 때문이다. 교육 경험에서 매크로 실행에 대한 학습이 필요한 사회복지 분야에서도, 마이크로와 매크로 실행을 이분법적으로 보는 임상가에게는 이 둘 사이에 연결이 결여되어 있다 (Vodde & Gallant, 2002). 따라서 교육 경험에서 매크로 실행의 이해에 관여할 필요가 없는 음악치료사들이 매크로 사정이나 지역사회 욕구 사정의 개념으로 고심할 수도 있다는 것은 놀라운 일이 아니다. 음악치료사들은 마이크로 레벨에 대한 사정이 잘 훈련되어 있기 때문에 단순히 매크로 레벨에 대한 사정을 수행하는 데 이러한 기술들을 전환하기만 하면 된다.

매크로 사정은 음악치료가 기관에서 서비스하는 고객들뿐만 아니라 기관 자체의 고유한 비즈니스 욕구를 어떻게 충족할 수 있는지를 평가하기 위해 지역사회 또는 기관의 욕구 사정을 활용한다(Kirst-Ashman & Hull, 2001). 욕구 사정은 "프로그램이나 조직의 개선 및 자원 배분에 관한 우선순위 설정과 의사결정을 위해 수행되는 체계적인 절차들의 집합"으로 정의된다. 우선순위는 욕구에 따라 결정된다(Witkin & Altschuld, 1995, p.4). 욕구 사정은 다음과 같은 질문에 대한 답을 찾는다.

- 기관이 해결하고자 하는 욕구는 무엇인가?
- 욕구를 해결하기 위해 현재 어떤 서비스가 가능한가? 서비스 제공에 차이가 있는가?
- 음악치료가 이 차이를 어떻게 채울 수 있는가?
- 청중은 누구인가?
- 청중을 다룰 수 있는 가장 좋은 방법은 무엇인가?

기관 - 지역사회 관계의 전반적인 모습을 평가하고 기관 고유의 욕구를 평가함으로써 음악치료사는 새로운 음악치료 프로그램 시작을 위해 기관에 접근하는 방법을 더 잘 이해할 수 있다.

Neuber(1981)는 의료 사업자와 관련된 지역사회 욕구를 평가하기 위해 고안한 Community Needs Oriented Assessment (CONA)라는 모델을 제안했다. 이 모델을 통해 제공자와 지역사회는 중요한 욕구를 충족시키기 위해 양방향으로 의사소통을 할 수 있었다. CONA 모델은 서비스 소비자와 기관의 관리자 사이의 대화를 이용한다. 일반적으로 지역사회 레벨의 욕구 사정은 도움이 필요한 대상자의 구성원, 서비스 제공자, 지역사회 지도자, 지역사회 주민 및 기타 이해당사자를 포함한 다양한 구성원의 정보를 요구한다(Chow, 2015). 지역사회와 의료 사업자 사이의 이러한 관계는 음악치료사들이 호스피스 및 지역사회 간의 관계를 사정하기 때문에 중요하다. 예를 들어, 지역사회에 음악치료를 교육하고 활성화하면 호스피스 관리자들이 지역사회의 욕구를 인식하고 이후에 음악치료 프로그램을 시작하는 데 마음을 열게 할 수 있다. 자원이 제한된 환경에서는 욕구 사정 결과를 뒷받침하는 경험적 데이터에 대한 요구가 늘고 있다. CONA의 데이터는 우선순위 서비스에 대한 자금의 목표, 불필요하거나 비효율적인 서비스 감소, 중요하고 효과적인 서비스 확대에 사용될 수 있다(Chow, 2015). CONA는 5가지 원칙을 기반으로 한다(Mulroy, 2016).

1. 양한 계층의 가치 참여: 지역사회의 목소리를 추구하면서, 전통적으로 소외되거나 불리한 사람들을 고려하고 갈등을 찾아내는 것이 사정을 강화한다는 것을 깨닫는 것이 중요하다.

2. 여러 방법의 사용: 이것은 모든 데이터가 양적 및 질적으로 가치를 지니고 있다는 생각에 기초한다.
3. 기술요소에 대한 시민의 참여 유도: 조사, 포커스 그룹, 연구 질문, 공개회의에서 타인의 의견을 구한다.
4. 현실적 사정: 지역사회 이해당사자들이 의사결정을 위해 사용 가능한 지식을 원하기 때문에 평가의 현실성을 유지하는 것이 중요하다.
5. 가치 자산조성: 자산 조성 활동은 자원을 끌어들여 지역사회를 강화하는 활동이며, 흔히 지역 계획, 기업가, 마이크로기업, 지역 소유 사업에서 발견된다.

매크로 레벨에서 욕구 사정을 수행하려면 지역사회 – 기관 관계를 평가하고 기관의 비즈니스 욕구를 사정하며, 욕구를 충족하기 위한 혁신적인 프로그램을 고안하고 자금 옵션을 만들기 위한 분석 기술이 필요하다 (Hardina, 2002). 음악치료사는 근본적인 질문을 하기 위해 호스피스 욕구 사정을 수행한다. 음악치료는 어떻게 사업적인 관점에서 호스피스에게 도움을 줄 수 있는가?

경우에 따라서는 호스피스와 지역사회 관계가 좋지 않을 수도 있는데, 아마도 부정적인 홍보나 호스피스가 저지른 실수의 결과일 것이다. 이러한 경우 음악치료사는 호스피스 제공 서비스에 음악치료 프로그램을 추가함으로써 호스피스 서비스가 표준 호스피스 돌봄의 기대치를 넘어서고, 실제로 더 긍정적인 언론을 끌어들여 지역사회의 호스피스 이미지를 재구축하는 데 도움이 될 수 있다고 사정한다. 다른 한편으로 호스피스는 치열한 경쟁자가 있을 수 있는데 음악치료 프로그램을 추가하면 호스피스가 시장에서 더 성공적으로 경쟁하는 데 도움이 될 수 있다. 이러한 것들이 치료사가 매크로 사정을 수행할 때 사정하는 이슈들의 유형이다.

호스피스 사업구조 사정

,

미국 전역의 병원들은 예산의 균형을 맞추면서 말기 질환을 겪고 있는 사람들에게 양질의 치료를 제공해야하는 그들의 사명을 유지하는 데 어려움을 겪고 있다. 호스피스는 말기 환자와 그 가족의 중요한 필요를 충족시키기 위해 전념하면서도, 환자를 계속 돌보기 위해 사업 구조와 계획을 고수해야 한다. 호스피스도 다른 의료 기관과 마찬가지로 서비스에 대해 Medicare, Medicaid 및 제3자 제공자에 의한 급여에 의존한다. 1983년부터 Medicare는 호스피스 돌봄 서비스에 대한 보험급여를 제공해왔다. 연방정부의 지원을 받는 Medicare는 65세 이상의 미국인, 특정 장애 진단을 받은 65세 이하의 사람들, 그리고 말기 신장 질환을 가진 사람들에게 건강 보험을 제공한다. Medicaid는 연방정부와 주정부가 공동으로 후원하며 저소득 시민을 위해 주 정부에서 관리한다(Simpson & Burns, 2004). 민영 보험 회사들은 일반적으로 호스피스 돌봄을 위한 보상을 제공하며, 계약 내용은 호스피스 제공자와 개별 협상으로 정해진다. 일반적으로 이러한 계약은 호스피스 돌봄에 대한 Medicare 보험급여를 반영하지만, 일부 계약은 일반 입원 및 지속적인 돌봄과 같은 더 높은 수준의 돌봄을 위해 사전 허가를 요구할 수 있으며, 이에 대한 제공을 포함하지 않을 수도 있다. 호스피스 환자들의 대다수는 Medicare 수혜자(2012년 85%)이지만, 호스피스 환자들은 전통적으로 환자의 서비스 비용 지불 능력에 관계없이 6개월 이하의 예후 자격 요건을 충족하는 환자들에게 돌봄을 제공한다(NHPCO, 2013). 그러나 각 호스피스에는 자선 돌봄 제공에 관한 자체적인 정책이 있다.

호스피스 보상

CMS (The Centers for Medicare and Medicaid Services)는 일당정액으로 호스피스 돌봄에 대한 보상을 제공한다. Medicaid는 호스피스 돌봄에 대해 Medicare 의 일당정액급여를 반영하며, 대부분의 보험 회사들은 CMS의 호스피스 보상을 그들의 보상에 대한 지침으로 사용한다. 그러나 민간 보험회사들은 경우에 따라 호스피스 서비스를 건당 기준으로 협상하거나, 그들만의 보상 및 검토 절차를 가지고 있는 경우가 많다. 예를 들어, 환자가 30일 동안 호스피스 프로그램에 있을 경우, 호스피스는 30일 동안의 호스피스 돌봄에 대한 보상을 받을 수 있다.

일당정액급여란 환자가 호스피스 프로그램에 참여하고 있는 일수를 기준으로 청구하는 것을 의미한다. 서비스 당 비용을 청구하는 기관에서는 제공하는 각 서비스 별로 급여를 청구하기 때문에 일당정액과 서비스 당 비용 보상은 구조가 다르다. 각 서비스에는 간호사 또는 의료 제공자가 환자를 방문할 때마다 사용하는 의료 장비 또는 의약품의 각 부분에 대해 별도의 청구서가 포함될 수 있다. 일당정액에서는 모든 서비스가 일별 급여 요금에 포함된다. 호스피스 일당정액에는 호스피스 다학제간 팀원들의 방문, 내구형 의료장비(DME), 호스피스 진단과 관련된 의약품이 포함된다. 일당정액은 지리적 비용의 변동을 반영하기 위해 CMS에 의해 조정된다. 예를 들어, 뉴욕시의 보상급여는 Florida Tallahassee의 보상급여보다 높다. 뉴욕시의 의료진의 봉급과 돌봄 제공 비용이 Tallahassee보다 더 높기 때문이다.

CMS는 호스피스 돌봄의 4가지 단계를 제공한다.

1. 일반 가정돌봄: 자신의 집, 보호주거시설 또는 전문 요양시설과 같은 호스피스 환자의 거주지에서 제공된다.
2. 단기 입원돌봄: 간병인이 휴식이 필요할 때, 환자를 전문 요양시설에 5일 동안 입원시킬 수 있으며, 호스피스 혜택에 숙식이 포함된다.
3. 지속적인 가정돌봄: 숙련된 간호가 필요한 임상 증상(예: 조절되지 않는 통증)을 경험하고 있는 환자의 경우, 호스피스 혜택을 통해 증상이 관리될 때까지 하루 최소 8시간에서 최대 24시간 동안 간호사를 가정에 둘 수 있다.
4. 일반 입원: 위의 지속적인 가정돌봄과 동일한 임상 기준이지만, 호스피스에서는 증상이 관리될 때까지 환자를 호스피스 입원병동이나 병원 또는 전문 요양시설에 계약된 입원침상에 배정한다.

이 4가지 단계의 돌봄에 대한 지급은 수준에 따라 다르다. 평균적으로

CMS는 일반 가정돌봄에 약 160$/일, 단기 입원돌봄에 약 145$/일, 지속적인 가정돌봄에 38$/시간, 그리고 일반 입원은 평균 675$/일을 보상한다. CMS가 보상급여를 결정할 때는 이처럼 다양한 수준의 돌봄을 받는 환자들의 돌봄 비용이 계산된다. 호스피스 보조금에 대한 최근 변경사항은 첫 날과 마지막 날 동안 더 높은 비율로 보상하고 중간에 있는 날에 대해서는 더 낮은 비율로 보상하는 것이다. 호스피스에 머무는 동안 환자를 돌보는 비용이 시작과 끝에는 중간보다 더 높다고 여겨진다. 또한 호스피스에서 6개월 이하의 예후를 가진 환자들을 돌보고 장기 체류 환자들을 막기위한 장려책이다. 호스피스는 입원 시점과 약 90일 마다 재인증을 통해 환자의 자격을 확인해야 한다. 또한 CMS는 생애 마지막 7일 동안의 간호 및 사회복지 방문을 위한 Service Intensity Add on(SIA)을 제공한다. CBMT, AMTA, NHPCO는 여기에서 제공하는 서비스와 이에 상응하는 생애 마지막 7일 동안의 방문에 대한 정부의 Hospice Compare 웹사이트 내 공개 보고에 음악치료를 포함시키기 위해 CMS에 로비를 하고 있다.

일당정액은 호스피스에서 서비스를 제공하는 다양한 환자 그룹에 대한 진료 제공 비용의 균형을 맞추기 위한 것이다. 호스피스 프로그램의 일부 환자들은 많은 서비스를 이용하는 반면, 적은 서비스를 이용하는 환자들도 있을 것이다. 제한적인 지원 시스템에서 에이즈에 호스피스 진단을 받은 혼자 사는 환자는 호스피스 다학제 팀 구성원들의 방문이 매일 필요할 수 있다. 기회 감염은 에이즈 호스피스 진단과 관련이 있기 때문에, 이 환자가 필요로 하는 대부분의 약물들은 호스피스에서 제공될 것이다. 그 약들은 호스피스 진단과 관련이 있을 것이기 때문이다. 환자의 제한적인 지원 시스템, 다수 인원에 의한 서비스 필요, 그리고 에이즈와 관련된 증상 조절에 필요한 다수의 약품 때문에, 이 환자는 기관에 환급된 일당정액급여보다 더 많은 호스피스 관련 서비스를 소비할 것이다.

반면, 일부 환자들은 제한적인 호스피스 서비스를 필요로 한다. 배우자로부터 가정에서 돌봄을 받고 있는 치매 진단 환자를 예로 들어보자. 일부 성장한 자녀들도 교대로 환자를 돌볼 것이다. 그 가족은 극도로 사생활을 중시하고 의학적으로 필요할 때를 제외하고는 외부로부터 도움을 거부한다. 따라서 그들은 매주 1회의 간호사 방문과 2회의 가정 의료 보조원 방문만을 원한다. 그들은 호스피스에서 제공하는 다른 모든 사람들의 서비스를 거부한다. 호스피스 진단이 치매이기 때문에, 돌봄에 필요한 약품이 거의 없을 수도 있다. 이 환자는 호스피스로부터 훨씬 적은 서비스를 소비할 것이다. 하지만 호스피스는 훨씬 더 많은 서비스를 소비한 환자와 마찬가지로 CMS로부터 동일한 일당정액을 받을 것이다.

이상적으로 보면 호스피스 인구조사는 균형 잡힌 환자 수를 반영하며, 일당정액은 호스피스가 돌봄 제공 비용을 보장하게 한다. 하지만 불행하게도 일당정액이 항상 호스피스 돌봄의 전체 비용을 포함하지는 않는다. 그 차이를 보충하기 위해 비영리 호스피스들은 지속적인 돌봄 제공을 위해 기금을 모금 하고, 보조금을 신청하고, 자선 기부에 의존한다.

문제는 남아있다. 음악치료는 호스피스 돌봄에서 보상받을 수 있는가? Medicare인증 호스피스는 다학제간 돌봄 접근방식으로 말기 환자와 그 가족에게 서비스를 제공해야 한다. CMS는 호스피스 다학제 팀의 구성에 의사, 간호사, 가정 의료 보조원, 상담사, 목회 돌봄, 그리고 부가적인 요법들을 포함할 것을 요구한다. 팀은 호스피스에서 상담자의 역할을 채우기 위해 정신 건강 상담사나 사회복지사를 자유롭게 고용할 수 있고, 그들이 원하는 목회 돌봄 제공자(예: 랍비, 성직자, 주술사)를 고용할 수 있다는 점에서 융통성이 있다. 보조 요법은 직업치료, 언어치료, 물리치료 등을 포함하지만 창조적 예술치료사나 마사지치료사와 같은 다른 요법도 포함할 수 있다. 따라서 음악치료는 의료진들로 구성된 다학제간 팀에 포함된 서비스로 일당정액 보상을 받을 수 있다. 불행하게도 호스피스가 CMS에 서비스 당 비용을 함께 청구할 수 없기 때문에, 호스피스에서 음악치료 서비스를 제공하든 그렇지 않든 간에 CMS로부터 동일한 일당정액 금액을 보상받게 된다. 민간 보험 회사들은 때때로 음악치료 서비스 제공이 포함될 수 있는 서비스 당 비용을 협상하기도 한다. 그러나 이러한 유형의 보상은 호스피스 돌봄을 받는 대부분의 환자들이 Medicare 및/또는 Medicaid 자격이 있기 때문에 호스피스 서비스 전체 보상의 작은 부분만을 반영한다.

호스피스 사업 구조와 세금 지위

,

호스피스는 비영리 세금 구조를 가질 수도 있고 그렇지 않을 수도 있다. 어떤 호스피스들은 주, 지역 또는 전국에 서비스하는 민간 기업의 일부분이다. 이 회사들은 보통 영리 목적의 세금 구조를 가지고 있다. 그에 비해 비영리 세금 구조를 갖는 호스피스들은 일반적으로 민간 또는 지역사회 기반이며, 주 내에서 지정된 지역사회에만 서비스한다. 지역사회는 하나 또는 두 개의 카운티로 제한될 수도 있고, 특히 시골 지역이라면 여러 카운티를 포함할 수도 있다. 세금 구조는 음악치료사에게 중요한 사업 측면이다. 왜냐하면 비영리 호스피스만이 자선 기부를 받을 수 있기 때문이다. 많은 음악치료 프로그램들이 자선 기부를 통해 호스피스 돌봄에서 자금을 지원받을 수 있다. 비영리 호스피스도 특별 모금행사를 통해 자금을 조달할 수 있고, 민간 기부도 받을 수 있다. 또한, 그들은 비영리 또는 501(c)3 IRS 세금 지위의 기준에 포함되어 있는 많은 보조금들을 받을 자격이 있다. 그런 호스피스들은 United Way 펀드의 수혜자가 될 수도 있다.

그러나 영리 세금 지위를 가진 호스피스들은 특별 자선행사를 통해 민간 기부를 받거나 기금을 모금하는 것이 허용되지 않는다. 결과적으로 많은 보조금이 비영리 지위를 요구하기 때문에 이들은 보조금 신청이 종종 제한된다. 영리 목적의 호스피스 재단은 비영리적 호스피스 재단과 연계되는 경우가 많다. 이들 재단은 비영리 501(c)3의 세금 지위를 갖고 있으며 민간 기부를 받을 수 있다. 또한, 대부분 영리 목적의 호스피스와 느슨하게 연결되어 있기 때문에, 기금을 수여하는 데 비영리 지위를 요구하지 않는다. 대신에 영리 목적 호스피스는 비영리 호스피스 재단의 보조금을 신청하고 받을 수 있다.

호스피스 돌봄에 영향을 미치는 또 다른 중요한 비즈니스 관련 문제는 Certificate of Need (CON)이다. CON이 필요한 지역에서 호스피스를 열기 위해서는 지역사회에 호스피스 돌봄의 필요성이 입증되어야 한다. 현재 미국에는 호스피스 돌봄에 CON을 요구하는 하는 12개의 주가 있다. Arkansas, Florida, Hawaii, Kentucky, Maryland, New York, North Carolina, Rhode Island, Tennessee, Vermont, Washington 그리고 West

Virginia 이다. 다른 주에서는 CON을 필요로 하지 않는다. 예를 들어 한 회사가 Florida 북동부 지역사회에 새로운 호스피스를 열기를 원한다면, 해당 지역사회에 서비스하기 위한 또 다른 호스피스의 필요성을 결정하는 그 주의 기준을 사용해야 할 것이다. 각 주는 필요를 결정하는 자체적인 공식을 제공한다. CON을 요구하는 주에서는 호스피스 수가 적으며, 그 호스피스들은 보통 일일 평균 환자(Average Daily Census, ADC)가 더 많다. ADC는 매일 호스피스에서 서비스하는 총 환자의 수다. 이 숫자는 보통 월별 또는 분기별로 평균을 낸다. 비영리 호스피스에서 ADC는 종종 연간 평균을 내고 기관과 관련된 다른 데이터와 함께 지역사회 보고서 카드에 포함된다. CON을 필요로 하지 않는 주에는 보통 호스피스들이 더 많이 있다. 결과적으로 더 많은 호스피스들이 같은 환자 인구를 두고 경쟁하기 때문에 이들 호스피스들의 ADC는 주로 더 적다.

CON이 있는 주의 호스피스들은 각자 지정된 지역에서 서비스를 하기 때문에 보통은 서로 경쟁이 적은 편이다. 호스피스의 지리적 서비스 영역이 거의 겹치지 않는 New York 주의 대부분이 이에 해당된다. 그러나 다른 주에서는 CON이 있음에도 동일한 지역에 있는 호스피스 간의 경쟁 가능성이 있다. 최근 몇 년 동안 동일한 지역에서 서비스 하는 여러 호스피스에 CON이 부여된 Florida에 있는 많은 카운티들이 이러한 경우이다. 이와 같은 상황에서는 CON이 있는 주 내의 호스피스들 사이에서도 경쟁이 있다.

호스피스 돌봄에 CON이 필요하지 않은 주에서는 호스피스 간의 경쟁이 치열할 수 있다. 예를 들어, 1995년 Chicago와 주변 교외에는 같은 인구를 대상으로 서비스를 제공하는 98개의 호스피스들이 있었다. Illinois는 CON을 필요로 하지 않는 주들 중 하나이다. 따라서 단체, 개인, 그리고 기업들은 그 주에서 호스피스 기관을 쉽게 열 수 있다. 이것은 CON을 요구하지 않는 모든 주에 적용된다. 거의 100개의 기관들이 같은 환자 인구를 위해 경쟁하는 환경이라면 경쟁이 엄청날 수 있다. 서로 간의 경쟁 외에도, 종종 가정 의료 기관 및 병원 기반 완화의료 프로그램과도 경쟁한다. 기본적으로 이러한 모든 호스피스(Medicare 인증기관이라면)는 최소한의 서비스(간호 돌봄, DME, 의약품, 상담, 영적 돌봄, 자원봉사 서비스 등)를 동일하게 제공해야 한다. 이러한 환경에서는 한 호스피스가 다른 호스피스와 차별화를 목적으로 의사, 퇴원 계획자, 보험 사례 관리자와 같은 자원을 의뢰하기 어렵다. 따라서 호스피스들은 더 많은 의뢰를 끌어들일 수 있는 독특한 서비스를 제공하여 다른 호스피스와의 차별화를 시도한다.

CON이 필요한 주에서는 주정부가 다른 호스피스에게 동일한 지역에 서비스를 제공하도록 허용한 경우 호스피스 경쟁이 발생할 수 있다. 그러나 경쟁은 다른 원인에서도 나올 수 있다. 호스피스 돌봄의 주요 경쟁자 중 하나는 가정 의료 기관이다. 가정 의료는 말기 돌봄을 위한 것이 아니지만, 가정 의료 기관의 간호사들은 종종 환자와 유대감을 형성한다. 이러한 환자들은 호스피스 돌봄으로 옮겨가서 새로운 의료진들과 관계를 맺는 것을 꺼릴 수 있다. 가정 의료 기관들은 호스피스 돌봄과 같은 서비스를 제공하지 않는다. 대부분의 경우 가정 의료는 전문 간호 돌봄, 가정 의료 보조원 및 내구형 의료 장비로 제한된다. 호스피스는 이러한 서비스 외에도 상담사, 영적 돌봄 제공자, 자원봉사자, 음악치료사를 통해 심리사회적 지지를 제공한다.

병원 역시 호스피스 돌봄의 경쟁 원인이 될 수 있다. 병원에서 완화의료 병동이 확장됨에 따라, 이 병동은 호스피스 돌봄 서비스를 선택했을 수도 있는 환자들에게 증상 관리를 제공한다. 또한 일부 의사들은 여전히 호스피스 철학과 사명을 인정하지 않고 있으며, 자신의 편견으로 인해 환자들을 호스피스 돌봄에 의뢰하는 것을 피할 수도 있다. 그러나 일부 지역사회에서는 가정 의료 기관, 병원 및 의사들이 호스피스 돌봄과 잘 협업하고 있으며 예후가 타당한 경우 환자들을 적극적으로 호스피스에 의뢰한다.

1983년 Medicare Hospice Benefit의 시작 당시 소수에 불과했던 호스피스 기관이 오늘날 6,000개 이상으로 급격히 성장했지만, 호스피스 돌봄에 CON을 요구하는 12개 주에서는 기관의 수에 따라 성장을 통제하고 있다. CON 요건이 없는 주들은 매년 새로운 기업이 출현하며 사업자의 수가 증가했다. 호스피스의 수가 가장 많은 주는 Georgia, Alabama, Louisiana, Mississippi, Texas, California, Pennsylvania, Ohio, Oklahoma 그리고 Utah 등이다. 이 주들은 2012년에 110개~376개의 호스피스가 있다고 보고했다. 이 수치들은 오늘날에는 현저히 증가했을 것이다. 그 밖의 호스피스의 수가 많은 주로는 Illinois, Michigan, Indiana, Missouri, Arizona, Colorado, Kansas, Arkansas, New Jersey, Massachusetts, Connecticut, Virginia, North Carolina, South Carolina 등이 있다. 가장 적은 주들은 인구가 적은 Montana, Alaska and Hawaii 이다. 또한 CON을 요구하는 주는 그렇지 않은 주보다 훨씬 적다(NHPCO, 2013).

호스피스는 세금 지위와 해당 주에서의 CON 요건을 넘어 다양한 방법으로 구조화 될 수 있다. 호스피스 돌봄의 가장 흔한 구조 중 하나는 지역사회 기반의 가정돌봄 호스피스 프로그램이다. 이러한 호스피스들은 국가기업이나 병원 대기업으로부터 독립적이고, 주로 비영리적 세금 지위가 많으며, 다양한 지역사회 지도자로 구성된 이사회에 의해 조정된다. 그들은 일반적으로 행정 사무소를 가지고 있지만, 돌봄은 환자의 개인 거주지, 요양원, 요양시설, 보호주거시설 또는 지역 병원에서 제공한다. 돌봄의 조정은 보통 한 달에 두 번 다학제간 팀과 의사가 만나 각 환자에 대해 의논하는 행정실에서 이루어진다. 사별가족 그룹은 전형적으로 이런 형태의 가정 돌봄 호스피스 프로그램의 행정실에서 제공되지만, 호스피스가 사별가족 그룹을 지역사회 센터, 학교, 교회, 회당 또는 사원 등 위성지역에서 제공하는 것은 드문 일이 아니다. 행정 업무는 본사에서 조정되며 금융, 마케팅 또는 홍보 분야의 전문가 서비스를 포함한다.

　이러한 형태의 호스피스들이 성장하고 ADC가 증가함에 따라, 병원 기반 또는 독립 입원형 호스피스 병동을 개원할 수 있다. 가정돌봄 호스피스 프로그램은 병원 환경에서 입원형 호스피스 서비스를 제공하기 위해 병원과 공동 노력을 조성하는 계약을 체결할 수 있다. 이러한 병원 기반 입원형 호스피스 병동은 흔히 일반적인 병원 현장을 개조하여 보다 가정적인 환경으로 설계된다. 침실은 2인실 보다는 1인실인 경우가 많으며 따뜻한 색, 그림, 퀼트 및 기타 집과 비슷한 모양으로 장식되어 있다. 가족들이 종종 장기간의 방문을 위해 머물기 때문에, 이 병동들은 부엌이나 생활공간, 심지어는 어린이들을 위한 놀이 공간 등을 제공하기도 한다. 병원 기반 입원형 호스피스 병동 외에, 호스피스에는 독립 입원형 호스피스 병동이나 호스피스 하우스를 지을 수 있다. 이 건물들은 사실 상 병원처럼 보이기보다는 가정처럼 보이도록 설계되어 있다. 침대가 6개 또는 8개 정도 되는 비교적 작은 병동일 수도 있고, 침대가 30개 이상인 꽤 큰 병동일 수도 있다. 이러한 독립 시설들은 병원 기반 병동과 비슷하게 가족이나 사랑하는 사람들에게 물리적인 공간을 제공하고 심지어 호스피스 프로그램의 사별실을 제공하기도 한다. 호스피스 행정 사무소는 같은 건물(예: 다른 층)이나 별도의 건물에 위치할 수 있다.

환자들이 입원형 호스피스 돌봄을 받을 때, 그 호스피스도 일당정액급여가 지급된다. 그러나 입원 의료비가 가정 기반 돌봄보다 더 비싸기 때문에 이 일당정액은 입원환자 상태에 맞게 조정된다. 입원 돌봄 일당정액급여는 가정돌봄 일당정액과 비슷하게 지역사회에 따라 다르지만, 일반적으로 가정 기반 돌봄보다 입원 돌봄이 4-5배 더 높다. 입원형 호스피스 병동에 들어간 대부분의 환자들은 짧은 기간 동안만 입원 하며, 가정환경에서는 통제할 수 없는 증상(즉, 오심과 구토, 통증, 숨가쁨)으로 인해 입원할 수 있다. 일단 증상이 적절하게 관리되면 환자는 퇴원하여 다시 가정환경으로 돌아간다. 환자들은 또한 간병인이 쇠약해지거나 다른 가정 관련 문제(예: 난방이나 냉방, 전염병 등)와 같은 심리사회적 응급상황으로 인해 입원형 호스피스 병동에 입원할 수 있다. 일단 심리사회적 문제가 해결되면 환자는 가정형 호스피스 돌봄이 있는 집으로 퇴원한다. 환자가 입원형 호스피스 병동에 입원할 수 있는 또 다른 이유는 말기 동요나 임종 진행 상태이다. 대부분의 환자들은 집에서 임종하는 것을 선호하지만, 일부 환자들은 호스피스 병동에서 마지막 시간을 보내는 것을 선택한다. 이는 어린 아이들과 같은 집안의 가족 구성원들의 두려움이나 걱정 때문일 수 있다. 또는 심한 출혈이나 삶의 마지막 순간의 말기 동요와 같이 입원 환경에서 더 잘 관리할 수 있는 예상되는 문제들 때문일 수 있다.

지역사회 기반의 가정돌봄 호스피스 외에도, 국영 기업들이 미국 전역의 다양한 지역사회에 서비스를 제공하는 호스피스를 소유하고 있는 경우도 있다. 이러한 기업들은 호스피스 프로그램만 소유하거나 요양원, 가정

의료 기관, 병원 또는 의료 장비 회사와 같은 다른 의료 프로그램을 소유할 수 있다. 이 기업들은 보통 세금 구조가 영리목적형이며 기업 경영진들에게 보고한다. 이들 기업 대부분은 Medicare 인증을 받았으며, 따라서 비영리 호스피스에서 제공하는 것과 동일한 기본적인 호스피스 서비스를 제공해야 한다. 기업 본부는 중앙에 위치할 수 있지만, 지사들은 주로 지정된 범위 내에서 자신들의 예산을 통제할 수 있다. 과거 이 회사들은 음악치료가 Medicare 요구항목이 아니었기 때문에 음악치료 서비스를 활용하지 않았다. 필요하지 않은 서비스에 추가 비용을 지출하는 것은 분명 수익을 감소시킨다. 하지만 최근 몇 년 동안, 이 회사들은 특히 경쟁이 심한 환경에서 음악치료가 호스피스에 기여하는 마케팅 파워를 인정하면서 음악치료사를 고용하기 시작했다.

마지막으로 병원과 병원 컨소시엄이 호스피스 프로그램을 소유할 수 있다. 병원의 모회사가 소유하고 있는 가정 의료 기관과 마찬가지로 호스피스도 모회사의 자회사다. 이러한 병원 소유의 호스피스들은 종종 다른 호스피스들과 동일한 기본 서비스를 제공하며, 환자의 집, 요양원, 보호주거 시설 및 그들이 소속된 병원 내에서 임상 돌봄을 제공한다. 이러한 호스피스를 위한 행정 사무실은 병원 내 또는 근처의 위성 사무소에 위치하는 경우가 많다. 일반적으로 부사장은 이러한 호스피스를 총괄하고 병원의 사장 및 이사회 또는 다른 기업 경영진들에게 보고한다. 이 프로그램들은 그 세금 구조가 영리적이거나 비영리적일 수 있다. 병원 산하 호스피스 프로그램에 고용된 음악치료사는 해당 호스피스 프로그램과 병원 세팅의 다른 영역 모두에서 일할 수 있다.

호스피스 인증 및 인가

,

CMS로부터 보상을 받으려면 호스피스는 Medicare 인증을 받은 호스피스여야 한다. 이는 호스피스가 의료서비스의 제공과 관련하여 Medicare에 규정된 지침을 준수해야 함을 의미한다. 여기에는 다학제간 팀 구성과 내구형 의료장비 및 호스피스 진단 관련 의약품 제공이 포함된다. Medicare 규정에서 정한 지침을 충족하는 것 외에도, 호스피스에서는 모든 Department of Health(보건부, DOH) 규정, Health Insurance and Portability and Accountability Act(의료정보보호법) 및 기타 모든 지역, 주 및 연방법을 준수해야 한다.

또한, 호스피스는 의료 기관에 의한 인가를 선택할 수 있다. 가장 일반적인 두 개의 인증기관은 Joint Commission on Accreditation of Healthcare Organizations (JCAHO)와 Community Health Accreditation Program (CHAP)이다. 두 가지 모두 호스피스에 대한 돌봄 기준을 설정하고 서비스에 대한 현장 평가를 제공한다. 비록 두 가지 모두 음악치료에 특정한 표준은 없지만, 돌봄 표준은 여러 분야를 넘나들며 정책과 절차, 적절한 프로토콜, 보편적 예방 조치의 사용과 같은 문제를 포함한다. 전형적으로 JCAHO 인가는 CHAP 인가보다 더 비싸다. 그러나 두 가지 모두 관련 비용이 있다.

호스피스가 JCAHO나 CHAP의 인가를 받았는지 여부는 호스피스 사업 평가의 중요한 측면이다. 인가 과정에 필요한 자금을 조달할 만큼 충분한 비즈니스를 발전시키고 개발한 호스피스는 대부분 인가를 받게 된다. 작은 풀뿌리 호스피스들은 대기업과 제휴하지 않는 한 거의 인정받지 못한다.

인증기관은 아니지만, NHPCO는 전문 회원기관이다. 호스피스는 NHPCO의 회원일 수 있으며, 회원인 경우 NHPCO 웹 페이지에 등록될 것이다. 회원들은 교육 정보를 받고 웹 컨퍼런스에 접속할 수 있으며, NHPCO가 주최하는 전국 컨퍼런스에 대한 정보도 얻을 수 있다. 또한 NHPCO는 국가 차원의 호스피스 돌봄을 옹호하며 대중에게 호스피스 완화의료에 대한 많은 교육을 제공한다.

호스피스가 NHPCO의 회원인지 아닌지도 중요한 평가 대상일 수 있다. 인가의 경우처럼, 작은 풀뿌리 호스피스에서는 회원 가입비를 감당할 수 없을 수 있다. 심지어 큰 호스피스도 회비를 지불하지 않는 편을 선택할 수 있다. 그러나 만약 호스피스가 NHPCO의 회원이라면, 이는 호스피스가 진행 중인 교육에 전념하고 있음을 보여주는 것일 수 있다. NHPCO 외에도, 대부분의 주들은 주 기반의 호스피스 완화의료 기관을 가지고 있다. 이러한 주 기반 기관들은 NHPCO와 유사한 기능을 하지만 주 차원에서 하는 것이다.

표적 의료검토

,

지난 10년간 호스피스는 Office of the Inspector General(감찰감실, OIG)과 CMS에 의해 면밀히 조사되어 왔다. 그 결과로 일부 호스피스에는 표적 의료검토(TMR)가 실시되었다. TMR에서 CMS는 특정 호스피스에서 서비스하는 무작위 수의 환자와 관련된 모든 의료 문서를 요구한다. 그들은 입원 사례, 요양원 사례 또는 가정돌봄 사례만 선택적으로 검토할 수 있다. 그들은 또한 모든 사례에 대해 무작위 표본 추출을 요청할 수 있다. 호스피스 서비스를 받기 위해서는 환자가 6개월 이하의 예후가 있어야 하며, 이 예후는 두 명의 의사가 증명해야 한다. 사망과 임종 궤도를 예측하는 것이 어렵기 때문에 CMS는 호스피스 돌봄을 위한 인증 기간을 두었다. 기본적으로 환자를 지정된 기간(처음 30일, 그 다음 매 60일 등)에 검토하여 의료적으로 호스피스 서비스에 적합한 상태인지를 확인해야 한다. 만약 환자가 안정되면 6개월 이하의 예후 요건을 더 이상 충족하지 못하기 때문에 호스피스 돌봄에서 퇴원한다. 호스피스에서 6개월보다 훨씬 더 오랫동안 환자에게 서비스를 제공한 경우, CMS는 이를 Medicare 사기 가능성이 있는 사례로 간주한다.

따라서, 연방 의료비용을 더 잘 활용하기 위해 CMS는 호스피스 기관이 지침에 따라 돌봄을 제공하고 Medicare 호스피스 보조금을 남용하지 않도록 하기 위해 TMR을 시행한다. TMR이 진행되는 동안에도 환자 돌봄은 계속되지만 검토 기간 동안에는 보상금이 지급되지 않는다. 만약 CMS에서 기준을 충족하지 못한 것으로 판단하면 호스피스 서비스에 대한 비용 지불을 거부할 수 있다. CMS는 이미 지급된 서비스 보상에 대한 환급금을 요구할 수도 있다. 이는 이미 제공된 서비스에 대한 비용을 지불하고도 그에 대한 보상을 받지 못할 수 있기 때문에 호스피스에게 재정적 부담을 야기한다. 게다가, OIG는 과거에 호스피스를 Medicare 사기로 기소하는데 관여해왔다. 결과적으로 대부분의 호스피스들은 의학적으로 돌봄에 적합한 환자들에게 서비스하고 있음을 보장하기 위해 빈틈없이 살피고 있다.

TMR 과정은 음악치료사에게 중요한 의미를 가진다. 첫째, 호스피스에서 TMR을 성공적으로 받지 못한 경우 기관은 재정적인 부담을 겪을 수 있다. 이러한 상황을 평가하는 것은 음악치료 프로그램의 홍보시기를 선택하는 데 유용하다. 만약 호스피스가 TMR의 결과로 최근에 제공한 서비스의 10-20%를 지불받지 못했거나, CMS가 지불한 금액을 반환해야 한다면, 그 시점에는 혁신적인 프로그램을 위한 자금의 여유가 없을 것이다. 그러나 추후 재정적 손실을 회복하게 되면 추가 프로그램에 자금을 댈 수 있을 것이다.

호스피스에 이미 음악치료 프로그램이 있다면, 음악치료사는 음악치료 세션을 주의 깊게 문서화함으로써 호스피스가 TMR이나 다른 감사(즉, CMS, JCAHO, DOH)를 성공적으로 받도록 도울 수 있다. 현재 진행 중인 음악치료 세션을 문서화할 때 위험 요소 중 하나는 치료사들이 음악치료 중재의 긍정적인 결과만을 기록할 수 있는 가능성이다. 이 역시 중요하지만 치료사는 환자에게서 호스피스 진단과 관련하여 관찰된 감퇴를 기록해야 한다. TMR 동안 환자가 호스피스 프로그램에 적합했으나 의료진의 문서는 이를 반영하지 못했던 사례들이 있어왔다. 환자의 의료기록이 환자가 어떻게 노래를 부르고, 노래를 선택하고, 회상하며, 간호사의 손을 잡고,

자원 봉사자와 교제하고, 사회 복지사와 재정적인 문제를 의논했었는지 만 보여준다면, 그것은 죽어가는 환자를 묘사하지 못한다. 따라서 의료진은 중재의 긍정적인 결과와 죽음이 가까워지는 환자의 점진적인 감퇴를 모두 기록해야 한다. 이전의 세션에서는 몇 구절을 부를 수 있었던 폐암 환자가 이번 주에는 숨이 가빠서 좋아하는 노래의 한 구절만 부를 수 있었다는 것을 음악치료사가 관찰하고 기록하는 것이 중요할 것이다. 이와 같은 관찰은 TMR을 성공적으로 하는데 도움이 된다. 음악치료사를 고용한 한 호스피스에서 감사가 진행되는 동안, 심사관이 관리자에게 말했다. "만약 간호사들이 음악치료사들처럼 문서화할 수 있다면, 당신들은 괜찮을 겁니다." 물론 이 같은 진술은 음악치료 프로그램에 좋은 징조이다.

호스피스 매크로 사정

,

음악치료 프로그램을 추가하는 것이 호스피스 사업상의 필요를 충족시킬 수 있는지 분석하기 위해서 치료사는 우선 호스피스 매크로 사정을 완료해야 한다. 일단 치료사가 호스피스 돌봄 사업에 영향을 미치는 다양한 사업구조와 일반적인 문제들을 이해하게 되면, 음악치료 프로그램을 시작하기 위해 접근하려는 호스피스에 대해 다음과 같은 문제들을 사정할 필요가 있다.

- 주(州)에서 CON이 필요한가?

- 같은 지역에 서비스를 제공하는 호스피스 수는?

- 호스피스의 경쟁 기관은?

- 시장 경쟁이 얼마나 치열한가?

- 호스피스가 Medicare 인증기관인가?

- 호스피스의 규모: ADC는 얼마인가?

- 호스피스 직원은 몇 명인가?

- 입원치료시설 있나? 독립 병동인가? 아니면 병원인가?

- 호스피스는 국영 기업의 일부인가, 아니면 다른 기업의 소유인가, 아니면 독립인가?

- 세금 구조: 영리인가 비영리인가?

- United Way 자금 지원을 받고 있는가?

- 다른 자선 기부는 무엇인가 – 주요 자선가가 참여하고 있는가?

- 지역사회와 호스피스 관계는?

- 기관은 얼마나 안정적인가? – 운영 기간, 최근 발생한 문제

- 호스피스가 JCAHO, CHAP의 인가를 받았는가? 또는 기타 의료 인증기관이 인가했는가?

- 최근에 TMR이 있었나? 얼마나 성공적이었나?

- 매크로 사정에서 치료사가 답해야 하는 가장 중요한 질문은 다음과 같다. 음악치료는 어떻게 사업적인 관점에서 호스피스에게 도움을 줄 수 있는가?

호스피스가 음악치료 프로그램을 시작할 수 있는지 여부를 사정하는 공식은 없다. 하지만 앞서 언급한 질문에 대한 답변은 치료사가 새로운 프로그램을 도입할 수 있는 자원을 가질 가능성이 높은 호스피스를 선택하는 데 도움이 될 수 있다. 소규모 호스피스에서는 정규 음악치료 프로그램을 이용할 여유가 거의 없다. 경험에 따르면 일단 호스피스 ADC가 100에 도달하면 100에 못 미치는 경우보다 음악치료 프로그램에 자금을 댈 수 있는 자원을 가질 가능성이 훨씬 더 높다고 한다. 이는 이 ADC 수준에서 수익이 발생하기 시작할 수 있으며, 비영리 호스피스에서는 일반적으로 이 정도 이익에서 추가 프로그램을 제공한다. 물론 항상 그러한 것은 아니다. 경쟁을 해야 하는 호스피스들은 경쟁이 훨씬 덜한 호스피스들보다 혁신적인 프로그램을 제공할 가능성이 더 높을 수 있다. 호스피스가 음악치료와 같은 새로운 프로그램을 시행할 수 있는지, 또는 시행할지에 영향을 미치는 수많은 변수들이 있지만 위와 같은 문제들은 유용한 지침이 될 수 있다. 다음의 사례들은 호스피스 다양성과 음악치료가 기관들의 비즈니스 요구를 충족시키는 다양한 방법을 보여준다. 이것들은 음악치료 프로그램을 시행하고 지속시켜 온 호스피스들의 실제 사례들이다.

비즈니스 사례

,

사례 I : 첫 번째 정규 호스피스 음악치료 일자리

이 호스피스는 CON을 필요로 하지 않는 주에서 대도시와 교외 지역에 서비스를 했다. 그 결과 동일한 지리적 위치에 서비스를 제공하는 50개 이상의 호스피스가 있었으며, 각 호스피스에서는 기본적으로 Medicare 규정에 따른 동일한 서비스를 제공했다. 그 호스피스는 개인 소유이며 영리 목적의 세금 지위였다. 결과적으로 그 기관은 자선 기부를 받아들이는 것이 허용되지 않았다. 이 호스피스는 병원과 입원 호스피스 침상 계약을 맺고는 있었지만, 주로 가정돌봄 호스피스 프로그램이었으며, 이 지역 전역에 걸쳐 환자들의 집과 요양원에서 서비스를 했다. 음악치료 프로그램이 시작되기 전에, ADC는 98이었고 호스피스 관리자는 이 치열한 경쟁 환경에서 호스피스 마케팅 방법을 찾고 있었다.

한 호스피스 컨퍼런스에서 호스피스 간호사 한 명이 음악치료사가 발표하는 임상 프레젠테이션에 참석했다. 그녀는 이 정보를 그녀의 호스피스 관리자에게 전했다. 이 지역의 어떤 다른 호스피스도 음악치료를 제공하지 않았기 때문에, 관리자는 음악치료 프로그램을 시작하는 것이 마케팅의 관점에서 호스피스에게 도움이 될 것이라고 생각하기 시작했다. 이 관리자는 말기 돌봄 커뮤니티에서 틈새시장을 찾고 있었기 때문에 음악치료 프로그램을 만드는 것이 이러한 노력에 도움이 될 것이라고 생각했다. 이후 그녀는 AMTA에 연락을 했고, AMTA를 통해 구인 광고를 냈다. 몇 달 뒤 그녀는 이 프로그램을 만들고 실행하기 위해 정규 음악치료사를 고용했다.

임상 음악치료 프로그램이 자리를 잡자, 관리자는 음악치료사에게 호스피스 홍보를 위해 마케팅 전문가들과 협업할 것을 요청했다. 음악치료사는 매주 지역사회 어딘가에서 현장 서비스를 제공하고 호스피스 음악치료에 대한 정기적인 프레젠테이션을 했다. 이 프레젠테이션들은 환자의 이야기들로 채워졌고, 또한 청중들에게 실제 음악치료 경험의 느낌을 주기 위해 라이브 음악을 활용했다. 마케팅 활동이 활발했고 치료사가 마케팅 전문가들과 함께 했기 때문에, 이 호스피스는 현지에서 '노래하는 호스피스'로 알려지게 되었다. 사실상 모든 현장 서비스를 한 뒤, 그 호스피스는 여러 명의 환자들로부터 의뢰를 받았다. 음악치료 프로그램을 시행한 이듬해 호스피스 ADC는 두 배가 되었다. 관리자는 ADC의 증가가 음악치료 프로그램을 추가한 결과라고 보았다. 첫 해에 관리자는 의뢰 받은 환자의 임상적 필요를 충족시키기 위해 정규 음악치료사 한 명을 추가로 고용했다. 이 관리자는 어떻게 음악치료를 할 여유가 있었느냐는 질문을 받은 적이 있었는데 "음악치료를 하지 않을 여유가 없었어요!"라고 대답했다고 한다.

#음악치료는 어떻게 사업적인 관점에서 호스피스에게 도움을 주었는가?
　음악치료는 호스피스가 경쟁상대 대비 마케팅 우위를 점할 수 있도록 했고, ADC를 증가시키는데 기여했으며, 결과적으로 수익을 증가시켰다.

사례 II: 비영리, CON 지역사회 호스피스에서의 음악치료

이 호스피스는 CON 요건이 있는 주에 위치한 지역사회 기반의 대형 비영리 기관이었다. CON 때문에 그 주에는 적은 수의 대형 호스피스들이 있었다. 이 호스피스는 같은 지역에 CON을 가진 다른 호스피스와 경쟁했다.

이 호스피스는 또한 말기 환자들을 위한 가정 의료 기관과 같은 다른 서비스 제공자들과 경쟁했다. 그 지역사회는 수백 명의 자원 봉사자들과 많은 자선가의 참여로 호스피스가 꽤 활발한 곳이었다. 대부분의 환자들이 가정 돌봄 호스피스 프로그램 서비스를 받았지만, 이 호스피스에는 지역 병원과의 계약을 통해 호스피스 입원 침상이 있었을 뿐만 아니라 독립 호스피스 병동도 소유하고 있었다. 그들은 또한 지역 요양원, 노인 생활 공동체, 보호주거시설의 환자들에게 서비스했다. 호스피스에는 전통적인 호스피스 프로그램 외에도 호스피스 환자의 가족뿐만 아니라, 사랑하는 사람들이 호스피스 프로그램 서비스를 받지 못했던 지역사회 구성원들을 위한 사별 센터가 마련되어 있었다.

음악치료사는 호스피스에 전화를 걸어 음악치료 프로그램을 시작하는 것에 대해 문의했고 심리사회 코디네이터에게 연결 되었다. 이 사람은 해당 부서와 사별 센터를 담당했다. 코디네이터는 임상적인 관점에서 음악치료를 받아들이고 있었지만, 회계연도가 이미 시작되었기 때문에 호스피스 음악치료 프로그램에 사용할 수 있는 비용이 없었다. 그러나 사별센터는 아동사별 프로그램을 개발하기 위해 미술치료사를 찾고 있었다. 음악치료사는 예산이 책정된 채용직이 있다는 것을 알게 되자, 그 자리에 음악치료의 필요성을 주장했다. 코디네이터는 음악치료에 관한 서면 자료를 요청했고, 치료사는 자료를 제출했다. 그 후 코디네이터는 음악치료사를 인터뷰하고 고용하여 음악치료 기반의 아동 사별 프로그램을 만들고 시행했다. 이 프로그램은 한시적인 음악치료그룹을 통해 지역 학교의 어린이들과 청소년들에게 서비스하고, 사별센터에서는 열린 사별그룹, 상실의 아픔을 극복하기 위한 1박 2일 캠프 및 개별 세션을 제공했다. 개발부장의 요청에 따라 음악치료사는 지역 자선가를 만나 아동 사별 프로그램을 설명했다. 회의가 끝날 무렵 그 자선가는 그 프로그램을 몇 년 동안 지속할 수 있을 만큼 충분히 큰 개인 기부를 했다. 음악치료사는 이 혁신적인 프로그램을 홍보하기 위해 지역사회 관계자 및 개발 전문가들과 계속해서 정기적으로 협업했다.

일단 음악치료 기반 어린이 사별 프로그램이 확고히 정착되자, 음악치료사는 호스피스 다학제간 팀에 음악치료를 추가하자는 제안서를 제출했다. 이 제안은 호스피스 환자와 가족들을 위한 음악치료의 임상적 이점에 대해 설명하고, 프로그램과 관련된 비용을 개략적으로 설명하며, 자금 출처에 대한 제안을 담고 있었다. 다음번 이사회에서 경영학 석사학위를 받은 사장 겸 CEO가 제안서를 제시하며 프로그램 지원을 위한 자금 지원을 요청했다. 이사들은 동의했고 호스피스가 속한 재단에서 그 프로그램에 자금을 지원했다. 음악치료사는 마케팅 전문가들과 함께 일하는 동안 임상 프로그램을 실행하고 지역사회에 호스피스 음악치료에 대해 프레젠테이션을 했다. 이 프로그램은 브로셔, 웹 페이지, 호스피스 교육 비디오 및 지역 프레젠테이션을 통해 광고되었다. 음악치료 프로그램은 이 호스피스에서 매우 성공적이어서 이 프로그램은 8명의 정규 음악치료사를 고용하게 되었다.

#음악치료는 어떻게 사업적인 관점에서 호스피스에게 도움을 주었는가? 음악치료는 자선 기부자들의 관심을 끌고 경쟁상에서의 마케팅 우위를 형성하는 호스피스 특유의 혁신적인 임상 중재를 제공했다.

사례 III: 첫인상 수정

이 호스피스는 CON이 필요한 주에서 환자들에게 서비스하는 지역사회 기반의 비영리 단체였다. 그 당시 다른 호스피스도 그 지역을 공유하지 않았고, 경쟁도 거의 없었다. United Way 자금을 지원받으면서 추가 모금도 적당히 성공하여 안정화되었고 지역사회에서 높이 평가도 받았지만, 자선가의 참여는 미미했다. 이것은 이 호스피스가 주로 사회경제적 저소득층과 중산층의 인구를 대상으로 했으며, 자선가들이 많지 않았기 때문이다. 음악치료사가 음악치료 프로그램을 시작하는 것에 대해 문의했을 때 이 호스피스의 ADC는 대략 100이었다. 문화적으로는 호스피스 CEO가 여러 해 동안 기관에 몸담아 온 석사 상담사였기 때문에 호스피스도 환자 중심이었다.

음악치료사는 음악치료에 대해 심리사회서비스의 코디네이터와 이야기를 나누었지만 코디네이터는 수용적이지 않았다. 들어보니 이 호스피스에서는 과거에 음악치료 실습생을 활용했고 그 학생과의 경험이 좋지 않았던 것이다. 이 불행한 경험은 호스피스 음악치료에 대한 안 좋은 인식을 심어 주었다. 결과적으로 관리부서는 음악치료에 수용적이지 않았다. 코디네이터와 통화한 음악치료사는 사회사업 석사학위도 갖고 있어서 사회복지사 채용직에 대해 문의했다. 그 치료사는 일용직 사회복지사 자리를 위해 면접을 보고 고용되었지만, 음악치료를 제공하면 안 된다는 말을 들었다.

음악치료사는 사회복지 서비스를 제공하면서 다학제간 팀 회의에서 음악치료로 환자들의 다양한 돌봄 계획 욕구를 해결했었다고 보고했다. 마침내 의료 부장이 음악치료에 대해 물었고, 치료사는 임상 서비스에 대해 설명했다. 그 후 그 의료 부장은 CEO에게 음악치료를 지지했고, CEO는 다시 파트타임 음악치료를 고려하여 제안서를 작성하도록 했다. 제안 결과 CEO

는 파트타임 음악치료에 자금을 지원하기로 결정했다. 그 호스피스는 주로 임상적으로 기반을 두고 있었고 환자 유치를 위해 치열하게 경쟁하지 않았기 때문에 치료사는 음악치료의 임상적 이점을 강조했다. 그렇게 함으로써 대상자는 계속해서 증가했다. 음악치료 프로그램은 의료진들 사이에서 꽤 인기를 끌게 되었고 4명의 정규 음악치료사를 고용하게 되었다. 또한, 지역 신문사의 기자가 치료사들과 함께 하며 품위 있는 죽음에 관한 연재 기사에서 호스피스 음악치료를 설명하는 기사를 발표하면서 지역사회에서도 음악치료 프로그램에 대해 알게 되었다.

#음악치료는 어떻게 사업적인 관점에서 호스피스에게 도움을 주었는가?
음악치료는 호스피스 환자들의 임상적 필요를 충족시키는 점진적인 방법을 호스피스에게 제공했고, 이전에 성공하지 못했던 음악치료 상황에 대한 교정 경험으로 작용했으며, 이 서비스를 지지하는 의료 부장과 의료진들의 관심을 끌었다. 또한 지역사회 관계에도 도움이 되었다.

사례 IV: 음악치료 확산에 관한 이야기

이 호스피스는 여러 주에서 서비스를 제공하는 전국 호스피스의 지사였다. 이 특정 지사는 CON이 필요하지 않은 주였으며, 많은 호스피스들이 동일한 지역에서 서비스를 제공하였다. 지역 호스피스 관리자는 음악치료 프로그램 시행에 관한 음악치료사의 연락을 받았지만 내키지 않았다. 이 호스피스는 세금 구조상 영리목적이었고, 기업의 요구를 충족시키기 위해 소득을 창출할 필요가 있었다. 음악치료 프로그램에 추가 돈을 쓰는 것은 이윤을 침해할 수 있었기 때문에 위험성이 있었다. 한편 호스피스 관리자는 지역사회의 호스피스를 더욱 경쟁력 있게 마케팅 할 수 있는 방법을 모색하고 있었고, 혁신적인 프로그램을 만드는 것이 이 목표를 달성하는 한 가지 방법일 수 있다는 것을 인식하고 있었다.

호스피스 관리자는 한 음악치료사가 호스피스 돌봄에서 음악치료의 임상적 사용을 뒷받침하는 데이터로 프레젠테이션 발표를 한 전국 호스피스 컨퍼런스에 참석했다. 발표 후 관리자는 발표자와 호스피스 음악치료에 대해 이야기를 나누었고, 그것이 전국 호스피스 법인 중 하나인 그녀의 지사에 맞는 일이라고 확신하게 되었다. 컨퍼런스에서 돌아온 그녀는 처음에 프로그램을 제안했던 지역 음악치료사를 고용했고, 치료사는 음악치료 프로그램을 성공적으로 시행했다.

#음악치료는 어떻게 사업적인 관점에서 호스피스에게 도움을 주었는가?
음악치료는 해당 호스피스의 경쟁사 대비 마케팅 우위를 확보했고,
ADC 증가에 도움을 주었으며, 매출을 증가시켰다.

사례 V: 음악치료가 알려지다

이 호스피스는 CON이 필요한 주의 비영리 지역사회 기반 기관이었다. 그 결과 같은 지역에 서비스를 제공하는 다른 호스피스가 없었고, 호스피스 경쟁도 거의 없었다. 지역사회의 사회경제적 지위는 폭넓었지만, 지역사회 구성원들이 정기적으로 호스피스에게 적당한 금액을 기부하고 있음에도 불구하고 특별히 큰 기부활동은 없었다. 음악치료 프로그램이 시작되기 전에 ADC는 약 120이었다. 호스피스는 입원형 호스피스 서비스를 위해 지역 병원과 계약을 맺고 있었지만, 주로 환자들의 집과 지역 요양원에서 서

비스를 제공했다. 최근 몇 년 동안 그 호스피스는 부정적인 평판을 얻었고 지역사회에서의 이미지 제고를 위해 노력하고 있었다.

음악치료사가 음악치료 프로그램 시작에 관해 임상 서비스 책임자에게 연락했을 때에는 이미 호스피스 회계연도 계획이 수립되어 있었기 때문에 당시에는 가능하지 않았다. 그 책임자는 이미 음악치료에 대해 알고 있었고, 음악치료와 관련된 기사 파일들을 그녀의 '위시 리스트' 캐비닛에 보관하고 있었다. 책임자는 음악치료의 임상적 이점을 인정하면서도 프로그램을 만들고 실행하는 방법을 알지 못했다. 음악치료사가 그녀와 만났을 때, 그녀는 프로그램 개발 경험을 가진 사람이 임상 서비스를 시작하게 된 것을 기뻐했다. 예산 문제로 인해 음악치료사는 일용직으로 고용되었는데, 일용직은 관리자가 이사회의 개입 없이 자신의 재량으로 사용할 수 있었기 때문이다. 음악치료 프로그램은 3개월 간 시범 프로젝트로 시작되었으며, 치료사는 임상 서비스를 개발하여 여러 건의 의뢰를 받았다. 예산 협상 중에 음악치료사는 정식으로 음악치료를 임상 서비스 팀에 추가하는 사업 제안서를 제출했다. CEO는 이 제안을 지지했고 호스피스 재단의 보조금을 통해 음악치료 프로그램의 첫 해 자금을 지원했다. 음악치료 프로그램이 환자와 가족들에게 대단히 인기 있는 서비스가 되었기 때문에, 호스피스는 매 회계 연도마다 정기적으로 음악치료 자금 지원을 시작했다. 호스피스 ADC는 음악치료 프로그램이 시작된 결과로 거의 두 배 규모가 되었다. 그 프로그램은 결국 두 명의 정규 음악치료사와 한 명의 파트타임 음악치료사를 고용할 정도로 성장하였다.

#음악치료는 어떻게 사업적인 관점에서 호스피스에게 도움을 주었는가?
음악치료는 호스피스에게 지역사회에서의 이미지를 향상시킬 수 있는 기회를 주었고 ADC를 증가시켜 수익 증가에 도움을 주었다.

사례 VI: 음악치료 확장을 위한 모든 기회 포착

이 호스피스는 상당히 큰 규모(ADC > 200)로, 지역사회 지원의 오랜 역사를 가진 비영리적 지역사회 기반 프로그램이다. CON이 없는 주에서 서비스하고 있었으며, 최근 몇 년간 경쟁이 치열해졌다. 이 호스피스에서는 가정 돌봄 호스피스 서비스를 제공했지만, 병원 기반의 입원형 호스피스 병동을 만들고 있었다. 이 공사로 인해 호스피스 재정에 부담이 있었다.

정기적인 기금 모금의 일환으로, 호스피스에서는 의료진들에게 지속적인 교육을 제공하도록 고안된 교육 컨퍼런스를 개최했다. 호스피스 병원 코디네이터 중 한 명이 음악치료사에게 전화를 걸어 기조 발표를 하도록 초대했다. 음악치료사는 발표비를 받는 대신 호스피스 CEO 및 임원진과 함께 음악치료 프로그램 시작 가능성을 논의할 수 있도록 1시간 정도의 미팅을 요청했다. 음악치료사는 그 지역 출신이 아니었기 때문에, 그는 그 지역의 경험이 풍부한 음악치료사에게 연락하여 호스피스 경영진에게 사업 제안서를 제출하는 일을 함께했다. 기조발표는 호평을 받았고, 경영진들은 음악치료가 환자와 가족에게 임상적으로 어떤 역할을 할 수 있을지 기대했다.

두 명의 음악치료사는 저녁식사 자리에서 경영진 팀과 만나 임상적, 마케팅적 관점에서 음악치료의 장점을 정리한 공식적인 사업계획을 발표했다. 자금 지원 제안도 나왔다. 몇 가지 질문과 답변이 이어진 후에, 경영진들은 음악치료 프로그램을 시작할 수 있다는 것에 흥분했다. 그러나 새로운 호스피스 병동의 개원에 추가되는 모든 돈이 사용되고 있었기 때문에 실질적인 자금의 한계가 있었다. 그 후 CEO는 개발 책임자에게 음악치료를 지원하기 위한 보조금을 찾으라고 지시했다. 몇 달 만에 개발 책임자는 첫 해 음악치료를 지원할 기업 재단의 자금을 확보했다. 음악치료 프로그램은 지역 음악치료 전문가와의 협의 방향에 따라 시행되었으며, 음악치료사를 정규직으로 채용하였다.

#음악치료는 어떻게 사업적인 관점에서 호스피스에게 도움을 주었는가?
   음악치료는 매출 증대를 위한 ADC를 증가시키기 위해 경쟁에서의 마케팅 우위를 제공했다.

사례 Ⅶ: 음악치료와 CON 절차

호스피스 돌봄을 필요로 하는 은퇴자가 많은 주가 있는데, 이곳의 주 정부는 새로운 호스피스가 해당 주의 건강관리 구역 중 한 곳에 설립될 수 있는지를 결정하는 매우 구체적인 기준을 가지고 있다. CON 절차 중 하나는 지역별 사망자 수를 분석하여 호스피스 서비스를 받은 사망자와 비교하는 것이다. 만약 그 격차가 그 지역에 있는 또 다른 호스피스 기관의 필요성을 결정하는 정해진 한계점에 도달한다면, 주 정부는 그 지역사회에 서비스하기 위한 라이선스를 신청하도록 그 지역을 오픈한다. 이 주에서는 호스피스 돌봄 수요가 너무 많아서 호스피스 사업자들은 라이선스를 얻기 위해 상당히 경쟁적인 쟁탈전을 벌인다. 많은 호스피스들이 그 라이선스를 신청하겠지만, 그 주에서는 오직 한 곳만이 선정된다. 주 당국이 평가한 여러 개의 데이터를 바탕으로 지역사회의 요구를 가장 잘 충족시킬 수 있는 호스피스가 선정된다.

호스피스 CON 신청은 다면적이며 전문적인 지역사회 공급자(병원, 전문 요양시설, 보호주거시설, 사회 서비스, 옹호 단체, 종교 단체 등) 및 포커스 그룹 회의의 일반 구성원들의 지지 서한과 노인센터 및 예배당과 같은 장소에서의 프레젠테이션을 포함한다. 이 서한은 특정 호스피스의 지원서가 해당 지역에 개원 및 서비스 제공을 위한 면허증을 획득하도록 지지하기 위해 지역사회 지도자와 일반 구성원들이 작성한다. 호스피스 돌봄을 위한 CON 신청의 또 다른 요건은 호스피스 면허를 부여 받을 경우 충족할 조건 목록을 제출하는 것이다. 이러한 조건에는 기관이 파트너십, 협업 또는 고유한 서비스 제공을 통해 지역사회를 어떻게 혁신할 것인가가 포함된다. 마지막으로, 전체 신청서는 지역사회에 대한 호스피스의 빈틈없는 지식(모범 사례들 가운데 이를 결정하기 위해 CONA가 사용됨), 호스피스가 지역사회에 어떤 서비스를 제공할 것인지, 그리고 왜 이 호스피스가 다른 지원자들을 제치고 선정되어야 하는지를 입증해야 한다.

이 주에서 나는 프로젝트 팀들을 이끌고 지역별 사망 데이터 분석, 필요한 곳 예측, CON을 신청할 지역 결정, CONA 완성, 지역사회 지지서한 수집, 신청서 작성 및 제출, 그리고 주 차원에서 우리 조직의 로비를 한다. 이를 위해 나는 4개 구역의 CON 신청 팀들을 이끌었다. 우리가 지역사회 구성원들로부터 지지서한을 모았을 때, 거의 모든 사람들이 우리의 호스피스가 음악치료 프로그램에서 보여준 것처럼 환자 돌봄에 전념하고 있음에 그들이 얼마나 감명 받았는지를 구체적으로 작성했다. 우리는 MT-BC만을 고용하며, 환자 돌봄 대비 음악치료사의 비율이 음악치료에 충분한 접근을 뒷받침한다는 사실이 우리가 신청하는 것에 대해 기록적인 숫자의 지지서한을 쓴 지역사회 구성원들에게 전달되었다. 우리가 호스피스 음악치료에 관해 지역사회에 이야기 했을 때 사람들은 우리를 열렬히 지지했다. 그들은 자신들의 지역사회에 음악치료를 이용하는 호스피스 돌봄을 간절히 원한다.

우리의 신청서에는 입원에서 임종과 사별에 이르기까지의 호스피스 환자와 가족들을 위한 음악치료에 대한 상세한 설명이 포함되어 있다. 우리는 완전한 통합 또는 임상 음악치료의 예로 음악치료 기반의 아동 사별 캠프인 Kangaroo Camp를 포함한다. 우리는 Open Access, Leaving Legacy, 그리고 We Honor Veterans 같은 다양한 특화 프로그램을 제공하며, 우리의 신청서는 이러한 프로그램들 각각에서 음악치료사들이 어떻게 필수적인 역할을 하는지를 보여준다. 노인 인구가 현저하게 증가할 것으로 예상되기 때문에 차세대 실무자를 양성하는 것이 중요하며, 우리는 새로운 전문직 종사자들을 교육하기 위한 약속의 하나로써 전국 기반의 다중 지역 음악치료 인턴십 프로그램을 보여준다. 우리가 MT‒BC가 아닌 사람들에 의한 음악의 사용과 MT‒BC만을 채용하여 전문적이고 유능한 음악치료의 사용을 구분한다는 사실은, 우리가 서비스하는 매우 취약한 대상자에 대한 관심과 배려를 보여준다.

우리의 첫 번째 CON 신청은 라이선스를 받게 되었고, 주 정부는 우리에게 면허를 준 이유 중 하나로 음악치료를 명시했으며 법적 문제는 없었다. 얼마 후에 오픈하여 지금은 MT‒BC와 인턴들의 서비스와 함께 그 지역에 호스피스 돌봄을 제공한다. 두 번째 CON 신청에서는 그다지 운이 좋지는 않았다. 150개가 넘는 지지서한을 제출하고 탄탄한 지원서를 제출했으나, 처음에는 CON을 거절당하고 다른 제공자에게 넘어갔다. 법적 이의제기와 소송 관련 재판을 통해 우리는 결국 CON을 수여받았다. 주정부의 결정을 뒤집기 위한 결정을 내리면서 판사는 호스피스 돌봄에 대한 우리의 혁신적인 접근법을 인용하고, 특히 환자 돌봄에 대한 우리의 헌신의 한 예로 음악치료를 언급했다. 주정부의 결정을 뒤집는 일은 호스피스 CON 사례에서 일어난 적이 없었고, 우리는 우리에게 그 지역의 CON을 수여한 이 판결로 역사를 만들었다. 우리의 세 번째 신청에서 주 정부는 우리에게 CON을 수여했지만 기존 제공자는 그 지역에 또 다른 호스피스 시설이 필요 없으며, 만약 있다하더라도 그것이 우리 조직에 주어지면 안 된다는 내용으로 그 결정에 법적 이의를 제기했다. 그 사건의 재판에서 기존 제공자는 1,000명 이상의 환자들을 대상으로 MT-BC를 단 두 명만 고용하고, 그 중 한 명이 행정적인 역할을 하고 있음에도 불구하고 음악치료를 제공했다고 증언했다. 그들은 또한 우리의 음악치료 프로그램이 필수적이지 않으며 우리가 음악치료 비용 지불을 위해 필수적인 서비스를 줄였다고 증언했다. 나는 증언에서 판사에게 다르게 전달할 수 있었다. 우리에게 1,000명의 환자가 있었다면 우리의 직원 채용은 10명의 MT-BC를 둘 수 있고, 더 많은 환자들이 음악치료를 받을 수 있도록 보장한다고 설명했다. 게다가 우리는 환자와 가족들이 삶의 마지막에 복잡하고 다양한 정신사회-영적 욕구를 가지고 있으며, 음악치료는 이러한 욕구를 충족시키는데 정말 필수적이라고 설명했다. 판사는 우리에 동의하여 기존 제공자의 법적 이의제기를 받아들이지 않고 우리에게 면허를 수여하기로 한 주 정부의 결정을 확정했다. 그녀는 자신의 판결을 확정하는 이유 중 하나로 음악치료를 꼽았다(내가 증언을 할 때 노래를 불렀는데 아마도 그것이 도움이 되었을까?).

음악치료는 호스피스의 임상 돌봄 및 환자 결과 향상을 도울 뿐만 아니라, 그들이 서비스하는 지역사회에서 성장할 수 있도록 돕고 있다. 그것은 클라이언트들에게 양질의 환자 돌봄에 대한 그들의 약속을 입증하며, 관계자들에게 음악치료 없는 호스피스 보다 더 나은 돌봄이라는 확신을 주고 있다. 우리가 이 사례에서 보았듯이 주 기관과 판사들은 음악치료가 말기 환자와 가족에게 미치는 영향을 인식하고 있으며, 호스피스 완화의료기관에서 제공하는 서비스 범위의 본질적이고 필수적인 구성요소로서 그 위치를 확인해주고 있다.

#음악치료는 어떻게 사업적인 관점에서 호스피스에게 도움을 주었는가?
음악치료는 주 의료 구역 내에서 운영하기 위한 면허를 신청, 획득 및 방어하는 과정에서 호스피스 회사를 지원하는 데 핵심적인 역할을 했다.

사례 VIII: 새로운 프로그램으로 이어지는 전문적 개발

Center for Music Therapy in End - of - Life Care에서는 지속적인 음악치료 교육 서비스를 통해 연간 약 100여명의 MT - BC를 가르치고 있다. 코스 중 하나인 Hospice and Palliative Care Music Therapy는 음악치료사가 거주하고 있거나 거주를 희망하는 지역사회 내의 호스피스에서 음악치료를 시작하거나 확장하기 위한 비즈니스 제안서 작성 과제를 요구한다. 환자와 가족을 위한 임상적 욕구와 음악치료 중재를 가르치는 것 외에도, 우리는 사업적인 측면과 정식 사업제안 작성기법을 가르친다. 수강생들은 집으로 돌아간 뒤에 과제를 완성하기 위해 지역 호스피스 리더들에게 사업 제안을 발표했고, 그 결과로 지역사회에서 최초의 호스피스 음악치료 프로그램에 자금을 지원했다는 많은 보고를 받았다.

교육과정 수강생들은 결국 병원과 장기요양시설에서 독립 호스피스 및 완화의료기관에 이르기까지 모든 유형의 세팅에서 새로운 직책을 창출하거나 기존 프로그램을 확장하게 된다. 호스피스 중 일부는 영리, 독점이며 다른 호스피스들은 비영리, 지역사회 기반 기관이다. 새롭게 제공되는 것들 중 일부는 새로 자금을 지원받고 정규 음악치료사 직에 기반을 두고 있는 반면, 다른 것들은 시간제나 일당 혹은 그들의 지역사회 내에서 계약하는 음악치료사 개인영업의 일부분이다. 이러한 프로그램 기금은 음악치료가 기관에 가져다주는 임상적, 사업적 속성을 음악치료사의 사업 제안을 통해 증명할 수 있기 때문에 종종 기존의 운영 예산에서 나온다. 이 밖에 재단이나 보조금으로 프로그램 재정을 지원한다. 음악치료사들은 분명 추가 고용에 따른 혜택을 받지만, 진정한 혜택은 MT – BC만이 제공할 수 있는 전문 서비스를 받는 호스피스 환자와 가족의 경험이다. 2017년 Centers for Medicare Services는 전 세계 웹을 통해 가족 만족도 점수를 포함한 호스피스 품질 지표로 공개 결과를 낼 계획이다. 마지막으로, 호스피스 기관은 가족 만족도 조사에 보고된 환자 결과의 개선, 기부자의 관심 증가, 지역사회 내 마케팅 경쟁력을 통해 이익을 얻는다. 개인적으로 나의 가장 큰 기쁨 중 하나는 우리 교육과정에 참여한 음악치료사로부터 그녀가 사업 제안서를 작성하여 지역 제공자의 리더들에게 투고하여 승인받고 자금을 지원받아, 전에는 음악치료를 받지 못했을 환자들을 돌보고 있다는 이야기를 듣는 것이다.

#음악치료는 어떻게 사업적인 관점에서 호스피스에게 도움을 주었는가?
음악치료의 임상적 이점뿐만 아니라 재정적 이점까지 명시하는 공식적인 사업 제안서를 제출하면 호스피스 음악치료 프로그램에 처음으로 자금을 지원할 수 있다.

References

Chow, J.C. & Peng, C. (2016). Community Needs Assessment. Retrieved online 12/24/2016 from http://www.oxfordbilbiographies.com

Hardina, D. (2002). Analytical skills for community organization practice. New York: Columbia University Press.

Hilliard, R.E. (2004). Hospice administrator's knowledge of music therapy: A comparative analysis of surveys. Music Therapy Perspectives 22(2), 104-108.

Kirst-Ashman, K. K. & Hull, G.H. (2001). Generalist practice with organizations and communities, 2nd edition. Belmont, CA: Brooks/Cole.

Mulroy, E.A. (2016). Community needs assessment. The Encyclopedia of Social Work. Oxford University Press: NY.

NHPCO - National Hospice and Palliative Care Organization (2013). NHPCO Facts and Figures. NHPCO: Washington, D.C.

Neuber, K. (1981). Needs assessment: A model for community planning, London: Sage Publications.

Netting, E., Kettner, P.M., McMurtry, S.1., & Thomas, M.L. (2016). Social work macro practice: Connecting core competencies, 6th edition. Pearson Publishers.

Simpson, J. & Burns, D.S. (2004). Music therapy reimbursement: Best practices and procedures. Silver Spring, MD: The American Music Therapy Association, Inc.

Vodde, R. & Gallant, J. P. (2002). Bridging the gap between micro and macro practice: Large scale change and a unified model of narrative-deconstructive practice. Journal of Social Work Education, 38(3), 439-58.

Witkin, B. R. & Altschuld, J. W. (1995). Planning and conducting needs assessments: A practical guide. London: Sage Publications.

CHAPTER 6

,

호스피스 음악치료의 비즈니스 측면: 호스피스 돌봄에서의 음악치료 마케팅

1983년에 작성된 호스피스 돌봄을 위한 Conditions of Participation (CoPs)은 호스피스 Medicare 보조금에 참여하기 위한 요구사항이 개략적으로 담겨 있었다. 이 조건이나 규칙은 2008년에 새로운 CoPs가 발표되기 전까지는 크게 개정되지 않았다. 그 시기는 호스피스 산업이 호황이었던 시절로 볼 수 있다. 호스피스 제공자들은 죽어가는 사람들을 돌보는 지역사회 천사로 비춰졌고, 뉴스 기사들은 호스피스가 제공하는 자애로운 일을 강조했다. 호스피스 보조금에 대한 규제당국의 조사는 지금보다 훨씬 적었고, 사기 및 남용에 대한 우려는 분명히 존재했지만, 지침을 따르고 보조금 관리를 잘 유지하는 제공자들에게는 부담이 덜했다. 하지만 그 후, 호스피스 돌봄에 접근하는 호스피스 제공자 및 Medicare 수혜자 증가와 관련된 지출 증가에 대한 우려, 환자 직접 돌봄에서 문서 관리로 주의를 돌리게 한 추가 규제 요건, 그리고 호스피스 돌봄 지침 준수의 일관성이 결여되어 있거나, 죽어가는 사람들을 돌보는 임무에 이윤을 남기는 제공자를 강조하며 호스피스 돌봄에 의문을 제기하는 뉴스 기사로 호스피스 산업은 큰 비난을 받아왔다.

　최근 몇 년간 호스피스 돌봄의 성장은 두드러졌지만, 호스피스 돌봄의 면밀한 조사도 현저하게 증가했다. Centers for Medicare Services (CMS)는 호스피스 지출을 감시해왔으며, Office of Inspector General (OIG)는 사기 및 남용 가능성을 확인했다. 2014년 Medicare Hospice Transparency Data Report에 따르면, Medicare 수혜자(Medicare를 1차 지급자로 하는 호스피스 환자)는 130만 명으로 호스피스 돌봄 비용은 151억 달러였으며, 호스피스 수혜자 당 비용은 11,393 달러였다(CMS, 2016). 호스피스 돌봄에 대한 전체적인 Medicare 지출은 2014년에서 2015년까지 6억 4천 2백만 달러가 증가했으며 2007년부터 2015년까지 52%가 증가했다(Hargraves & Brennan, 2016). OIG는 매년 호스피스 산업 내에서 사기 및 남용이 발생할 수 있는 영역을 식별하는 작업 계획을 발표하며, 연방정부는 호스피스 돌봄의 지출 증가에 대한 우려를 계속 발표하고 있다. OIG 작업계획은 매년 다른 관심 분야를 식별하는 반면, 2016년 계획에는 일반 입원 환자 청구, 보호주거시설에 거주하는 환자와 180일 이상 체류하는 환자에 대한 수혜자 청구가 포함되었다(OIG, 2015). 입원돌봄에 대한 보상은 호스피스 환자에 대한 일반 가정돌봄보다 상당히 높기 때문에, 이 부분에 대한 OIG의 우려는 환자가 입원돌봄 의료기준을 충족하는지와, 호스피스에서 환자의 의료적 필요에 따라 적절한 수준의 진료비를 청구하고 있는지를 확실히 하는 것과 관련이 있다. 보호주거시설에 거주하는 환자들을 위한 호스피스 돌봄에서 많은 성장이 있어 왔으며, 급상승은 일반적으로 OIG의 우려를 야기한다. 호스피스 돌봄의 6개월 예후 기준보다 장기 체류하는 환자들은 사기 및 남용의 우려가 있는 영역으로 남아 있다.

Medicare 호스피스 보조금 하에서 호스피스 지출 관련 비용 상승에 대한 조사가 늘어난 것 외에도 호스피스 산업은 호스피스 돌봄의 문서화를 관리하는 규제 요건이 변경되었다. 변화를 만들고, 직원들을 교육하고, 감사 규정 준수에 필요한 자원을 모으기 위해 앞을 다투는 호스피스 제공자들에게 2009년에서 2015년 사이의 규제 변화는 종종 부담이 되었다. 이러한 변경사항에는 의사의 대면 방문 추가, 선정 변경 통지, 여러 영역의 품질 데이터 수집 및 보고, 약국 활용 보고, 대중에게 게시하기 위해 수집된 환자 만족도 점수가 포함되었다. 이러한 규제 요건은 호스피스 돌봄에 대한 보상을 2% 줄이고 호스피스 Medicare 청구에 대한 조사를 늘린 Federal Sequestration과 함께 호스피스 리더십 팀에 최악의 상황을 만들었다 (NHPCO, 2015). 호스피스 Medicare 보조금에 참여하고 규정을 준수하려면 이처럼 증가하는 요건을 충족할 수 있도록 자원을 전환해야 했다. 대부분의 호스피스들이 최상의 말기 돌봄을 제공하기위해 노력했으나, 다양한 뉴스에서 목표 달성에 실패한 호스피스들을 크게 보도하여 일부 대중들은 호스피스 종사자들과 업계 전체의 동기에 대해 의문을 품게 되었다(Hallman, 2014). 환자에게 양질의 결과를 제공하고, 호스피스 Medicare 보상의 올바른 관리를 입증하며, 호스피스 돌봄에 대한 여론을 긍정적으로 형성하기 위해 음악치료 프로그램은 호스피스 산업에 매우 중요하다.

2004년에 말기 돌봄에서 음악치료에 대한 호스피스 관리자의 지식을 확인하기 위해 NHPCO는 가장 많은 예산과 일일 평균 인구로 설문조사를 실시했다. 가장 큰 규모의 호스피스들은 작은 호스피스들보다 음악치료를 더 많이 제공할 수 있다는 가정 하에 설문을 받았다. 이 자료는 조사 대상자 중 압도적으로 많은 수가 컨퍼런스 프레젠테이션, 저널 기사 및 동료들을 통해 음악치료에 익숙하다는 것을 보여주었다. 음악치료사를 고용했느냐는 질문에 90%는 그렇지 않다고 답했다. 음악치료사를 고용하지 않은 이유에 대해서는 39%가 자금 부족, 14%는 고용 가능한 음악치료사 없음, 7%는 음악치료 수요 없음으로 보고했다. 이 조사연구는 관리자들이 음악치료를 위해 가능한 자금원에 대한 교육과, 호스피스 음악치료의 재정적인 이점에 대한 교육이 필요하다고 제안했다. 그뿐만 아니라 이 연구는 호스피스 관리자가 말기 돌봄에서 음악치료의 임상적 사용에 대한 지식을 얻을 필요가 있다고 제안했다(Hilliard, 2004). 지난 10년간 호스피스 완화의료 음악치료가 상당한 성장을 보였지만 관리자들은 자금 지원 전략에 계속 어려움을 겪을 가능성이 높다.

호스피스 완화의료는 의료모델에 뿌리를 두고 있다. 흔히들 음악치료사에게 음악치료의 사용을 뒷받침하는 성과 관련 연구를 만들 것을 요구하고 있다. 의료기관은 생각을 연구로 밝혀내기 때문에 최근 몇 년 동안 연구를 수행하는데 있어 엄격함이 고조되어 왔다. 그러므로 음악치료를 마케팅 할 때 음악치료사는 대상자들을 사정해야 한다. 대상자들이 양적 분석의 의료모델에 기초하고 있다고 사정된 경우, 음악치료사는 말기 돌봄에서 음악치료의 효과를 입증한 조사 연구의 사본이나 요약을 제공해야 한다. 앞의 장에서 인용한 연구에는 완화의료 음악치료에서 행해진 양적 연구가 포함되어 있지만, 마케팅에 이용할 연구를 면밀하게 조사하는 것이 중요하다. 예를 들어, 음악적 조건과 비음악적 조건 사이에 큰 차이가 없다는 것을 보여준 연구를 선택하는 것은 음악치료 마케팅에 도움이 되지 않는다. 더욱이 유사실험이나 파일럿 연구와 같이 비교적 약한 연구 설계를 활용한 연구를 선택하는 것은 보수적인 연구 독자에게 음악치료를 납득시키는데 도움이 되지 않을 수도 있다. 표 1에 나열된 연구 중 Hilliard의 2003년 연구는 큰 표본 크기(n= 80)를 사용한 유일한 연구로서, 참가자를 치료 조건에 무작위로 할당하고 성별, 연령, 말기 진단 유형 및 거주 장소와 같은 변수에 대해 엄격한 통제를 유지했다. 대부분의 호스피스 환자는 본 연구 참가자의 프로파일에 부합하기 때문에 독자들은 자신의 환자에게 연구의 결과를 전이할 가능성이 높다.

호스피스 돌봄에서의 음악치료 마케팅에 성공적으로 사용된 또 다른 연구는 Hilliard의 2004년 연구다. 이 특정한 연구는 음악치료사들이 다른 어떤 분야보다 호스피스 돌봄을 받는 요양원 거주자들을 위해 더 많은 세션을 제공하고, 직접적인 돌봄에 더 많은 시간을 보낸다는 것을 입증했다. 그뿐만 아니라 음악치료사들이 요양원 호스피스 환자들의 전인적인 욕구를 일상적으로 해결하는 유일한 다학제간 호스피스 팀의 일원이라는 것과, 또한 다른 어떤 분야에서도 해결하지 않는 돌봄 계획 욕구를 다룬다는 것을 보여주었다. 이 연구는 음악치료사들이 요양원 환경에서의 호스피스 돌봄 제공에 있어 중요한 공백을 메우고 있다는 것을 보여준다. 호스피스가 요양원 프로그램을 확대하고 있기 때문에 호스피스 요양원 팀에서의 음악치료 이용 기회가 증가하고 있다. 이 연구의 자료는 New York의 한 호스피스 요양원 팀에서 추가적인 음악치료사를 추천하는 데 사용되어 왔다. 이 자료는 또한 Florida에 있는 호스피스 요양원 팀에서 음악치료사의 지속적인 지원을 정당화하기 위해 사용되었다.

만약 음악치료사가 질적 연구를 받아들이는 대상자들에게 접근한다면 음악치료사는 호스피스 치료에서 음악치료를 뒷받침하는 기존 연구를 제공해야 한다. 질적 음악치료 논문은 풍부하지만, O'Callaghan(1996)의 논문이 특히 유용하다. 이 논문은 완화의료 환자들이 쓴 노래와 그들의 가사 주제와 내용을 설명한다. Salmon의 2001년 논문은 죽어가는 사람들의 심리정신적인 과정들을 다루는데 음악치료의 역동적인 사용을 마케팅 하는데 도움을 주었고, Hilliard(2001)의 논문은 사례 연구를 통해 호스피스 환자와 가족의 다차원적 필요를 충족시키는 음악치료 접근법에 활기를 불어 넣었다. 이러한 논문들은 특히 경험적 연구 패러다임을 수용하지 않는 대상자들에게 호스피스 완화의료에서의 음악치료 실행을 지지하기 위해 성공적으로 사용되어 왔다. 게다가 그들은 환자 돌봄의 풍부한 이야기를 묘사하면서 실제 호스피스 완화의료 음악치료 세션을 설명한다. 이는 정량적 연구에서는 제한적이다.

음악치료가 말기 환자에게 무엇을 할 수 있는지 연구를 바탕으로 요약서를 제공하는 것이 도움이 된다. 요약서를 보충하려면 연구 설계의 다양성을 반영한 조사 연구를 첨부하는 것이 유용하다. 호스피스 완화의료 음악치료 마케팅에 성공적으로 사용된 묶음은 음악치료의 임상적 사용을 요약하고, 연구에서 지지하는 데이터에 근거한 치료 목적과 기법을 포함해야 한다. 앞서 언급한 연구들은 이 요약서에 보조 자료로 첨부하고, 그 자료들은 전문적으로 보이는 폴더에 배치한다.

호스피스 관리자들을 대상으로 한 Hilliard(2004)의 설문조사 데이터는 많은 사람들이 말기 돌봄에서 음악치료의 임상적 사용에 대해 알고 있다는 것을 보여주었다. 그러나 관리자들이 보다 엄격한 연구 디자인을 활용하고 음악치료에 대한 더 강력한 뒷받침을 제공하는 최근의 연구에 대해 알게 할 필요가 있다.

호스피스 음악치료 자금 확보

,

이 데이터는 말기 돌봄에서 음악치료의 임상적 사용을 관리자들에게 명확하게 하는 것 외에도, 음악치료사들이 확보 가능한 자금 출처에 대해 이들을 교육할 수 있어야 한다는 것을 보여준다. 이를 위해 음악치료사들은 우선 가능성 있는 자금의 출처를 이해할 필요가 있다. 5장의 비즈니스 사례들은 음악치료에 자금을 확보하는 몇 가지 다른 방법을 제시했다. 비록 초기 자금조달 가능성에 대한 제안이지만, 이 비용은 호스피스 연간 예산의 고정적인 일부분이 되기 때문에 성공적인 호스피스 음악치료 프로그램은 계속 유지되어 왔다. 따라서 음악치료를 호스피스 운영 예산 내에서 정기적 자금 지원 분야로 만드는 것이 궁극적인 목표다. 그렇게 함으로써 프로그램은 더욱 굳건한 서비스가 되고 연간 사업 실행 비용의 일부가 된다.

음악치료사들은 음악치료 프로그램이 연간 예산의 일부가 될 때까지 가능성 있는 자금 출처와 관련하여 몇 가지 제안을 할 수 있다. 추가 자금 지원 요청은 호스피스 회계연도와 맞지 않을 경우 지원이 불가능할 수 있기 때문에 타이밍이 중요하다. 어떤 회계연도는 역년 기준으로 1월 1일부터 12월 31일까지인 반면, 다른 회계연도는 보통 7월이나 10월에 시작하는 12개월이다. 만약 음악치료 프로그램의 추가가 새 회계 연도의 예산 계획 단계와 일치할 수 있다면, 새 회계 연도에 음악치료 프로그램을 위해 약간의 금전을 추가하는 것이 가능할지도 모른다. 그러나 일치하지 않을 경우 관리자는 기존 예산 내에서 자금을 찾아야 할 것이다.

호스피스 음악치료 프로그램을 위한 1년차 자금원은 보조금을 통해 가능할 수 있다. 대부분의 보조금은 예외는 있지만 기금 수령자는 비영리 단체이면서 501(c)3의 세금 지위를 갖고 있어야 한다. 대부분의 연방 보조금은 어떤 종류의 연구 또는 결과 기반 접근을 필요로 한다. 더욱이 연방 보조금을 획득하는 절차는 길어질 수 있다. 그럼에도 불구하고, 임상가–연구자는 National Institutes of Health, National Complementary and Alternative Medicine, 또는 Institute on Aging 보조금을 통해 수년간의 조사연구에 기반을 둔 프로그램에 자금을 지원받을 수 있다. 대부분의 호스피스 환자들은 암 진단을 받기 때문에 암 관련 기금도 호스피스 음악치료에 자금을 댈 가능성이 있다. 이러한 출처의 예로는 American Cancer Society, Lance Armstrong Foundation, 기타 공공 및 민간 재단 또는 기부금이 있다.

민간 기업의 보조금 신청 절차는 일반적으로 연방 정부 보조금보다 더 쉽다. 민간 기업들은 종종 삶의 질, 건강관리, 그리고 예술을 향상시키는 계획을 후원한다. 말기 돌봄의 음악치료는 이러한 기금 우선순위와 일치하며, 호스피스 음악치료 보조금 신청은 다른 신청보다 자금 제공자들에게 더 매력적일 수 있다. 이들 기업 중 일부는 특정 주에만 자금을 대거나, 지리적으로 더 큰 지역, 혹은 사업체가 있는 지역사회에만 자금을 대기도 한다. 전국적으로 기반을 두고 있고 지리적 제한이 없는 기업들도 있다. 인터넷으로 인해 보조금을 찾는 것이 훨씬 더 쉬워지긴 했지만, 대부분의 호스피스에는 보조금 지원서 작성과 자금 조달에 대한 기본적이고 실무적인 지식을 가진 직원이 있다.

또 다른 자금 확보 옵션은 음악치료사가 호스피스 개발 책임자와 협력하여 1년간의 음악치료 서비스에 자금후원을 할 만한 자선가를 찾는 것이다. 음악치료사의 급여가 과도하지는 않기 때문에 일부 자선가들은 호스피스 프로그램을 위해 1년간의 음악치료를 지원할 수 있다. 다른 경우로 호스피스에는 특수 프로젝트에 사용할 수 있도록 모아둔 기부금이 있을 수 있다. 이 기부금에서 시범 프로젝트로 음악치료비 지원을 요청하는 것도 음악치료사와 호스피스 관리자에게 하나의 옵션일 수 있다. 또한 영리목적 호스피스들은 기부금을 모금한 뒤 음악치료와 같은 특수 프로젝트를 위해 호스피스에게 보조금을 제공하는 비영리 호스피스 재단과 제휴하기도 한다.

음악치료사가 정규 음악치료 프로그램을 제안했으나 호스피스가 정규 프로그램을 지원할 수 없거나 지원하기를 꺼려하는 경우 음악치료사는 계약직 또는 일당 근무를 고려할 수 있다. 정규 직원을 고용하는 것은 호스피스 입장에서 서비스를 "테스트"하는 것을 어렵게 만든다. 일부 관리자들은 음악치료를 시범적으로, 혹은 시범 프로젝트로 활용하는 것이 더 편할 수 있다. 음악치료사와 관리자가 일당 또는 서비스 단위 계약을 협의할 수 있다. 이를 통해 치료사는 환자에 대한 서비스의 이점을 증명할 수 있고, 관리자는 음악치료를 받아들이지 않을 경우 그 직위를 해제할 수 있다.

하지만, 만약 음악치료사들이 시범적으로라도 자원봉사로 서비스를 한다면 호스피스로부터 급여를 받을 가능성이 매우 낮다는 것을 주의해야 한다. 호스피스는 자원봉사자들의 지원을 많이 받기 때문에, 관리자들은 한때 무료로 받았던 서비스에 대해 비용을 지불하기를 거의 원하지 않는다. 음악치료사 입장에서는 나중에 급여를 받는 직원이 되기를 바란다면 관리자가 최소한의 조건으로 계약하는 것에만 동의한다고 해도 자원봉사보다는 훨씬 더 좋다.

마지막으로, 호스피스 관리자는 음악치료 프로그램이 호스피스 사업에 어떻게 도움이 될 수 있는지에 대한 교육이 필요할 수 있다. 매크로 사정에 따라 달라지겠지만, 음악치료사는 일일 평균 환자 증가를 위한 일반적인 호스피스 마케팅의 일환으로 음악치료 프로그램을 추가하도록 제안할 가능성이 높다. 치료사는 음악치료 프로그램이 호스피스의 사업을 향상시킬 수 있는 다른 방법(즉, 그 지역사회의 이미지)을 확인했을지도 모른다. 그러므로 치료사는 관리자가 이러한 가능성들을 이해하도록 도와야 할 것이다. 관리자에게는 자기 재량으로 쓸 수 있는 자금이 있어서 이를 초기 음악치료 프로그램 자금으로 사용할 수도 있기 때문이다.

호스피스 음악치료 사업계획 개발

궁극적으로 호스피스 관리자는 그들의 기관에서 새로운 음악치료 프로그램의 시행에 관한 결정을 내릴 것이다. 이 관리자들은 호스피스 돌봄의 임상 업무에 대한 이해를 가지고 있지만, 기관의 재정 건전성에도 책임이 있다. 호스피스 Medicare 보상이 호스피스 서비스의 주요 보상원이기 때문에 많은 호스피스들은 한정된 자원에 직면해 있다.

이 자금의 배분은 호스피스 관리자의 결정이므로 음악치료사는 두 가지 유형의 관리자를 이해해야 한다. 첫 번째 유형의 관리자들은 임상가로서 훈련을 받고 일하고 있다. 이들은 커리어 내내 관리업무를 통해 관리자로 승진한다. 두 번째 유형의 관리자들은 대학에서 경영이나 회계 교육을 받았고 경영 전문가로 경력을 쌓아왔다. 음악치료사는 이러한 유형의 관리자 모두에게 관련될 수 있는 사업계획을 만드는 것이 중요하다. 대부분의 호스피스 관리자들은 임상 업무로서의 가치, 기관입장에서의 비용, 그리고 음악치료 프로그램 추가에 따른 사업상의 이점을 보고 싶어 할 것이다. 따라서 음악치료사는 이 세 분야를 명확하게 다루는 정식 사업계획을 관리자에게 제시할 필요가 있다.

호스피스 관리자들은 죽어가는 사람들을 위한 음악치료를 훌륭한 개념이라고 생각할 가능성이 있다. 하지만 음악치료 프로그램을 시작하는 것이 서비스를 받는 환자와 가족들의 임상적 이익에 가장 잘 부합할 뿐만 아니라, 기관의 재정에도 최상의 이득이 될 것이라는 확신이 필요하다. 호스피스 돌봄에서 새로운 음악치료 프로그램 시행을 위한 정식 사업계획을 제시하는 것은 환자 지지의 전형이다. 간단히 말해서, 만약 음악치료사가 고용되지 못한다면 환자들은 음악치료를 받지 못할 것이다.

사업계획이 정확히 무엇인가? McKeever(2004)에 따르면 사업계획은 "(프로그램을) 기술하고 분석하며 그 미래에 대해 상세한 예상을 주는 서면 진술서"로 정의된다. 사업계획은(프로그램) 시작이나 확장의 재무적인 측면도 포함한다(p.2). 사업계획과 제안서 작성 지원을 목적으로 만들어진 많은 웹사이트가 있는데, 그 중 하나인 www.entrapreneur.com는 사업계획을 "사업 성격, 판매 및 마케팅 전략, 재무 배경을 기술하고 예상 손익계산서를 포함하는 서면 문서"로 정의하고 있다. 또한 사업계획은 기관이 무엇을 할 것이며 어떻게 할 것인가에 초점을 맞출 수 있도록 도와준다(O'Hara, 1995).

왜 사업계획서를 쓰는가? 정식 사업계획은 작성자가 새로운 사업의 자금 조달과 진행 방법에 집중할 수 있게 하고, 사업개념을 개선하여 성공 가능성을 높여주며, 작성자가 제 궤도에 머무르도록 돕는다(McKeever, 2004). 또한, 사업계획에 필요한 정보를 연구함으로써 작성자는 "엄청난 양의 정보를 얻게 되고, 정보는 지식을, 지식은 자신감을, 자신감은 열정을, 열정은 성공을 촉진한다"(Arkebauer, 1995, p.7). 사업계획 및 사업 제안서 템플릿을 쉽게 이용할 수 있으며(Genadnik, 2015), 이번 장에서는 호스피스 음악치료를 위한 템플릿과 샘플 제안서를 제공한다. 처음에는 음악치료사가 비즈니스라는 모자를 쓰는 것이 불편할 수도 있지만, 비즈니스 세계(즉, 의료 관리자)와 소통하기 위해서는 반드시 필요하다.

대부분의 사업계획은 제공되는 프로그램이나 서비스와 그것이 해당 기관에 어떻게 적합한지 설명하는 정보를 포함하도록 정리되어 있다. 사업계획에는 크게 세 가지 부분이 있는데 여기에는 개념 정의, 소비자 식별, 자본 또는 금융 수요와 현금 흐름 관리 등이 포함된다(Bangs, 1995). 요약보고서는 읽는 사람을 위한 핵심을 제공하며, 서술된 각 섹션의 전체 개요를 포함한다(Selton, 2014). 첫째, 제안된 서비스에 대한 설명과 그것이 기관의 사명, 철학, 조직 구조에 어떻게 부합하는지에 대한 설명이 있다. 둘째, 해당 서비스 시장 개요, 경쟁의 원천, 서비스 가격 및 시장 잠재력이 포함된 시장 분석이 있다. 마지막으로 수익 분배가 명시되어 있으며 마케팅 계획, 부서별 예산 개발 및 소득/현금 흐름을 포함한다(O'Hara, 1995). 스토리보드는 경영진이 사업계획에 관심을 갖도록 하는 효과적인 도구가 될 수 있으며, 짧은 시간 내에 메시지의 핵심 내용을 전달하는 효율적인 방법을 제공한다(Ricci, 2014). 비즈니스 스토리보드 작성에 사용할 수 있는 템플릿은 많이 있으며 간단한 인터넷 검색으로 찾을 수 있다. 경영진들을 포함한 호스피스 종사자들은 업무에 있어 스토리텔링 접근법에 공감하는 경향이 있으며, 사업 제안서를 요약하는 이 방법은 이 분야에서 성공적일 수 있다.

위의 사업계획 개발 지침을 고려할 때 호스피스 음악치료 사업계획은 임상, 마케팅, 사업의 3개 부문으로 나눠야 한다. 임상 부문은 음악치료를 전문 분야로 명확히 정의하고, 공인 음악치료사의 훈련, 전문적 역량 및 자격 증명에 대한 정보를 제공해야 한다. 또한 음악치료가 연구기반 분야라는 사실을 포함시켜야 한다. 말기 돌봄에서 음악치료를 입증한 다양한 연구(경험적, 철학적, 질적)를 사업 제안서에 부록으로 첨부해야 한다. 음악치료사들이 말기 돌봄에서 다루는 목적들 중 일부는 이러한 목적을 다루는 데 사용되는 기술과 함께 제공되어야 한다. 음악치료 프로그램을 통한 환자의 진행상황(예: 의뢰, 사정, 치료계획 등)도 윤곽을 보여주어야 한다.

사업 제안서의 마케팅 부문은 호스피스 전체를 마케팅 하는데 음악치료를 어떻게 사용할 수 있는지 설명한다. 여기에서는 이전 호스피스 기반의 ADC 잠재성장률에 대해 제안해야 한다. 마케팅 부문에는 음악치료나 현장 발표, 또는 마케팅 프레젠테이션(예: 병원, HMO, 지역사회 그룹)에 대한 잠재적인 청중이 포함되어야 하며, 음악치료사가 어떻게 현장 서비스(예: 경험상의 사례 이야기를 들려주는 등)를 제공하는지 설명해야 한다. 현장 유인물 및 기타 마케팅 자료(예: 브로슈어, 신문 기사)의 예시도 사업 제안서의 부록으로 포함되어야 한다.

사업 부문은 음악치료 프로그램 관련 비용 및 마케팅 노력의 결과로 예상되는 호스피스 수익의 개요를 설명한다. 비용 분석에는 AMTA Sourcebook에서 확인 가능한 AMTA 연간 조사 데이터 기반 음악치료사 급여가 포함되어야 한다. 급여 범위를 정당화하기 위해 서비스 지역, 주 및 인구별로 평균 급여를 제공하는 것이 도움이 된다. 일반적으로 호스피스 인사부는 음악치료사의 급여 범위를 기관의 급여 매트릭스에 맞게 다시 계산할 것이다. 새로 계산된 액수는 사업 제안서에서 요구하는 급여보다 높거나 낮을 수 있다. 급여와 관련하여 건강보험, 유급휴직 등 복리후생 비용도 포함되어야 한다. 호스피스가 직원 복리후생을 위해 지급하는 연봉의 정확한 비율을 저자는 알 수 없지만, 대략 연봉의 20~30%는 그 비용에 포함되어야 한다. 음악치료 프로그램의 추가 비용이 포함되어야 하며 장비(기타, 키보드, 리듬 악기 등) 및 교육(AMTA 컨퍼런스, CMTE 신청 등)과 관련되어야 한다.

음악치료사들은 인턴십 프로그램을 통해 훈련을 받기 때문에, 인턴십과 관련된 사업 부문의 비용을 포함하는 것이 유용하다. 음악치료 인턴십을 하는 것은 호스피스가 음악치료를 도입하도록 하는데 도움이 된다. 왜냐하면 AMTA가 승인한 인턴십은 각각의 음악치료사가 두 명의 정규 인턴을 지도할 수 있게 허용하기 때문이다. 호스피스 관리자에게는 한명의 비용으로 세 명의 정규 음악치료사를 얻는 것과 같다. 이것은 정규 음악치료사의 장점이 될 수 있다. 만약 치료사가 인턴십 정보를 포함시키기로 선택한 경우, 치료사는 AMTA 승인 인턴십으로 인가되는 요건과 학생들을 위한 실제적인 학습 환경 마련의 의무가 무엇인지를 제공해야 한다. 인턴십 프로그램과 관련된 비용에는 환자 관련 이동 비용 및 마일리지 보상이 포함된다.

제안서의 사업 부문도 음악치료 프로그램 추가로 창출되는 수익에 대해 논의해야 한다. 그 제안은 3-6%의 ADC 증가를 기반으로 하기 때문에 수익의 증가가 예상되어야 한다. 일당정액급여는 지역별로 다르며 호스피스에서 가정돌봄이나 입원 급여를 청구하는지 여부에 따라 다르다. 따라서 정확한 수익 예측은 어려울 수 있다. 음악치료사가 단순히 일정 비율(예: 5%)의 ADC 증가를 예상한다면 관리자는 즉시 예상 증가 수익을 알 수 있을 것이다. 왜냐하면 그들은 백분율 증가가 그 호스피스의 이익 증가 액수와 어떻게 관련되는지 알 것이기 때문이다. 예상 급여는 이 장에 제시된 사업 계획 예시에서 대략적으로 계산된다. 호스피스 보상의 돌봄 4가지 단계와 그에 상응하는 급여 4개가 있으며, 이러한 급여는 매년 카운티별로 변경되기 때문에 여기에 표준 접근방식으로 포함시키는 것은 바람직하지 못하다. 오히려 제안서에는 예시 비용과 이익 예측으로 대상자 수의 증가를 보여주는 것이 좋다. 요컨대 음악치료 제공의 총비용은 음악치료 프로그램을 활용한 마케팅 계획의 시행으로 예상되는 수입보다 훨씬 적은 것이다.

바쁜 호스피스 관리자가 쉽게 읽을 수 있도록 사업계획서를 정리하는 것은 성공적인 계획의 중요한 구성 요소다. 4개 구역으로 명확히 구분하고 큰 점으로 윤곽을 보여줘야 한다. 오프닝에는 제안서의 목적과 요약이 포함되며, 각 부문에는 제안서의 해당 부문을 요약하는 개요가 포함되어야 한다. 본질적으로 관리자는 4개 단락(목적 및 개요 3개)만 읽고 전체 계획을 받아들일 수 있어야 한다. 사업계획서에 첨부하는 자료에는 말기 돌봄에서의 음악치료 연구, 샘플 정책 및 절차, 직무 설명서, 의뢰서, 진단평가 및 진보기록과 같은 임상 양식, 샘플 브로슈어, 현장 서비스 개요 및 호스피스 음악치료를 강조한 신문 기사와 같은 마케팅 자료(Big Bend Hospice의 음악치료 특집 신문 기사 http://www.tallahassee.com/mld/tallahassee/2845100.htm 참조), 지지서한(가능하다면 음악치료를 지지하는 다른 호스피스 관리자로부터)과 같은 모든 지원 자료가 포함되어야 한다.

각 사업계획서는 매우 전문적으로 작성해야 하며, 적절한 공백을 주어 읽기 쉬워야 하고, 흥미로우면서도 사업적인 느낌(악보나 높은음자리표 금지)을 줄 수 있도록 보여야 한다. 여기에는 비즈니스 스토리 보드 또는 PowerPoint 프레젠테이션을 고려한다. 전체 제안서는 전면 커버에 투명한 포켓이 있는 깨끗한 $1/2$" 3링 바인더에 삽입해야 한다. 끼워 넣은 페이지에는 호스피스 이름, 관리자 이름 및 작성자 이름/연락처 정보가 포함되어야 한다. 호스피스 음악치료 사업계획이라는 것을 반드시 명시해야 한다. 만약 음악치료사가 전체 경영진에 그 계획을 발표한다면 회의에 참석하는 사람

수, 음악치료사 그리고, 관리자가 필요 시 다른 사람과 공유할 수 있도록 남겨 놓은 추가 사본 한 개를 포함해 충분한 사본과 바인더가 있어야 한다.

궁극적으로 호스피스 관리자가 음악치료 프로그램의 시행 여부를 결정하는 사람이 될 것이지만, 기관 내의 다른 사람들이 이 결정에 영향력을 행사할 수도 있다. 특히 음악치료사가 호스피스 서비스 지역에 처음 왔거나 사전에 연결이 되지 않은 경우 초기 연락 지점을 찾는 것은 어려울 수 있다. 전문가들의 인적 네트워킹에 참여하는 것은 치료사가 호스피스 내에서 잠재적인 지지자를 식별하는 데 중요하다. 예를 들어 인사 담당자는 일반적으로 기존의 채용 중인 직위를 채우려고 하기 때문에 인사팀은 도움이 되지 않을 수 있다. 음악치료의 자리는 아직 정해지지 않았고 현시점에서는 인사처가 적절한 연락 지점이 아닐 것이다. 음악치료를 호스피스 마케팅에 활용할 수 있다고 제안할 것이기 때문에, 호스피스 마케팅이나 홍보부의 전문가들은 음악치료의 가능성을 논하는 좋은 출발점이 될 수 있다. 이 전문가들은 일반적으로 기관에서 영향력이 있으며 호스피스 관리자들에게 접근하기 쉽다.

호스피스마다 조직구조가 조금씩 다르지만 거의 항상 의료 책임자가 근무하고 있다. 이 의사는 스케줄이 꽉 차 있을 가능성이 높지만, 음악치료사가 의사를 만나 음악치료에 대해 교육할 수 있다면 제안된 프로그램의 훌륭한 옹호자가 될 수 있을 것이다. 대부분의 의료 책임자들은 호스피스 내에서 상당한 힘을 가지고 있으며, 대개 환자와 그 가족들을 위한 임상 서비스를 강력하게 옹호한다. 의료 책임자 외에 임상 서비스를 감독하는 전문가(즉, 간호사 및 사회복지사)도 음악치료사에게 가능성이 있는 연결점이다. 어떤 호스피스에는 모든 임상 서비스를 감독하는 한 명의 임상 운영 책임자가 있다. 다른 호스피스에는 간호 책임자와 사회복지 책임자가 있을 수 있으며, 후자는 간호 이외의 모든 서비스(즉, 사회복지, 목회 돌봄, 자원봉사자 등)를 감독할 수 있다. 어떤 경우든 가능한 연결 지점은 임상 서비스 책임자나 사회복지 책임자가 될 것이다. 이러한 전문가들은 또한 강력한 환자 옹호자가 될 가능성이 높으며 일반적으로 기관 내에서 영향력이 있다.

만약 음악치료사가 여전히 이러한 전문가들 중 어느 누구와도 연결을 할 수 없다면, 치료사는 사회복지사, 간호사, 성직자 등과 같은 직접 치료 제공자들과의 네트워킹을 고려해야 한다. 이러한 전문가들은 환자와 가족을 위한 음악치료 서비스를 옹호하고 풀뿌리 운동을 만들 수 있는 능력을 가지고 있을 수 있다. 이 같은 유형의 종사자 주도 옹호는 음악치료사가 호스피스 관리자에게 접근하는 데 도움을 줄 수 있다.

그러나 옹호하는 것과 여러 번의 전화로 괴롭히는 것 사이에는 미세한 차이가 있음에 유의해야 한다. 치료사는 이 섬세한 균형을 파악하기 위해 최선의 판단을 해야 한다. 만약 치료사가 음악치료를 제안하기 위한 연결이 계속 성사되지 않는다면 그것은 타이밍 문제일 수도 있다. 호스피스는 내부 문제를 해결하고 있을 수도 있고 행정의 변화가 있을 수도 있다. 이러한 경우 치료사는 타이밍의 문제인지 알아보기 위해 몇 달 후에 연결을 재시도할 수 있다.

다음은 동북부의 한 호스피스에서 음악치료 프로그램을 성공적으로 시행하는데 사용된 호스피스 음악치료 사업계획서의 샘플이다. 시간제 또는 계약직을 원하는 음악치료사는 약간의 조정으로 사업계획서를 쉽게 수정할 수 있다. 그러나 이 계획서의 구조와 구성은 그대로 유지되어야 한다.

아래의 제안서는 2004년 New Jersey의 Samaritan Hospice에 제출되었으며, 이듬해 제시된 바와 같이 승인되었다. 급여 및 투자 금액은 2016년 AMTA 조사 데이터를 기반으로 갱신되었다. 이 제안서는 오늘날에도 여전히 실행 가능한 견본 틀을 제공한다. 실제로 Center for Music Therapy in End of Life Care의 Hospice and Palliative Care Music Therapy Institute 참가자들은 이 샘플 사업 제안서를 현재 비용과 보상급여로 자신들의 지역에 맞게 다듬어 전국에서 첫 번째 호스피스 음악치료 프로그램을 후원하기 위해 사용했다.

목적: 이 제안서는 환자와 환자 가족의 임상적 필요를 충족시키는 동시에, 호스피스 지역사회 내에서 마케팅 우위를 제공함으로써 다학제간 호스피스 팀을 향상시키기 위한 것이다. 본 제안서는 임상, 마케팅, 사업 등 3개 부문으로 나뉜다. 각 부문은 본 제안서를 참조 자료로 사용하는 데 도움이 되는 초록으로 시작한다. 이 연구는 호스피스가 어떻게 한 명의 정규 음악치료사 고용으로 2명의 정규 음악치료 인턴을 얻게 되고(정규 3명이 음악치료 서비스 제공), 연간 $67,564의 투자를 통해 ADC를 5-10%까지 늘릴 수 있는지를 보여준다.

Ⅰ. 임상

,

초록: 이 부문은 다학제간 팀의 목표와 목표 달성에 성공적으로 사용된 음악치료 기법을 요약한다. 음악치료 의뢰 및 평가 양식의 예와 호스피스 환자와 가족에 대한 음악치료의 이점을 과학적으로 입증한 몇 가지 임상 연구 내용은 부록을 참조한다.

다양한 유형의 연구(경험적, 철학적, 사례 연구 및 기술 연구)는 음악치료가 호스피스 완화의료 환경에서 무수히 많은 목표를 달성한다는 것을 보여준다.

목표: (음악치료에서 다루는 문제들)

- 통증관리
- 불안감 감소
- 삶의 질 향상
- 느낌과 감정의 표현(언어적, 비언어적)
- 개인적인 의미에 대한 감정 촉진
- 신체적 고통 최소화
- 말기 불안/동요 완화
- 정서적 괴로움 감소
- 고립감/거부감 감소

- 친근감, 수용, 친밀감 증가
- 대처 메커니즘의 범위 확대
- 구토와 오심 감소
- 인식된 삶의 질 향상
- 영적 지지감 개선
- 가족 갈등/관계 스트레스 해소
- 자존감/자기수용 제고
- 환자와 가족/사랑하는 사람과의 상호작용 도움
- 사별 후 지원 제공
- 통제감 되찾기

기술: (음악치료가 임상 목표를 해결하는 방법)

- 절차적 지원 음악치료
- MTRT (음악치료 이완기법)
- 가사 분석
- 심상 유도
- 점진적 이완
- 악기 즉흥연주
- 즉흥 노래
- 노래 만들기
- 노래 패러디
- 작곡

- 음악감상
- 인생회고를 위한 노래
- 자연/환경음 사용
- 음악 추도식 기획
- 따라 부르기
- 선곡
- 음악과 마사지
- 선물용 테이프 만들기

음악치료 프로그램에서 환자 진행

1. **의뢰:** MT 프로그램은 의뢰 기반 프로그램이다. 의뢰한 환자만 음악치료사와 만나게 된다. IDT(의사, 간호사, 사회복지사, 성직자 등)의 구성원들은 누구라도 MT 의뢰서를 작성한 후 이를 팀의 음악치료사에게 전달함으로써 의뢰를 생성할 수 있다. 행동적, 심리적 또는 영적 문제는 의뢰(즉, 의뢰의 임상적 이유)에 포함되어야 한다.

2. **사정:** 음악치료사들은 환자가 병에 걸리기 이전에 자신의 삶에서 음악을 어떻게 사용했는지는 물론, 환자의 심리적, 인지적 상태, 음악에 대한 환자의 자연스러운 반응, 그리고 환자의 표현 능력을 결정하는 음악치료 사정 양식을 완성한다. 음악치료사들은 환자/가족의 현재 문제를 파악하고 문제를 해결하기 위한 권고사항을 가지고 치료 목표를 생각해 낸다.

3. **치료 적용 계획:** 음악치료사들은 확인된 문제를 해결하기 위해 환자의 강점, 문화, 믿음에 맞는 치료적 중재를 고안한다. 한 연구는 라이브 음악이 녹음된 음악보다 더 유익하다는 것을 보여준다. 따라서 대부분의 호스피스 음악치료사들은 라이브 음악을 중재에 이용한다.

4. **시행 및 평가:** 음악치료사 및 IDT의 다양한 구성원에 의해 음악치료 적용 계획을 시행하고 그 효과성을 평가한다.

5. **설명서:** 모든 음악치료 중재는 환자의 신체 상태와 관찰 가능하고, 측정 가능한 음악치료 중재 결과를 참조하도록 적절하게 문서화된다. 음악치료사들은 말기 질환과 관련된 환자의 쇠퇴를 관찰하면서 음악치료 중재의 긍정적인 결과를 기록하도록 훈련 받는다.

음악치료가 제공하는 서비스
- 개별 음악치료 세션
- 절차적 지원 음악치료
- 가족 음악치료 세션
- 그룹 음악치료 세션(사별가족, 직원 지원)
- 직원 지원: 다학제간 팀에 음악치료사를 추가하면 다른 구성원들은 환자 돌봄을 위한 추가적인 서비스에 접근 가능하다. 또한 음악치료사들은 직원들에게 직접적인 지원을 제공할 수 있다.

- MT 교육 센터: 지역 대학의 음악치료 학생들은 매 학기 몇 시간의 서비스를 제공할 수 있고, 미래의 인턴들은 공인음악치료사의 감독 하에 수천시간의 자원봉사를 제공할 수 있다. 음악치료 학생들은 6개월 동안 인턴을 해야 하고, 한 명의 음악치료사는 2명의 인턴을 관리할 수 있다.

누가 "음악치료"를 제공할 수 있는가?

음악치료 서비스는 공인 음악치료사들이 제공한다. 공인음악치료사 자격 증명(MT-BC)은 현재 직업 수준에서 실행에 필요한 지식, 기술 및 능력을 입증한 음악치료사를 식별하기 위해 Certification Board for Music Therapists (CBMT)에서 부여한다. 음악치료 인증의 목적은 음악치료사에 관심이 있는 기관, 그룹, 개인들에게 전문성의 척도로 사용할 수 있는 객관적이고 국가적인 표준을 제공하는 것이다.

공인 음악치료사들은 승인된 프로그램 중에서 최소한 학부 학위 또는 이와 동등한 수준의 음악치료 교육 이수, 최소 900시간의 인턴십을 수료 및 인증 시험 합격, 그리고, 지속적인 교육 요건을 준수해야한다.

Ⅱ. 마케팅

,

초록: 이 부문에서는 음악치료가 왜 호스피스에게 마케팅 우위를 제공하는 지 이유를 요약하고, 마케팅 담당자가 추가 프로그램을 사용하는 방법을 설명하며, 음악치료 프로그램의 추가에 따른 성장 가능성을 추정한다. 또 한 자선 기부와 보조금을 얻는 데 있어서 음악치료의 이점을 설명한다. 호 스피스 마케팅에 사용되는 음악치료의 현장 서비스의 개요는 부록을 참조 한다.

음악치료와 같은 혁신적인 프로그램이 다학제간 팀에 효과적으로 추가 되면 해당 기관은 경쟁사 대비 우위를 점하게 된다. 모든 호스피스는 Medicare가 의무화한 기본적인 서비스를 제공하지만, 혁신적인 호스피스 는 자신들이 완화의료 제공의 선두주자라는 것을 지역사회에 보여주는 진 일보한 서비스를 제공한다. 마케팅 전문가들은 다양한 방법으로 환자 수를 증가시키기 위해 이 프로그램을 이용할 수 있다. 의뢰를 해온 대상에게 현 장 음악치료 서비스를 제공하는 것은 프로그램 마케팅에 가장 효과적인 수 단이다. 음악치료사의 의무 중 일부는 라이브 음악 경험을 시연하는 정기 적인 현장 서비스를 제공하는 것이다. 이러한 현장 서비스 제공은 참가자 들(의뢰 주체)이 어떻게 음악치료가 호스피스 환자와 그 가족에게 도움이 되는지를 명확하게 알 수 있는 시간을 제공하며, 이 교육적 현장 서비스 제 공은 추가적인 의뢰로 이어진다. 전문가들은 일반적으로 호스피스가 혁신 적인 프로그램을 제공하고 있으며, 해당 호스피스가 음악치료를 제공하는 유일한 호스피스로서 지역사회에 그 특성을 남긴다고 생각한다. "당신의 기관을 다른 기관과 구분하는 것은 무엇인가?"라는 질문에 대해 의심할 여지없이 가장 기억에 남는 대답은 "음악치료"이다.

현장 서비스 가능 대상

- 병원(퇴원관리자, 의사, 등)
- HMOs(사례 관리자)
- 요양원(관리자, 간호부장, 사회복지과, 간호과, 등)
- 지역사회(교회, 회당, 단체)
- 기타(지역 전문회의, 보험사 등)

예상 성장

다음의 예상은 Hospice, Inc. (NY Hudson Valley에 서비스)의 데이터에 기초한다. 따라서 ADC와 일당급여는 예시의 호스피스와 동일하지 않을 수 있다. 일반적으로 ADC가 클수록 호스피스는 음악치료로부터 재정적인 혜택을 받을 수 있고 음악치료의 비용을 지불할 수 있는 가능성이 더 높다. 여기의 정보는 2003년에 Hospice, Inc.의 음악치료 프로그램의 추가를 뒷받침하기 위해 사용되었다.

음악치료 프로그램 추가는 ADC의 3%를 쉽게 증가시킬 수 있으므로, 2003년에 예상한 ADC 167명의 예산을 기준으로 $187,200의 예상 수익을 창출할 수 있다. 음악치료 마케팅을 다른 마케팅 노력과 분리하는 것은 어렵기 때문에 이것은 보수적인 수치다. 다른 호스피스들의 기록에 근거해 볼 때 프로그램 초반의 증가폭은 3%에서 6%에 이를 것으로 보이며, 이는 $187,200에서 $374,400의 수익 증가 범위를 형성한다(이 데이터는 2004년 제 안서 원본에 기초하고 있으며, 그 이후 급여가 업데이트되었다. 오늘날의 데이터는 예상 성장률을 5–10%로 나타내며 현재의 보상 급여를 사용하여 계산될 것이다).

예상 성장은 음악치료를 유일한 마케팅 도구로 사용하여 계산되었으므로 동시에 발생하는 다른 마케팅 노력은 포함하지 않는다. 이 성장 수치는 보수적인 추정치이다. Hospice of the Great Lakes (Chicago, IL), Hospice of Palm Beach County (West Palm Beach, FL), Big Bend Hospice (Tallahassee, FL)는 모두 저자가 고안한 음악치료 프로그램을 시행하여 ADC가 대폭 증가해 왔다. 실제로 3곳 모두의 호스피스 관리자들은 "문제는 우리가 어떻게 음악치료를 시행할 여유를 만들어 내느냐가 아니라, 어떻게 우리가 음악치료 프로그램을 하지 않을 수 있느냐 하는 것이었습니다!"라고 말했다.

Hospice, Inc.에 대한 음악치료 제안은 2003년 1월에 경영진에게 발표되었다. 제안은 승인되었고, 그들은 2003년 7월에 시작된 1 FTE (Full Time Equivalent, 전임) 음악치료사 자금을 지원했다. 음악치료가 시작되었을 때 ADC는 163이었다. 1년도 채 지나지 않아(2004년 3월까지) ADC는 229로 올랐다. 음악치료사에 대한 의뢰가 너무 많았고 관리부서의 지원도 너무 많아서 2004년 1월에 두 번째 FTE 음악치료사가 고용되었다.

이와 같은 성공은 지난 10년 동안 전국의 호스피스에서 재현되었다. Chicagoland와 같은 일부 지역에서는 호스피스에서 기존 제공자들과 경쟁하기 위해 음악치료를 제공하는 것이 필수적이다. Seasons Hospice는 전국적으로 음악치료사를 가장 많이 고용하는 호스피스이며, 새로 진입한 시장의 각 지역사회에서 음악치료를 경쟁 우위로 활용하여 ADC의 성장을 보여 주었다. 그들은 2008년에 Boston 프로그램을 시작했을 때 음악치료를 제공했고 음악치료 서비스로 호스피스 프로그램을 적극적으로 홍보했다. 대상자의 수는 불과 2년 만에 0명에서 100명 이상으로 증가했다. Houston, San Diego, Connecticut, Delaware, Phoenix 프로그램에서도 비슷한 성공을 경험했다. 음악치료의 제공이 늘어난 대상자 수의 성장으로 해석되는 것에는 일관성이 있다.

Ⅲ. 사업

,

초록: 이 부문에서는 음악치료 프로그램 추가를 기반으로 한 보수적인 환자 수 증가율 예상을 5–10%로 추정한다.

예상 환자 수 증가율: 음악치료 서비스 추가 후 5–10%.
전체 호스피스 규모에 따라 다르겠지만 단순히 5%의 ADC 증가를 근거로 했을 때, 환자 수 증가로 창출되는 수익으로 음악치료 프로그램에 대한 투자비용이 커버될 것이며, 대부분의 경우 수익이 투자비용을 훨씬 초과하게 된다. 투자 수익은 분명하다.

비용 분석: 총 $67,564(2016년 데이터 기준)

음악치료 서비스를 적절히 제공하기 위해서는 적어도 한 명의 FTE 음악치료사가 필요할 것이다. 일반적으로 전임 음악치료사는 평균적으로 격주에 한 번 만나는 50-65명의 환자 건수를 담당한다. 환자 수가 빠르게 증가한다면 음악치료사 추가를 고려해야 한다. 더 많은 수의 환자들이 음악치료를 받고, 자원봉사 시간을 늘리고, 차세대 호스피스 음악치료사를 양성할 수 있도록 인턴십 프로그램도 시행되어야 한다.

- 음악치료사(1FTE) : $50,054(2005년 $42,000에서 증가). 이 연봉은 American Music Therapy Association의 평균 연봉에 관한 자료를 바탕으로 한다. 이 수치는 다음의 평균이다. 주 평균(Illinois) = $50,538; 지역 평균(Mid-Western) = $47,756; 말기 환자를 대상으로 하는 음악치료사 전국 평균 = $53,155; 호스피스에서 일하는 음악치료사 전국 평균 = $49,765.
- 직원 수당: $50,054의 20% = $10,010
- 음악치료 인턴십: 이 호스피스에는 American Music Therapy Association이 승인한 인턴십 자격이 주어진다. 이 인턴십은 전국의 학생들이 수업이 끝난 후 총 1,040시간의 인턴을 위해 6개월의 정규시간을 신청할 것이다. 공인 음악치료사의 슈퍼비전은 다음과 같다. 주 당 1시간의 임상 슈퍼비전, 주 당 4시간의 직접관찰. 인턴들은 주 당 15-25명의 환자 건수를 담당한다. 정규 음악치료사 한 명당 2명의 인턴이 있을 수 있다(전임 직원 한 명만 있으면 3명의 업무량을 처리할 수 있다). 프로그램 첫해에는 6개월에 1명의 인턴이 적당하다. 다음 해부터는 3개월 마다 인턴이 겹치게

하면 매년 총 4명의 인턴이 된다. 인턴을 중첩하는 것은 돌봄의 연속성에 문제가 생기지 않도록 해준다. 비용은 다양하지만 호스피스에서는 최상의 지원자를 끌어들이기 위해 인턴들에게 급료와 마일리지 보상을 제공한다. 예를 들어 VITAS는 $5,000의 급료와 마일리지 서비스를 제공한다. Big Bend Hospice는 $2,000의 급료와 마일리지 서비스를 제공하며, Seasons Hospice & Palliative Care는 IRS(미국 국세청)가 허용하는 가장 높은 $3,000과 마일리지를 제공한다. 이 제공자들에 따라 이 호스피스가 제시하는 타당한 금액은 인턴 당 $3,000이다.

- 음악치료 인턴십: $3,000 X 인턴 2명(첫 해에만 해당하면 두 번째 해는 X 4) = $6,000 + 마일리지 보상
- 장비예산 : $1,500 (기부금으로도 가능) 기타, 키보드, 노래책 등 구입.

재무 요약:

예상 수익: 첫 해 5-10%의 환자 수 증가

호스피스 부담 비용: $67,564

참고: 환자 수 증가율에 5-10%라는 광범위한 문장 대신 실제 수익 예측을 포함하려면 호스피스 보상급여를 조회해야 한다(이는 카운티와 돌봄 수준에 따라 다름). 호스피스에서 대부분의 돌봄이 제공되는 카운티의 비율을 사용한다. 대부분의 호스피스는 돌봄 제공의 90-95%를 일상적인 돌봄 수준에서 제공하므로 이를 기준으로 수익을 계산한다. 호스피스에 입원센터가 있으면 계산의 90%에 대해 일상적인 돌봄을, 일반 입원환자를 10%로

할 수 있다. 이것은 예산편성에 타당한 대표성을 부여할 것이다. 이렇게 하면 음악치료 프로그램을 시행하는 데 드는 비용을 훨씬 능가하는 수익을 명확하게 볼 수 있다. 만약 실제 수익 계산을 위한 이 같은 정보에 접근하기 어렵다고 해도 걱정할 필요가 없다. 호스피스 관리자는 대략적인 수치를 바로 알 것이다. 관리자는 환자 수를 증가시키는 예측에 감명을 받을 것이다.

Ⅳ. 시행

,

음악치료 프로그램을 어떻게 실행할 것인지와 소요 기간에 대한 설명을 제공한다. 예시는 다음과 같다.

내부 교육: 즉시. 다학제간 팀들은 직원회의, 환자 및 가족에 대한 팀원들과의 공동 방문을 통해 호스피스 음악치료의 임상적 유용성에 대해 현장 교육을 받게 된다. 음악치료사는 환자 돌봄 계획을 검토하는 동안 팀 회의에 참석하여 필요에 따라 서비스를 제공할 것이다. 음악치료는 새로운 직원 오리엔테이션에 포함되며 의뢰 절차와 함께 음악치료에 적합한 환자와 가족을 어떻게 식별하는지에 대한 지침이 제공될 것이다.

외부 교육: 3개월 이내. 음악치료사는 모든 지역사회 교육자들과 의뢰처를 가진 호스피스 프로그램 대표들을 위한 현장 교육을 마칠 것이다. 각자는 호스피스 음악치료를 직접 경험하기 위해 환자 방문 시 음악치료사와 동행하고, 시장에서 호스피스 음악치료를 설명할 방법에 대해 계획할 수 있는 기회를 갖게 될 것이다. 음악치료사는 마케팅 부서의 리더들과 협력하여 호스피스 음악치료의 유용성에 대해 지역사회에 교육을 제공하고 음악치료에서 환자의 경험을 설명할 것이다.

정책 및 절차: 고용 첫 날 이전. 음악치료사는 자격증과 직무 설명서를 제공할 것이다. 30일 이내. 음악치료사는 승인을 받기 위해 음악치료 서비스를 식별, 의뢰, 사정 및 문서화하는 절차와 함께, 이 새로운 임상 프로그램을 반영하기 위한 돌봄 계획의 업데이트를 제출할 것이다. 모범 사례의 트렌드를 기반으로 해당 양식 및 문서 흐름이 생성될 것이다

인턴 및 자원봉사자: 6개월 이내. 음악치료사는 음악치료 서비스가 아닌 오락이 필요한 환자들에게 함께 연주할 음악 동료들을 모집하기 위해 자원봉사부서와 협업할 것이다. 1년 이내. 음악치료사는 National Roster of Internships 등록 승인을 AMTA에 제출할 것이고, 음악치료 학생들을 위한 인턴십과 실습 수립을 위해 지역 대학들과 접촉할 것이다.

품질 보증 및 CAHPS 설문 조사: 6개월 이내. 음악치료사는 환자의 결과와 가족 만족 데이터가 음악치료 프로그램의 긍정적인 영향을 받았는지 확인하고, 음악치료 서비스가 호스피스의 품질 보증/성능 향상(QAPI) 계획에 완

전히 통합될 수 있도록 QAPI 프로그램 직원과 협력할 것이다.

사별: 9개월 이후. 음악치료사는 사별 상담사들과 추도식을 조율하고, 사별 관리, 지지 그룹에 도움을 주며, 사랑하는 사람의 죽음 이후 남겨진 가족들의 상담을 도울 것이다.

직책: 호스피스 음악치료사

부서: 환자 돌봄

책임: 환자 돌봄 코디네이터

지도: 음악치료 실습생 및 인턴

FSLA: 면제

직무 요약:

호스피스 다학제간 팀의 일원으로서 주요 관심사는 다학제간 돌봄 계획에 따라 환자와 가족에게 음악치료를 제공하는 것이다. 음악치료사는 환자/가족을 사정하고, 치료계획을 세우며, 그 계획을 수행한다. 음악치료 학생들을 훈련시키고 지도하는 것은 호스피스에서의 음악치료사가 하는 역할의 필수적인 부분이다. 또한 음악치료사는 치료적 음악의 사용에 대해 다른 사람들과 협의하고 지역사회 관계 부서와 음악치료 현장 교육에 대해 조율한다.

의무와 책임:

1. AMTA, CBMT, NHPCO가 정한 적절한 수행 기준을 준수한다.

2. CBMT의 인증을 유지하고 지속적인 음악치료 보수교육 요건을 준수한다.

3. 호스피스 직원에게 음악치료 프로그램의 적절한 사용에 대해 교육하고 모든 의료진과 자원봉사자의 의뢰를 장려한다.

4. 의뢰 받은 환자/가족에 대한 음악치료 사정을 완료하고 치료계획을 수립하여 다학제간 돌봄 계획에 기여한다.

5. 치료계획에 따라 환자/가족에게 음악치료 세션을 제공한다.

6. 환자/가족의 다양한 의학적, 심리적, 정서적, 영적, 사회적 요구를 연령에 맞는 방식으로 음악치료를 사용하여 해결한다.

7. 환자/가족의 문화, 종교 및 가치와 일치하는 음악을 사용한다.

8. 다양한 음악 장르와 스타일에 대한 지식을 쌓는다.

9. 음악적 기술이 능숙해야 하며, 여기에는 가창력, 기타, 피아노 실력, 그외 레크리에이션 악기에 대한 지식 등이 포함된다.

10. 음악치료 연구에 관한 지식을 갖추고 임상 중재의 모범 사례를 활용한다.

11. 사망과 임종, 애도와 상실과 관련된 고유의 이슈들에 대한 지식을 통합한다.

12. 환자/가족의 강점 및 약점과 지원 시스템을 파악한다.

13. 훌륭한 의사소통 기술을 갖추고 환자/가족 간의 원활한 대화를 촉진한다.

14. 매주 다학제간 돌봄 계획 회의에 참석하고, 돌봄 계획 욕구를 충족하기 위한 음악치료의 사용에 대해 팀원들을 교육하면서 환자/가족의 임상 욕구에 대한 음악치료사의 관점을 제공한다.

15. 호스피스 직원과 지역사회 구성원들에게 호스피스에서의 음악치료 사용에 관한 현장 교육을 제공한다.

16. 연간 필수인 HIV/비밀유지 현장교육, 역량 교육 및 감염 관리 현장교육을 완료한다.

17. 감염관리 절차를 유지하고 학대/방치 의심 사례를 직속상관에게 보고한다.

18. 근무시간 기록표를 정확하게 작성하고 정책에 따라 제출한다.

19. 모든 문서를 적절한 시기와 기관의 정책에 맞게 작성한다.

20. 모든 호스피스 환자와 가족의 비밀을 유지한다.

21. 호스피스 비상 재해 대비 계획을 숙지하고, 필요한 경우 실행할 준비가 되어 있어야 한다.

22. 음성 메일 정책을 적절하게 따르고 지정된 기간 내에 대응한다.

23. 항상 전문가답게 호스피스의 표본이 된다.

24. 규칙적인 출석을 유지한다.

25. 주어진 다른 의무들을 완수한다.

특정 연령층에 관한 기준:

- 호스피스 프로그램에서 서비스하는 모든 연령대의 돌봄 제공에 필요한 지식, 기술 및 능력을 입증한다.
- 연령 관련 데이터의 사정, 제공 및 해석 능력을 입증한다.
- 증상 관리에 대한 연령 별 반응의 해석 능력을 입증한다.

이름: **날짜:**

기량은 슈퍼바이저의 관찰 및 슈퍼바이저에게 제출한 리포트를 기반으로 평가한다.

_ AMTA, CBMT, NHPCO가 정한 적절한 수행 기준을 준수한다.

_ CBMT의 인증을 유지하고 지속적인 음악치료 보수교육 요건을 준수한다.

_ 호스피스 직원에게 음악치료 프로그램의 적절한 사용에 대해 교육하고 모든 의료진과 자원봉사자의 의뢰를 장려한다.

_ 음악치료 실습생과 인턴의 지도 및 조정을 담당하는가.

_ 환자돌봄 의뢰의 조정과 실습생 및 인턴과 함께 음악치료 사정의 완료를 담당하는가.

_ 의뢰 후 7일 이내에 의뢰받은 환자/가족에 대한 음악치료 사정을 완료하고 초기 사정에 근거한 돌봄 계획을 개발한다.

_ 음악치료 인턴과 실습생들의 조정 또는 필수 오리엔테이션과 역량에 대한 책임을 진다.

_ 치료계획에 따라 환자/가족에게 음악치료 서비스를 제공한다.

_ 환자/가족의 다양한 의학적, 심리적, 정서적, 영적, 사회적 요구를 연령에 맞는 방식으로 음악치료를 사용하여 해결한다.

_ 환자/가족의 문화, 종교 및 가치와 일치하는 음악을 사용한다.

_ 다양한 음악 장르와 스타일에 대한 지식이 있다.

_ 사망과 임종, 애도와 상실과 관련된 고유의 이슈들에 대한 지식을 통합한다.

_ 환자/가족의 강점 및 약점과 지원 시스템을 파악하는 능력을 보인다.

_ 가창력, 기타, 피아노 실력, 그 외 레크리에이션 악기에 대한 지식 등을 포함하는 음악적 기술 역량을 갖추었다.

_ 음악치료 연구에 관한 지식을 갖추고 임상 중재의 모범 사례를 활용한다.

_ 매주 다학제간 돌봄 계획 회의에 참석하고 돌봄 계획 욕구를 충족하기 위한 음악치료의 사용에 대해 팀원들을 교육하면서 환자/가족의 임상 욕구에 대한 음악치료사의 관점을 제공한다.

_ 음악치료 돌봄 계획을 시작하고 2주마다, 또는 변화가 있을 때마다 업데이트한다.

_ 음악치료 자문위원과 연계하여 환자와 가족에 대한 음악치료의 적설성과 효과를 평가한다.

_ 활용 및 프로그램 개발에 관한 분기별 보고서를 작성하여 운영 담당자 및 음악치료 자문위원에게 제출한다.

_ 음악치료 자문위원과 최고 운영 책임자의 요청에 따라 직원과 지역사회 구성원들에게 호스피스에서의 음악치료 사용에 관한 현장교육을 제공한다.

_ 실습생과 인턴들의 정확한 근무시간 기록표에 대한 검토, 승인 및 제출을 담당하는가.

Comments:

*이 평가서는 Hospice, Inc.의 직원 평가서의 일부분이다. 다른 파트는 Hospice, Inc.의 모든 직원들에게 공통이다. 이 파트는 음악치료 전용 평가서의 예시이므로 여기에서 제공한다.

음악치료 세션 문서화

음악치료사들이 호스피스 완화의료에서 일하면서 겪는 어려움 중 하나는 호스피스 음악치료 세션을 적절하게 기록하는 방법을 배우는 것이다. 우리는 학교와 인턴십 프로그램에서 음악치료 중재의 이점을 관찰하고 기록하기 위한 훈련을 받았으며, 일반적으로 많은 대상자들에 걸쳐 강점에 기반을 둔 문서 작성에 초점을 맞추고 있다. 그러나 호스피스 돌봄은 이와는 다르다. 음악치료 중재의 긍정적인 결과와 함께 환자의 쇠퇴를 말기 단계 전체에서의 질병 궤적과 비교하여 동시에 기록하는 것이 중요하다.

호스피스들은 Medicare 감사관, 주 감독관, 그리고 재정 중개인을 대신하여 일하는 다양한 그룹들로부터 더 높은 수준의 철저한 조사를 경험하고 있다. 6개월 이하의 예후로 호스피스 돌봄에 적합하지 않은 환자를 의도적으로 입원시키고, 부적격 환자를 유지하며, 환자에게 허용된 것보다 더 높은 수준의 돌봄을 제공하고 이를 진료비로 청구하여 유죄 판결을 받은 호스피스 사기 및 남용 사례들이 있었으며, 심지어 어떤 경우에는 전혀 제공되지 않은 돌봄을 반영시키기 위해 서류를 조작한 사례도 있었다. 기록적인 수의 Medicare 수혜자를 위한 호스피스 서비스 수가 증가함에 따라 호스피스 돌봄을 위한 Medicare 지출 비용이 증가하였다. 연방정부에게는 호스피스가 비용절감 효과가 있는 반면, 증가한 비용은 청구액의 적절성, 사기 및 남용에 대한 우려를 불러일으켰고, 입법자들이 호스피스 돌봄의 지불 구조를 검토하고 업데이트하게 만들었다.

이 강화된 정밀 조사는 환자들이 6개월 이하의 예후로 적격하고, 호스피스 돌봄을 위한 재인증 시에도 자격을 유지하며, 높은 수준의 돌봄도 각 청구 내역에 대해 의학적으로 필요한 것으로 정당하다는 의견을 호스피스 기관이 문서로 뒷받침하도록 압박한다. 적절한 호스피스 청구에 대한 대부분의 검토는 재정 중개자(FI)가 무작위 의료 기록 샘플링을 요청하여, 호스피스 적격 요건을 뒷받침하는 임상 문서와 기술적 오류(급여 서류 선정, 말기 질환 인증, 날짜 정렬 등 준수)를 검토하도록 하는 Additional Documentation Requests (ADR)로 시작한다. 기술적 오류가 있을 경우 일반적으로 청구 전체가 거부되어 항소할 여지가 거의 없다. 이 경우 호스피스는 환자가 얼마나 아프든, 말기 상태이든 상관없이 환자를 돌보기 위해 받은 보상금을 상환해야 한다. 이는 호스피스에게 막대한 재정 부담이기 때문에 대부분의 기관들은 청구서 제출 이전에 기술적 오류를 예방하기 위해 매우 엄격한 규칙에 따라 확인하고 계산한다.

나는 이 문제에 대응하여 호스피스 돌봄에서의 음악치료 세션을 문서화하는 서식을 만들었다. 다음은 샘플 의뢰서와 사정 양식이다. 현재는 대부분의 호스피스에서 전자의료기록 내의 전자 버전으로 있으나, 내용은 주로 여기 인쇄된 것과 비슷하다. 사정 이외에도 DAROP (Data, Action, Results, Observations, and Plan) 노트라는 샘플 진행 노트를 찾을 수 있다. 이 형식은 많은 임상가들이 사용한 SOAP 또는 APIE 노트의 또 다른 버전이다. DAROP은 간략한 서술 노트처럼, 세션의 시작부터 끝까지 시간 순으로 되어있기 보다는 주제별로 정리되어 있다.

DAROP 노트의 첫 번째 섹션인 Data (D)에서 임상가는 도착 시점의 환자와 가족에 대한 관찰 결과를 기록한다. 처음 도착했을 때 일어났던 일들을 그림을 그리듯 하는 것이다. D 섹션의 모든 문장은 "환자" 또는 "가족"으로 시작해야 하며, 도착 당시 그들이 어떻게 하고 있었는지에 관한 것이어야 한다. 다음 예시와 같다. D-환자는 게리 의자에 앉아 있었고, 기분이 좋은 상태였으며, 통증은 없다고 했다. 그녀의 여동생이 방문 중이었고 그녀 옆에서 신문을 읽어주고 있었다.

노트의 Action (A) 섹션에는 임상가로서 자신이 한 모든 것을 문서화 한다. 이 섹션의 모든 문장은 "음악치료사"로 시작해야 한다. 다음 예시와 같다. A - 음악치료사는 기타 반주로 요청곡(예: My Way, Amazing Grace, and Que Sera Sera)을 불렀다. 환자와 그녀의 여동생이 함께 노래하도록 격려하고 지지해 주는 타당화를 제공하며, 음악으로 유도한 삶의 회고와 회상을 촉진하며, 창의적인 대처 기술(휴식을 돕기 위해 밤에 음악을 듣는 것)을 제공했다. 음악치료사는 Que Sera Sera에 대한 가사 분석 토의를 하고 지지 상담을 제공했으며, 이 삶의 단계에 대한 환자의 수용을 강화했다.

노트의 Result (R) 섹션에서는 이전 섹션의 Action으로 명시된 음악치료 중재의 결과를 문서화한다. 여기에서의 모든 문장은 다시 '환자'나 '가족'으로 시작해야 한다. 다음 예시와 같다. R-환자는 친숙한 노래를 요청했고 때때로 눈물을 흘리기도 했으며, 조용히 노래를 따라 부르거나 흥얼거리기도 했다. 그녀의 여동생은 종종 노래를 요청하기도 하며 적극적으로 참여했다. 환자와 여동생은 회상을 하면서 가끔 웃기도 하고 함께 삶의 회고를 하면서 눈물도 흘렸다. 가사 분석을 하는 동안 환자는 말기 진단을 받아들였으며 말기 단계와 사후세계에 대해 평안한 상태임을 공유했다. 그러나 그녀의 여동생은 목소리에 마음의 혼란함이 있었고 예견된 슬픔을 표현했다. 그녀는 관계 종결을 할 수 있었고, 음악치료사에게 노래 선물로 My Way를 불러 줄 것을 요청했다. 이는 그녀가 자신의 방식대로 삶을 살았고 같은 방식으로 삶을 끝낼 것임을 인정하는 것이었다.

노트의 Observations (O) 섹션에서는 "실행 범위에서 이 환자가 오늘 호스피스에 적격한 이유가 무엇인가?"라는 질문에 간단하게 답하는 것이다. 여기서는 환자의 쇠퇴, 그녀의 진단 관련한 호스피스 기준을 뒷받침하는 관찰 사항, 환자 및 가족이 전하는 쇠퇴에 관한 인용, 마지막 방문 이후 인식, 식사, 보행, 호흡 등의 변화를 나타내는 비교 관찰 내용을 문서화한다. 환자의 진단에 정통하고 특정 진단으로 인한 쇠퇴와 관련하여 무엇을 기록할지 숙지하는 것이 중요하다. 다음 예시와 같다. O – 환자는 옷이 더 헐거워지고 볼이 움푹 들어가면서 살이 빠진 것처럼 보인다. 그녀는 노래를 따라 부르는데 어려움을 겪었고, 그녀가 가장 좋아하는 노래를 지난 마지막 세션에서는 3절을 불렀으나 오늘은 1절만 부를 수 있었다. 숨가쁨이 증가한 것으로 보이며 산소를 더 자주 사용하고 있다. 얼마나 오랫동안 서 있을 수 있는지 묻자 그녀는 웃으면서, "서 있으면 너무 어지러워서 이제 더 이상 혼자서는 못해요."라고 말했다.

Plan (P) 섹션에서는 돌봄 계획에 대한 업데이트와 향후 세션에서 치료의 주안점을 문서화한다. 항상 현재 방문 빈도와 돌봄 계획이 여전히 정확한지, 또는 이 세션에서 나타난 새로운 임상 정보에 따라 이를 업데이트해야 하는지 여부를 반영한다. 다음 예시와 같다. P – 음악치료사는 월 3회 세션을 계속하여 환자의 관계 종결 및 삶의 질과 그녀의 가족들의 예견된 슬픔을 지지할 것이다.

DAROP 서식을 사용하는 음악치료사들로부터 받은 피드백은, 중요한 정보를 빠뜨리지 않으면서 문서를 명확하고 간결하게 유지하는 템플릿을 사용한다는 점에서 높은 만족도를 나타냈다. 또한 일단 익숙해지면 DAROP 서식으로 문서화하는 데 소요되는 시간이 이전의 서술 형식보다 줄어든다고 보고되었다. 마지막으로, DAROP 서식을 사용하는 호스피스에서는 ADR이 더 높은 비율로 지급된다고 보고하였는데, 이는 문서가 호스피스 적격 기준을 뒷받침하기 때문이다. DAROP 서식 및 질병별 쇠퇴 관찰에 대한 자세한 내용은 NHPCO(2012)의 NewsLine 간행물에서 Russell Hilliard가 작성한 "Psychosocial Documentation: A Plan to Support ADRs"라는 제목의 글을 참고한다.

HOSPICE, INC.

Music Therapy Referral

Patient Name: _____

Team: ☐ Dutchess West   ☐ Dutchess East   ☐ Ulster Homecare

☐ Dutchess In-patient   ☐ Nursing Home   ☐ Ulster In-patient

Reason for Referral:

☐ depression   ☐ anxiety   ☐ anticipatory grief   ☐ bereavement

☐ spiritual distress   ☐ sorrow   ☐ confusion   ☐ disorientation

☐ confusion   ☐ nausea   ☐ impaired communication

☐ anger

☐ loneliness   ☐ pain   ☐ dyspnea   ☐ funeral planning

☐ isolation   ☐ fear   ☐ denial   ☐ family conflict

☐ impaired QOL   ☐ guilt   ☐ caregiver support   ☐ terminal restlessness

☐ other: _____

_____

_____

_____

Signature of Requesting Person:

(Name/Title)_____   Date:_____

Follow-up Activity Report:

_____

_____

_____

MT Signature:_____   Date:_____

SEASONS HOSPICE
000 Music Therapy Assessment

SNAP(SOB, Nausea, Anxiety, Pain)

Information Obtained by:

☐ Patient   ☐ Family / PCG

☐ Hospital/Facility   ☐ Chart Review

☐ Other

Please answer all of the SNAP questions(SOB, Nausea, Anxiety, Pain)
If there are any changes, please notify the Case Manager or Team Director

S–Is the patient experiencing any Shortness of Breath beyond comfort level?

☐ No

☐ Yes–Notify Case Manager / TD / Addressed

☐ Unable to Determine

N–Is the patient experiencing any Nausea and/or Constipation beyond comfort level?

☐ No

☐ Yes to Nausea–Notify Case Manager/Team Director

☐ Yes to Constipation–Notify Case Manager/Team Director

☐ Unable to Determine

A–Is the patient experiencing any Anxiety/Restlessness/Agitation beyond comfort level?

☐ No

☐ Yes–Notify Case Manager/TD/Addressed

☐ Unable to Determine

P–Is the patient experiencing any pain beyond comfort level?

☐ No

☐ Yes–Notify Case Manager/TD/Addressed

☐ Unable to Determine

What is patient's pain level at beginning of the visit?

☐ 0
☐ 01
☐ 02
☐ 03
☐ 04
☐ 05
☐ 06
☐ 07
☐ 08
☐ 09
☐ 10

Self – Identified Threshold(SIT)

☐ 0
☐ 01
☐ 02
☐ 03
☐ 04
☐ 05
☐ 06
☐ 07
☐ 08
☐ 09
☐ 10

SNAP Supportive Care Interventions Memo:

Is the patient on Oxygen?

☐ No

☐ Yes

Was evacuation plan reviewed/discussed with patient/family?

☐ No

☐ Yes

Reason why evacuation plan was not discussed:

Suicide/Harm Risk

Are you thinking of hurting yourself or is someone hurting you?

☐ No

☐ Not asked, due to:

☐ Yes–Document Safety Plan

☐ No clinical concerns related to mood, suicidal ideation or harm during this visit.

☐ Patient not communicative and no caregiver present at this visit.

Suicide/Harm Risk Safety Plan:

Music Preferences:

Client prior experience and music involvement

- ☐ Played instrument
- ☐ Sang
- ☐ Music Teacher
- ☐ Danced
- ☐ Other

Ethnicity

- ☐ African American
- ☐ Alaskan Native
- ☐ American Indian
- ☐ Black
- ☐ Caucasian
- ☐ Hispanic
- ☐ Other
- ☐ Pacific Islander

Religious Affiliation:

Faith Community:
Patient:
Patient/PCG:
PCG:

Spiritual Concerns:

Current Emotional State:

Explain:

Anger:

Pt   CG   Both

Denial:

Pt   CG   Both

Depressed:

Pt   CG   Both

Angry:

Pt   CG   Both

Anxious

Pt   CG   Both

Lonely

Pt   CG   Both

Peaceful

Pt   CG   Both

Optimistic:

Pt   CG   Both

Sad:

Pt   CG   Both

Fearful:

Pt   CG   Both

Other:

Pt   CG   Both

Presenting Problems:

Explain:

Aggression:

Pt   CG   Both

Agitation:

Pt   CG   Both

Language and Communication Deficits:

Pt   CG   Both

Isolation:

Pt   CG   Both

History of Abuse:

Pt   CG   Both

Anger:

Pt   CG   Both

Cultural Concerns:

Pt   CG   Both

Psychological History:

Pt   CG   Both

Coping Skills:

Pt   CG   Both

Anxiety:

Pt   CG   Both

Denial:

Pt   CG   Both

Loneliness:

Pt   CG   Both

Sadness:

Pt   CG   Both

Respiratory Distress:

Pt   CG   Both

Cognitive Deficit:

Pt   CG   Both

Anticipatory Grief:

Pt   CG   Both

Family Dynamics:

Pt   CG   Both

Other:

Pt   CG   Both

Level of Consciousness, Cognition and Mood

Level of Consciousness:
- ☐ Alert: vigilant and attentive
- ☐ Lethargic: dull
- ☐ Obtunded: very slow or completely unable to respond and requires persistent arousing to be awake.
- ☐ Stuporous: Unable to communicate and only aroused by unpleasant stimulation.
- ☐ Comatose: Unable to arouse and usually with eyes closed.

Orientation:
- ☐ Person
- ☐ Place
- ☐ Time

Mental Health History:

Screening for Low Mood:
Do any of these phases describe the way you feel most of the time?
- ☐ Sad
- ☐ Blue
- ☐ Anxious
- ☐ No interest in social relationships
- ☐ Overwhelmed/Difficulty Coping
- ☐ Suicide

Previous Suicide Attempts:
- ☐ Yes
- ☐ No

If Yes, please provide information:

If suicidal, PLEASE COMPLETE Suicide Risk Assessment and follow protocol.

Music Therapy Observations

Observations of Physical Status of Client:

- ☐ Short of breath
- ☐ Hard of hearing
- ☐ Agitated
- ☐ In obvious pain
- ☐ Relaxed
- ☐ Other

Music Therapy Interventions SHPC

Interventions Performed:

- ☐ Music Listening
- ☐ Lyric Analysis
- ☐ Improvisation
- ☐ Guided Imagery
- ☐ Song Writing
- ☐ Discussion
- ☐ Improve Music Expression
- ☐ Muscle Relaxation
- ☐ Movement
- ☐ Legacy Project
- ☐ Other

Interventions Performed:

Narrative:

What is Patient's Pain Level at End of Visit?

- ☐ 0
- ☐ 01
- ☐ 02
- ☐ 03
- ☐ 04
- ☐ 05
- ☐ 06
- ☐ 07
- ☐ 08
- ☐ 09
- ☐ 10

Follow-up for Pain Relief-Team Members Contacted:

Spiritual Pain:

- ☐ Patient
- ☐ Patient/PCG
- ☐ PCG

Supportive Care Pain Assessment for Non-Verbal Patient

- ☐ Vocal Complaints (moans, groans, cries out)
- ☐ Facial Grimace/Wince (furrowed brow, tight lips, clenched teeth)
- ☐ Bracing (clutching, holding onto bed/chair/caregiver etc...)
- ☐ Restlessness (constant, intermittent shifting, rocking, picking at bedding)

SC Care Plan & Plan for Next Visit

Supporting Documentation for goals addressed this visit:

Supporting documentation for interventions addressed this visit:

☐ Care plan and goals developed with patient and caregiver participation.

Plan for next visit:

Please answer all of the SNAP questions (SOB, Nausea, Anxiety, Pain)

If there are any changes, please notify the Case Manager or Team Director

S–Is the patient experiencing any Shortness of Breath beyond comfort level?

☐ No
☐ Yes–Notify Case Manager/TD/Addressed
☐ Unable to Determine

N–Is the patient experiencing any Nausea and/or Constipation beyond comfort level?

☐ No
☐ Yes to Nausea–Notify Case Manager/Team Director
☐ Yes to Constipation–Notify Case Manager/Team Director
☐ Unable to Determine

A–Is the patient experiencing any Anxiety/Restlessness/Agitation beyond comfort level?

☐ No
☐ Yes–Notify Case Manager/TD/Addressed
☐ Unable to Determine

P–Is the patient experiencing any pain beyond comfort level?

☐ No
☐ Yes–Notify Case Manager/TD/Addressed
☐ Unable to Determine

What is patient's pain level at beginning of the visit?

☐ 0
☐ 01
☐ 02
☐ 03
☐ 04
☐ 05
☐ 06
☐ 07
☐ 08
☐ 09
☐ 10

Self–Identified Threshold (SIT)

☐ 0
☐ 01
☐ 02
☐ 03
☐ 04
☐ 05
☐ 06
☐ 07
☐ 08
☐ 09
☐ 10

SNAP Supportive Care Interventions Memo:

Supportive Care Oxygen Safety Plan

Is the patient on Oxygen?

☐ No
☐ Yes

Was evacuation plan reviewed/discussed with patient/family?

☐ No
☐ Yes

Reason why evacuation plan was not discussed:

Suicide/Harm Risk

Are you thinking of hurting yourself or is someone hurting you?

☐ No
☐ Not asked, due to:
☐ Yes- Document Safety Plan
☐ No clinical concerns related to mood, suicidal ideation or harm during this visit.
☐ Patient not communicative and no caregiver present at this visit.

Suicide/Harm Risk Safety Plan:

Patient's stated or observed rating at the beginning of visit (check those that apply)
1-10 Scale–1=no discomfort/good support 10= maximum discomfort/no support

Emotional Comfort:

Quality of Life:

Social Support:

Primary Care Giver Emotional Comfort:

Distress re: Concrete Needs Met:

Narrative Note of Contact:

Data:

Action:

Results:

Observation:

Plan:

Source of Rating:
☐ Patient reported
☐ Staff Observation

Patient's stated or observed rating at the end of visit (check those that apply)
1–10 Scale–1=no discomfort/good support 10=maximum discomfort/no support

Emotional Comfort:

Quality of Life:

Social Support:

Primary Care Giver Emotional Comfort:

Distress re: Concrete Needs Met:

What is Patient's Pain Level at End of Visit?
☐ 0
☐ 01
☐ 02
☐ 03
☐ 04
☐ 05
☐ 06
☐ 07
☐ 08
☐ 09
☐ 10

Follow up plan for Pain Relief–Team members contacted:

Spiritual Pain:

☐ Patient

☐ Patient/PCG

☐ PCG

Supportive Care Pain Assessment for Non – Verbal Patient

☐ Vocal Complaints (moans, groans, cries out)

☐ Facial Grimace/Wince (furrowed brow, tight lips, clenched teeth)

☐ Bracing (clutching, holding onto bed/chair/caregiver etc...)

☐ Restlessness (constant, intermittent shifting, rocking, picking at bedding)

Supportive documentation for goals addressed this visit:

Supportive documentation for interventions addressed this visit:

☐ Care plan and goals developed with patient and caregiver participation.

References

Arkebauer, J.B. (1995). The McGraw Hill guide to writing a high-impact business plan. New York: McGraw Hill.

Bangs, D.H. (1995). The business planning guide. Chicago: Upstart Publishing Company.

Centers for Medicare Services (2015). Medicare Hospice Transparency Data (CY2014).https://www.cms.gov/Research-Statistics-Dataand-Systems/Statistics-Trends-and-Reports/Meicare-Provider Charge-Data/Hospice.html Retrieved 1/8/2017.

Gednadnik, A. (2015). Business Plan Template and Example: How to Write a Business Plan. CreateSpace Independent Publishing Platform.

Hargraves, J. & Brennan, N. (2016). Medicare hospice spending hit $15.8 billion in 2015, varied by locale, diagnosis. Health Affairs, 35(1), 1902-1907.

Hilliard, R.E. (2001). The use of music therapy in meeting the multidimensional needs of hospice patients and families. Journal of Palliative Care, 17(3), 161-166.

Hilliard, R.E. (2003). The effects of music therapy on the quality of life and length of life of people diagnosed with terminal cancer. Journal of Music Therapy, 40(2), 113-137.

Hilliard, R.E. (2004). Hospice administrators' knowledge of music therapy: A comparative analysis of surveys. Music Therapy Perspectives, 22(2), 104-108.

Hilliard, R.E. (2012). Psychosocial documentation: A plan to support ADRs. NewsLine. National Hospice and Palliative Care Organization.

McKeever, M. (2004). How to write a business plan. Berkley: Nolo.

National Hospice and Palliative Care Organization (2015). Hospice Compliance/ Regulatory Requirements, with Medicare Reimbursement Changes. http://hospiceactionnetwork.org/linked_documents/get_informed/issues/reimbursement/Regulatory Timeline_Print_052014.pdf Retrieved 1/8/2017.

O'Callaghan, C.C. (1996). Lyrical themes in songs written by palliative care patients. Journal of Music Therapy, 33(2), 74-92.

O'Hara, P.D. (1995). The total business plan: How to write, rewrite and revise. New York: John Wiley & Sons, Inc.

Office of the Inspector General (2015). Work Plan for 2016. http://oig.hhs.gov/reports-andpulbications/archives/workplan/2016/oig-work-plan-2016.pdf

Retrieved 1/7/2017.

Ricci, L. (2014). The Magic of Sinning Proposals: the Simple, Step-by-Step Approach to Writing Business Proposals. CreateSpace Independent Publishing Platform.

Salmon, D. (2001). Music therapy as psychospiritual process in palliative care. Journal of Palliative Care, 17(3), 142-146.

Shelton, H. (2014). The Secrets to Writing a Successful Business Plan: A Pro Shares a Step-by-Step Guide to a Plan that Gets Results. Rockville, MD: Summit Valley Press.

역자 소개

김은정 박사는 2008년 고려대학교 구로병원 호스피스·완화의료 병동에서 처음 음악치료를 시작하여, 국립암센터, 인천/부천성모병원, 가천길병원 등 다양한 기관에서 12년째 음악치료 임상을 해오고 있으며, 매년 전국의 여러 호스피스 기관을 대상으로 호스피스 음악치료 강의 및 멘토링을 진행하고 있다. 한세대학교에서 다년간 음악치료 실습과 오르프 강의 그리고 임상에서 인턴을 양성 해왔으며, 현재는 제주대학교에서 음악치료개론 강의를 하고 있다. 또한 한국 호스피스·완화의료 학회의 기획위원회와 홍보위원회 위원으로도 꾸준히 활동하고 있다. 역자는 본 책의 저자인 Hilliard 박사가 직접 강의하는 4개 교육 과정을 모두 수료하여 우리나라에서는 처음으로 HPMT (Hospice and Palliative Care Music Therapy) 자격을 취득하였다. 현재는 중앙호스피스에서 주관하는 분야별 돌봄 제공자 양성과정 운영사업에 선정된 '호스피스 전문 음악치료사 양성과정'의 교육을 담당하며 그동안의 임상경험과 지식을 나누고 있다.

　저술 논문으로는 "음악치료가 암환자 기분상태에 미치는 영향에 관한 연구(2014)", "2014년 보건복지부 지정 54개 호스피스·완화의료 기관 내 음악치료 현황(2016)", "호스피스 말기암환자를 위한 음악치료 프로토콜 개발 및 효과검증(2016)", "한국의 호스피스 음악치료(2018)"가 있으며, "호스피스 완화의료 교과서(2017)" 저술에 공동저자로 참여하였다.